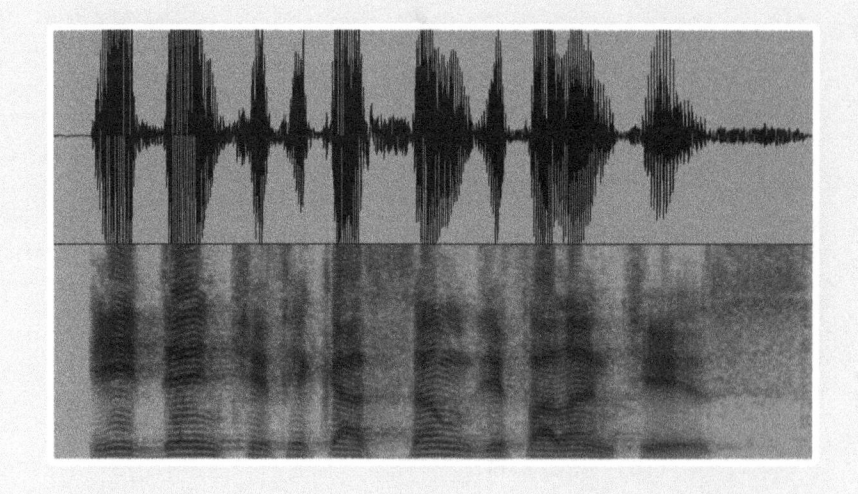

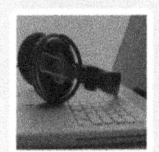

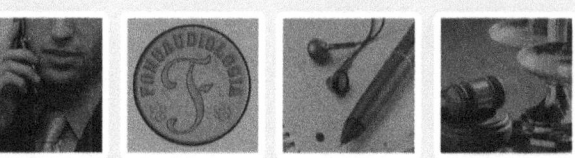

IDENTIFICAÇÃO DE FALANTES

> "*A justiça não consiste em ser neutra entre o certo e o errado, mas em descobrir o certo e sustentá-lo, onde quer que ele se encontre, contra o errado.*"
> Theodore Roosevelt

IDENTIFICAÇÃO DE FALANTES
Uma Introdução à Fonoaudiologia Forense

Maria Inês Beltrati Cornacchioni Rehder
Fonoaudióloga Clínica da Parole Fonoaudiologia
Especialização em Voz pelo Conselho Federal de Fonoaudiologia (CFFa)
Especialização em Patologias da Comunicação pelo Ministério da Educação (MEC)
Mestrado e Doutorado em Distúrbios da Comunicação Humana pela
Universidade Federal de São Paulo (UNIFESP/EPM)
Docente e Coordenadora do Curso de Aprimoramento em
Identificação Forense do Falante do CEFAC
Pós-Graduação em Saúde e Educação
Sócia-Fundadora do NUPEFF –
Núcleo de Perícias em Fonoaudiologia Forense

Lucilene Aparecida Forcin Cazumbá
Mestrado em Psicologia pela Universidade Católica de Brasília (UCB/BSB)
Servidora do Ministério Público do Estado de São Paulo
Docente do Curso de Aprimoramento em
Identificação Forense do Falante do CEFAC
Pós-Graduação em Saúde e Educação
Presidente e Sócia-Fundadora do NUPEFF –
Núcleo de Perícias em Fonoaudiologia Forense

Marivaldo Antonio Cazumbá
Mestrado em Direito Internacional Econômico pela UCB/BSB
Especialização em Direito Internacional Fiscal e Integração Econômica pela Fundação Getúlio Vargas –
União Europeia – *Enhanced Structural Adjustment Facility* (FGV-UE-ESAF/DF)
Especialização em Direito Econômico e das Empresas pela FGV/DF
Docente em Direito Processual Civil, Direito Processual Constitucional e
Direito do Consumidor na Faculdade Integrada
Metropolitana de Campinas (Metrocamp) e no Grupo Ibmec/SP
Docente do Curso de Aprimoramento em Identificação Forense do Falante do CEFAC
Pós-Graduação em Saúde e Educação
Assessor Jurídico do NUPEFF –
Núcleo de Perícias em Fonoaudiologia Forense

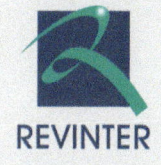

REVINTER

Identificação de Falantes – Uma Introdução à Fonoaudiologia Forense
Copyright © 2015 by Livraria e Editora Revinter Ltda.

ISBN 978-85-372-0610-2

Todos os direitos reservados.
É expressamente proibida a reprodução
deste livro, no seu todo ou em parte,
por quaisquer meios, sem o consentimento,
por escrito, da Editora.

Contato com os autores:
Maria Inês Rehder
mariainesrehder@uol.com.br

Lucilene Aparecida Forcin Cazumbá
lafcazumba@ig.com.br

Marivaldo Antonio Cazumbá
macazumba@gmail.com

Os espectogramas que ilustram esta obra foram obtidos
com o auxílio do programa Praat, a partir da leitura dos
títulos dos capítulos, realizada pelo Jornalista **João Rehder**.

CIP-BRASIL. CATALOGAÇÃO NA PUBLICAÇÃO
SINDICATO NACIONAL DOS EDITORES DE LIVROS, RJ
R271i

Rehder, Maria Inês
    Identificação de falantes : uma introdução à fonoaudiologia forense / Maria Inês Rehder, Lucilene Aparecida Forcin Cazumbá, Marivaldo Antonio Cazumbá. - 1. ed. - Rio de Janeiro : Revinter, 2015
    288 p. : il. ; 20 cm.

    Inclui bibliografia e índice
    ISBN 978-85-372-0610-2

    1. Fonoaudiologia. 2. Voz - Aspectos fisiológicos. I. Cazumbá, Lucilene Forcin. II. Cazumbá, Marivaldo. III. Título.

14-15802   CDD: 616.855
                            CDU: 616.89-008.434

A precisão das indicações, as reações adversas e as relações de dosagem para as drogas citadas nesta obra podem sofrer alterações.
Solicitamos que o leitor reveja a farmacologia dos medicamentos aqui mencionados.
A responsabilidade civil e criminal, perante terceiros e perante a Editora Revinter, sobre o conteúdo total desta obra, incluindo as ilustrações e autorizações/créditos correspondentes, é do(s) autor(es) da mesma.

Livraria e Editora REVINTER Ltda.
Rua do Matoso, 170 – Tijuca
20270-135 – Rio de Janeiro – RJ
Tel.: (21) 2563-9700 – Fax: (21) 2563-9701
livraria@revinter.com.br – www.revinter.com.br

Para João Rehder e Yonne Maria Beltrati Cornacchioni por tornarem tudo possível.

Maria Inês

Às guerreiras Alexandrina e Lourdes.
Aos meus amores Marivaldo, Rafaela e Miguel.

Lucilene

À família, fonte de tudo.

Marivaldo

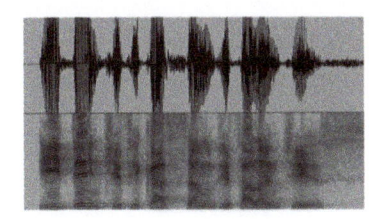

AGRADECIMENTOS

Aos autores, colaboradores desta obra, que brindam os leitores com sua generosidade e brilhantismo.

Ao CEFAC, que oferece e investe na Formação de Profissionais por meio do Curso de Aprimoramento em Identificação Forense do Falante.

Aos nossos alunos, que com seu entusiasmo e dedicação nos ensinam a seguir pesquisando e atuando no âmbito da Identificação de Falantes.

Aos profissionais da área Jurídica, que nos têm incentivado com apoio e conhecimentos.

À Editora REVINTER, que nos abriu as portas, acreditando no nosso trabalho.

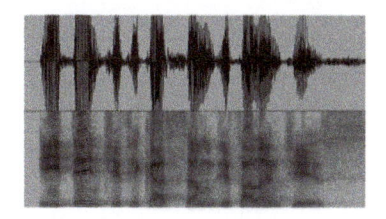

PREFÁCIO I

É com grande satisfação que escrevo um dos prefácios de *Identificação de Falantes – Uma Introdução à Fonoaudiologia Forense*, editado por Maria Inês Beltrati Cornacchioni Rehder, Lucilene Aparecida Forcin Cazumbá e Marivaldo Antonio Cazumbá, uma obra pioneira na realidade brasileira e que vai tornar-se pedra fundamental na área.

A identificação de falantes pela voz é uma preocupação anciente e, com certeza, uma das mais apaixonantes facetas da voz humana, assim como uma das mais desafiadoras e contestadas. Identificar alguém por sua voz é algo que fazemos rotineiramente, usando a nossa memória auditiva; contudo, há uma distância enorme entre essa habilidade natural e a situação de se emitir um laudo de identificação por meio de um trabalho técnico cauteloso.

Meu primeiro contato com essa realidade deu-se em 1983, quando fiz o Curso de Formação em Identificação pela Voz, na *Michigan State University*, EUA, coordenado pelo saudoso Prof. Dr. Oscar Tosi, um dos pioneiros no uso da acústica e de computadores na análise de falantes. O desafio de atuar de forma sistemática e seguindo procedimentos ordenados, tão diferente da prática diária da clínica fonoaudiológica, exigiu uma difícil quebra de paradigma, mas a paixão com que o Prof. Tosi defendia seu conhecimento encantava a todos os alunos (fonoaudiólogos, professores de línguas, linguistas, matemáticos, agentes do serviço secreto americano e também policiais) e fazia com que enfrentássemos as nossas limitações e maiores temores. As análises eram sistematizadas e frias, e as discussões, acaloradas. Resolvíamos como prova final do curso 50 casos anteriormente analisados e nossos laudos tinham que corresponder aos que haviam sido anteriormente emitidos. Essa foi, com certeza, uma das mais ricas experiências humanas que tive e que me deixou, como legado, a profunda compreensão sobre a atitude ética do avaliador e a responsabilidade com o material avaliado. A ciência da identificação pela voz evoluiu muito e encontra-se em um impasse bastante interessante, que envolve o grau de participação do avaliador, os processos automáticos de reconhecimento de voz e fala e o emprego disseminado e perigoso de sistemas automáticos de detecção de disfarce, mentira ou estresse pela voz.

É um prazer ler, em primeira mão, o material sério produzido por colaboradores de diversas disciplinas e reunido por esse trio diligente de editores, que com muita dedicação empenharam-se para oferecer um texto prático, coerente e consistente. Fonoaudiólogos, advogados, linguistas e peritos contribuíram para esta obra, que tem a preocupação de não somente apresentar um recorrido da literatura internacional e de introduzir o amparo legal para a atuação do fonoaudiólogo como perito na área, mas que também se preocuparam em esclarecer as diferenças técnicas de diversos procedimentos, de compartilhar sua experiência profissional e oferecer os fundamentos para análises correlatas de fala e identificação facial, além dos da voz humana.

Congratulo os autores e os editores pela excelência no trabalho produzido. Desejo ao leitor que se apaixone pela área com a mesma intensidade com que compreenda a necessidade de formação específica para uma atuação competente, responsável e consciente.

Mara Behlau
Doutorado em Distúrbios da Comunicação
Diretora do Centro de Estudos da Voz – CEV
Professora do Programa de Pós-Graduação em
Distúrbios da Comunicação da UNIFESP
Professora de Comunicação Empresarial nos
Programas *Certificate* em Direito, Administração e
Projetos de Negócios do INSPER

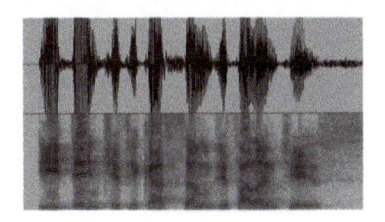

PREFÁCIO II

Com muita honra faço este Prefácio de *Identificação de Falantes – Uma Introdução à Fonoaudiologia Forense*. Satisfação que decorre da oportunidade única de participar de uma compilação pioneira e rara de estudos no âmbito da Fono-Forense, de vital importância no campo teórico e prático. A obra tem o mérito de revelar ao público, em uma linguagem acessível, as múltiplas possibilidades de atuação no mundo forense, com destaque para as etapas que envolvem a *Identificação Forense do Falante*. É verdade que fiquei preocupado com esta minha participação por não ser especialista no tema, mas não poderia deixar de destacar a importância da perícia relacionada com a investigação por meio da Fonoaudiologia, em diferentes procedimentos processuais penais.

Ainda me lembro de alguns julgamentos nos Tribunais do Júri na Penha de França, na década de 1990, nos quais a perícia técnica atribuiu com exatidão a voz do falante como sendo a do réu submetido a julgamento. Também quando um acusado, agora no Tribunal do Júri de Campinas, afirmou, como tese de defesa no interrogatório judicial, ter confessado o crime em uma rádio da cidade porque estava sob tortura da Polícia Judiciária e sob pressão da mídia. Posteriormente, porém, a perícia, na época, da Unicamp, não só confirmou a voz do falante como sendo a do réu, como também confirmou a autenticidade, espontaneidade e, ainda, revelou a presença de um sussurro ao fundo, provavelmente um parente, que solicitou que encerrasse a entrevista. Aquela confissão na rádio acabou sendo, então, confirmada, o que foi mais um forte argumento para a acusação.

A história revela que a identificação da voz, pelo método eletrônico, foi utilizada durante a Segunda Guerra Mundial, pois foi preciso distinguir não só o conteúdo das mensagens, mas, também, os diferentes oradores nas comunicações dos militares alemães. A partir daquela época, os estudos sobre o método de gravação da voz e da fala foram sendo aperfeiçoados, surgindo o que se chamou de "espectrograma"; foi concluído, então, como remota a possibilidade de dois indivíduos terem a mesma dinâmica nos padrões de articulação, uma vez dada a impossibilidade de duas pessoas produzirem o som exatamente da mesma maneira em função do tamanho dos lábios, língua, dentes etc., que distinguem os diferentes sons da fala. A Fonoaudiologia Forense, portanto, há algum tempo presta importante auxílio em diferentes casos, alguns de grande repercussão e outros nem tanto. Não importa a envergadura ou quantidade de notícias sobre o caso. O processo penal trata de valores da vida irrenunciáveis e, por isso, busca a verdade real para bem tutelar a liberdade individual. Daí, quanto maior o grau de certeza da prova, melhor. Por isso, é importante reconhecer que em inúmeros processos criminais a Fonoaudiologia Forense tem sido fundamental para conferir ao Julgador e às partes a confirmação sobre um determinado fato. E, geralmente, as questões solucionadas são decisivas para a sorte de uma acusação. É importante frisar que a perícia não define o mérito da causa; não julga os fatos, não acusa e também não defende. O perito examina e relata fatos de natureza específica, de acordo com a sua *expertise*, sempre em busca do isento esclarecimento de uma dúvida posta no conflito levado ao Poder Judiciário. Fácil reconhecer que a perícia de fonética forense interessa não à tese unilateral de uma parte processual, mas sim à verdade.

Já houve grandes avanços. A Fonoaudiologia está cada vez mais forense, porque auxilia cada vez nas investigações, nos processos criminais e cíveis. E as questões relacionadas com a perícia de voz, cada vez mais dependente da Fonoaudiologia e de seus estudos sobre acústica, fisiologia da fonação, anatomia, linguagem, psicoacústica, informática, entre outros.

De fato, as técnicas de perícia de voz modernizaram-se e têm sido utilizadas de forma recorrente em diversas investigações, sobretudo nas relacionadas com a repressão à criminalidade organizada, na qual normalmente os interlocutores utilizam-se de ilimitados códigos e estratégias para enganar os investigadores. Tanto assim que, para além dos diversos Institutos de Criminalística e das Polícias Técnicas Científicas, os Ministérios Públicos Estaduais de São Paulo e do Rio de Janeiro contam hoje com profissionais especializados em Fonoaudiologia Forense em seus quadros de funcionários. Assim, quando se afirma que há pouco reconhecimento do trabalho da Fonoaudiologia Forense, sabe-se que a afirmação não provém de alguém que milita nos foros criminais, porquanto atualmente a incidência da perícia de voz é reconhecida por sua qualidade técnica e por ser recorrente em casos complexos no processo penal.

Este livro bem demonstra que a Fono-Forense não se esgota em uma mera comparação de voz e nas transcrições de interceptações telefônicas. Os Autores desta obra foram generosos em compartilhar grande parte de suas experiências e revelaram que a perícia técnica exige uma série de procedimentos que inclui o manuseio dos dados e análises: perceptivo-auditiva; acústica; linguística e estatística, culminando na elaboração de laudos, pareceres e relatórios técnicos, conforme a finalidade do procedimento. Assim, cada vez mais menos leigos tentam solucionar as dúvidas criadas pela complexidade da investigação, para dar o lugar merecido à técnica da Fonoaudiologia Forense.

Os esforços e os bons resultados obtidos pelos Autores na elaboração deste livro têm relação íntima e direta com a trajetória profissional da cada um que se dedicou a contar um pouco do seu conhecimento. Claro que não se esgotam aqui todos os temas, preocupações, polêmicas e êxitos da Fono-Forense. Mas é um marco fundamental para sistematizar os avanços e os principais aspectos da simbiose entre a Ciência Jurídica e a Fonoaudiologia.

Estou convencido, de que a inteligente organização desta obra, a linguagem técnica, mais acessível, os temas escolhidos e a profundidade como foram estudados os assuntos garantem a utilidade do livro e seu êxito.

Arthur Pinto de Lemos Júnior
Promotor de Justiça do GEDEC/MPSP
Professor da Escola Superior do
Ministério Público de São Paulo
Coordenador da Escola Nacional do Grupo Nacional de
Combate às Organizações Criminosas – GNCOC
Mestrado pela Faculdade de Direito da
Universidade de Coimbra – Portugal
Especialização em Direito Penal Econômico pela
Faculdade de Direito da Universidade de Coimbra – Portugal

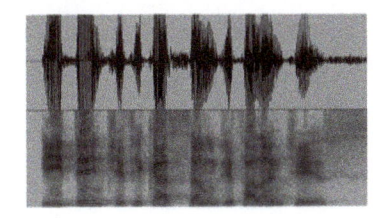

COLABORADORES

Ana Paula Sanches
Fonoaudióloga
Especialização em Voz e em Audiologia Clínica pelo
Conselho Regional de Fonoaudiologia (CRFa)
Mestrado em Linguística Aplicada pela Universidade Estadual de Maringá (UEM)
Doutorado em Ciências Forenses na Universidade Autónoma San Sebastián (UASS)
Assistente Técnica do Ministério Público do Estado de São Paulo
Docente de Cursos de Pós-Graduação e Cursos de Extensão da
Universidade Gama Filho (UGF) e Universidade do Oeste Paulista (Unoeste)
Docente do Centro de Formação e Aperfeiçoamento Profissional do Piauí (CFAPI) e do
Centro de Especialização em Fonoaudiologia Clínica (CEFAC)

Cintia Schivinscki Gonçalves
Fonoaudióloga
Especialização em Linguagem e em Motricidade Orofacial
Mestrado e Doutorado em Linguística pela
Pontifícia Universidade Católica do Rio Grande do Sul (PUCRS)
Perita Criminal do Instituto-Geral de Perícias do Rio Grande do Sul (IGP/RS)
Membro da Capacitação Nacional para Peritos Criminais em Fonética Forense –
Secretaria Nacional de Segurança Pública/Ministério da Justiça (SENASP/MJ)
Membro do Grupo de Estudos em Processamento de
Áudio e Fonética Acústica da PUCRS

Gerson Albuquerque da Silva
Perito Criminal da Polícia Civil de São Paulo
Físico com Habilitação em Pesquisa pela Universidade de São Paulo (USP)
Mestrado em Engenharia de Informação da Escola Politécnica da USP
Especialização em Fonética Forense pelo Instituto Nacional de Criminalística da
Polícia Federal (PF) – Brasília, DF
Especialização em Metrologia Forense pela Secretaria Nacional de
Segurança Pública e pelo Instituto Nacional de Metrologia, Qualidade e Tecnologia
(INMETRO/RJ)

Irene Queiroz Marchesan
Especialização em Motricidade Orofacial
Doutorado em Educação pela Unicamp
Diretora do CEFAC

Isabela Ferreira da Costa Telles
Fonoaudióloga Clínica
Graduação em Fonoaudiologia pela
Pontifícia Universidade Católica de São Paulo (PUC-SP)
Aprimoramentos em Motricidade Orofacial, Voz, Linguagem, Fonoaudiologia Clínica e
Voz/Disfagia pelo CEFAC
Aprimoramento em Fonoaudiologia Forense pelo CEFAC
Sócia-Fundadora do Núcleo de Perícias em Fonoaudiologia Forense (NUPEFF)

Joyce Fernandes de Azevedo
Papiloscopista da Polícia Civil do Estado de Goiás
Especialização em Linguagem pelo CEFAC
Pós-Graduação em Saúde e Educação
Aprimoramento em Fonoaudiologia Forense pelo CEFAC
Sócia-Fundadora do Núcleo de Perícia em Fonoaudiologia Forense (NUPEFF)
Docente do Curso de Aprimoramento em Fonoaudiologia Forense pelo CEFAC

Luis Claudio de Andrade Assis
Advogado
Mestrado em Direito das Relações Sociais pela
Pontifícia Universidade Católica de São Paulo
Especialização em Direito Empresarial pela Universidade de Mogi das Cruzes
Assessor Jurídico do NUPEFF

Maria da Conceição Farias Freitas Tandel
Professora-Assistente
Doutorado da Universidade Estadual Paulista "Júlio de Mesquita Filho" (UNESP),
Rio Claro, SP
Graduação e Mestrado em Estatística pelo Instituto de Matemática e
Estatística (IME/USP), São Paulo
Doutorado em Engenharia pela Escola de Engenharia de São Carlos (EESC/USP),
São Carlos, SP
Utiliza o ambiente R, em aplicações nas diversas áreas do conhecimento

Mônica Azzariti
Fonoaudióloga
Especialização em Voz pelo CFFa
Mestranda em Linguística pela Universidade do Estado do Rio de Janeiro (UERJ)
Coordenadora do Laboratório de Linguística Forense do
Núcleo de Investigação em Criminologia do *Foreign Service Institute* (FSI) – Brasil
Consultora Internacional do *American College of Forensic Examiners Institute*

Patrícia Jorge Soalheiro de Souza
Fonoaudióloga do Hospital de Reabilitação de Anomalias Craniofaciais da Universidade de São Paulo (HRAC/USP)
Graduação em Fonoaudiologia pela Faculdade de Odontologia de Bauru da Universidade de São Paulo (FOB/USP)
Aprimoramento em Fonoaudiologia Forense pelo CEFAC
Pós-Graduação em Saúde e Educação
Sócia-Fundadora do NUPEFF
Especializanda em Audiologia pela FOB/USP

Renata Vieira Gomes
Fonoaudióloga
Oficial do Quadro de Saúde do Corpo de Bombeiros do Estado do Rio de Janeiro
Perita Cadastrada no Tribunal de Justiça do Estado do Rio de Janeiro (TJ-RJ)
Especialização em Voz pelo CEFAC
Mestrado em Linguística pela UERJ
Doutoranda em Linguística Aplicada e Estudos da Linguagem pela PUC-SP

Rosângela Mitsue Kato Assis
Fonoaudióloga Clínica
Aprimoramento em Fonoaudiologia Forense pelo CEFAC
Especialização em Acupuntura pelo Colégio Brasileiro de Estudos Sistêmicos de São Paulo
Sócia-Fundadora e Vice-Presidente do NUPEFF
Sócia da Lavoice Fonoaudiologia

Tiago Petry
Graduação em Fonoaudiologia pela Universidade Federal de Santa Maria (UFSM/RS)
Especialização em Fonoaudiologia e Mestrado em Distúrbios da Comunicação Humana pela UFSM/RS
Perito Criminal do Instituto Geral de Perícias da Secretaria de Estado da Segurança Pública do Estado de Santa Catarina

Valdemir Moreira dos Reis Junior
Advogado
Graduação em Direito pela Metrocamp/SP
Coordenador da Pós-Graduação em Direito da Metrocamp
Docente da Metrocamp
Especialização em Direito Civil e Direito Processual Civil pela Escola Superior de Administração, Marketing e Comunicação (ESAMC)

Zinda Maria Carvalho de Vasconcellos
Linguista e Psicóloga
Docente do Curso de Graduação em Letras da UERJ
Docente do Curso de Mestrado em Linguística da UERJ
Mestrado e Doutorado em Letras pela PUC-Rio

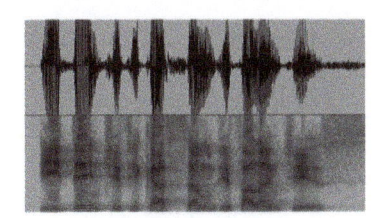

SUMÁRIO

1 IDENTIFICAÇÃO FORENSE DO FALANTE 1
Maria Inês Rehder

2 INTRODUÇÃO À FONOAUDIOLOGIA FORENSE 7
Ana Paula Sanches ■ Lucilene Aparecida Forcin Cazumbá
Isabela Ferreira da Costa Telles

3 BASES E ATRIBUIÇÕES JURÍDICAS PARA ATUAÇÃO FORENSE DO
FONOAUDIÓLOGO 25
Marivaldo Antonio Cazumbá ■ Valdemir Moreira dos Reis Junior

4 INTERCEPTAÇÃO, ESCUTA E GRAVAÇÃO 45
Maria Inês Rehder ■ Marivaldo Antonio Cazumbá ■ Lucilene Aparecida Forcin Cazumbá
Rosângela Mitsue Kato Assis ■ Patrícia Jorge Soalheiro de Souza

5 TRANSCRIÇÃO E TEXTUALIZAÇÃO 57
Maria Inês Rehder ■ Lucilene Aparecida Forcin Cazumbá
Rosângela Mitsue Kato Assis ■ Patrícia Jorge Soalheiro de Souza

6 AMOSTRA PADRÃO E QUESTIONADA PARA A COMPARAÇÃO FORENSE .. 73
Ana Paula Sanches ■ Lucilene Aparecida Forcin Cazumbá
Gerson Albuquerque da Silva

7 INVESTIGAÇÃO E ANÁLISE PERCEPTIVO-AUDITIVA 89
Maria Inês Rehder ■ Lucilene Aparecida Forcin Cazumbá ■ Ana Paula Sanches

8 SONS DA FALA E MARCADORES INDIVIDUAIS 103
Irene Queiroz Marchesan

9 LINGUÍSTICA: ASPECTOS FONÉTICOS 119
Zinda Maria Carvalho de Vasconcellos ■ Renata Vieira Gomes ■ Mônica Azzariti

10 ANÁLISE ACÚSTICA: APLICAÇÃO FORENSE 139
Maria Inês Rehder ■ Ana Paula Sanches

11 LINGUÍSTICA: ASPECTOS LEXICAIS, SOCIOLINGUÍSTICOS E DISCURSIVOS . . 165
Zinda Maria Carvalho de Vasconcellos ■ *Renata Vieira Gomes* ■ *Mônica Azzariti*

12 ANÁLISE ESTATÍSTICA NA IDENTIFICAÇÃO FORENSE DO FALANTE 189
Maria da Conceição Farias Freitas Tandel

13 LAUDOS, PARECERES E RELATÓRIOS TÉCNICOS 207
Marivaldo Antonio Cazumbá ■ *Luis Claudio de Andrade Assis*
Lucilene Aparecida Forcin Cazumbá ■ *Maria Inês Rehder*

14 PROSOPOGRAFIA: IDENTIFICAÇÃO FACIAL 225
Joyce Fernandes de Azevedo

15 COMPARAÇÃO FORENSE DE LOCUTORES NO ÂMBITO DA PERÍCIA OFICIAL DOS ESTADOS 241
Cintia Schivinscki Gonçalves ■ *Tiago Petry*

ÍNDICE REMISSIVO 265

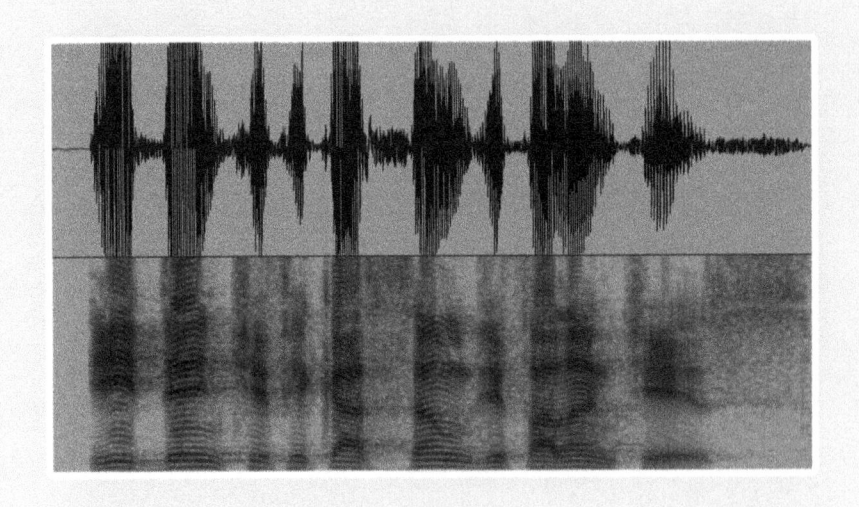

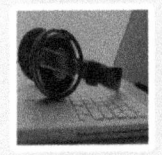

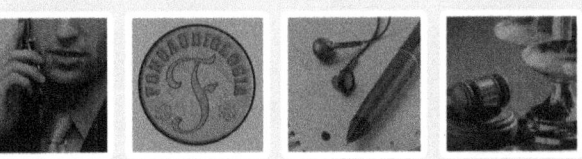

IDENTIFICAÇÃO DE FALANTES

Capítulo

1

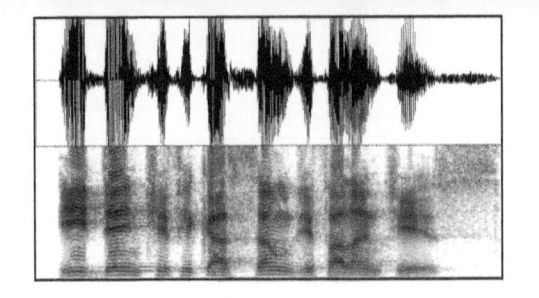

IDENTIFICAÇÃO FORENSE DO FALANTE

Maria Inês Rehder

INTRODUÇÃO

A opinião de especialistas está sendo cada vez mais procurada e inserida em processos legais que necessitem responder se determinadas amostras de vozes pertencem ou não ao mesmo falante (Rose, 2002)[1-3]. A comparação amostral e seus resultados denomina-se Identificação Forense do Falante.

Identificar significa "tornar ou declarar idêntico, considerar duas coisas como idênticas, dando a uma o caráter da outra" (Gainotti, 2013)[4]. Outras denominações podem ser encontradas e consideradas igualmente corretas: Verificação de Falantes, Verificação de Locutor, Confronto de Voz, Biometria da Voz e Comparação Forense de Falantes.

Consideramos que a denominação Reconhecimento de Falantes não traduz o trabalho ao qual nos propomos, uma vez que reconhecer significa "conhecer de novo o que se tinha conhecido noutro tempo" (Gainotti, 2013; Silva *et al.*, 2012; Araújo e Pasquali, 2010)[4-6]. Araújo e Pasquali colocam que:

> *"A palavra Identificação nos leva à obrigação de estabelecermos uma identidade inequívoca, enquanto que o reconhecimento nos traz apenas a ideia de comparação, sem o pressuposto da punição no caso de uma ambiguidade. Consequentemente, não basta que as coisas sejam semelhantes ou parecidas, é obrigatório que sejam iguais ou idênticas. Uma testemunha reconhecerá um suspeito como semelhante ao que estava no local do crime, mas caberá à Polícia Científica o ônus da afirmativa de que aquela pessoa é idêntica ou não à que estava na cena do crime, a responsável pelo delito."*

Em um estudo sobre as diferenças de gênero na identificação familiar da voz, Skuk e Schweinberger (2013)[7] propuseram a identificação de vozes familiares a um grupo equilibrado entre os gêneros masculino e feminino, obtendo como resultados: média de 67% de acertos em frases e média de 40% de acertos para uma palavra isolada composta por vogal/consoante/vogal. Diferenças substanciais também foram observadas entre os ouvintes, sendo superior em ouvintes do sexo feminino (Skuk e Schweinberger, 2013)[7]. Estudos contemporâneos apontam para os mecanismos neurais envolvidos na identificação da voz, mostrando conexões representativas destes mecanismos, especialmente, em indivíduos treinados (Andics *et al.*, 2010; Schweinberger *et al.*, 2011; von Kriegstein *et al.*, 2013)[8-10].

A Identificação de falantes na área forense é extremamente complexa, especialmente porque ainda carecemos de informações sobre a variabilidade de fala intrassujeitos e, consequentemente, intersujeitos (Rose, 2002; Gomes *et al.*, 2012)[1,11]. Além disso, é possível estabelecer evidências quando as amostras de vozes são ideais, estas evidências diminuem imensamente quando não o são, situação normalmente encontrada em casos de identificação. Em um estudo recente sobre os problemas forenses referentes à área de voz, Hollien, Bahr e Harnsberg fizeram uma ampla revisão e discussão sobre os principais elementos que devem ser considerados nesta área: o processamento e os enunciados orais; o discurso distorcido; o aumento da inteligibilidade de fala incluindo sistemas de vigilância e outras gravações; as transcrições; a autenticação das gravações; a identificação da voz; a detecção de fraudes, intoxicação e as emoções na fala. Abordaram também o estresse na fala e os detectores de mentira, sugerindo ao final que os pontos levantados devem ser estudados por profissionais da área de voz e áreas afins (Hollien *et al.*, 2014)[12].

Outra consideração é que não é possível realizar a Identificação de Falantes com base em um único tipo de análise (Silva *et al.*, 2012)[13]. Um estudo internacional sobre práticas forenses na comparação de falantes, do qual participaram 34 especialistas dos 5 continentes, apontou como dados discriminantes, na comparação de falantes, a qualidade vocal, seguida por variações no dialeto, formantes das vogais, ritmo e processos fonológicos. A grande maioria dos participantes apontou que apesar do peso de alguns parâmetros de análise, a combinação de características é fundamental na comparação de falantes (Gold e French, 2011)[14]. Cientistas da fala do Reino Unido se preocuparam em como são expressas as conclusões nos casos de comparação forense do falante. Com esta base realizaram um documento com o consenso de especialistas na área, apontando que o perito deve responder se as vozes questionadas se encaixam na descrição do suspeito com base na fonética e na acústica. Este documento ainda coloca que a análise deve partir de um conjunto de dados e ser realizada por profissional com formação e experiência na área (French e Harrinson, 2007)[15]. A necessidade de análises multifatoriais e multiprofissionais se traduz nos artigos científicos e livros sobre o assunto. Pesquisando para a elaboração desta obra verificamos que o termo Identificação de Falantes é estudado por várias áreas além da Fonoaudiologia: neuropsicologia, neuroimagem, biometria, cognição, justiça, psicologia, acústica, voz, entre outras.

Ao idealizar este livro procuramos cobrir vários aspectos que envolvem a Identificação Forense do Falante, corroborando com a literatura estudada, que aponta a necessidade de se atentar para mais de uma dimensão. Acreditamos não ser possível identificar o falante considerando uma perspectiva única, neste contexto profissionais de várias áreas podem contribuir neste processo, incluindo o fonoaudiólogo, desde que devidamente qualificado, e que precisamos administrar dúvidas e nos responsabilizar pelos resultados.

Nesta obra discorreremos sobre as etapas de manuseio de dados, análises e apresentação dos resultados.

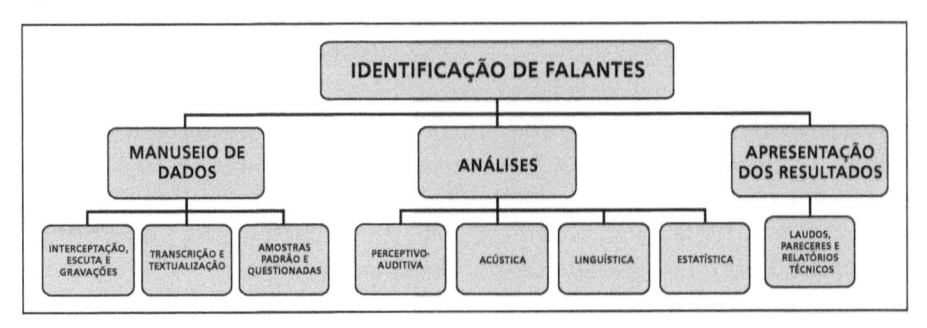

```
                    IDENTIFICAÇÃO DE FALANTES
        ┌──────────────────────┼──────────────────────┐
   MANUSEIO DE              ANÁLISES            APRESENTAÇÃO
     DADOS                                      DOS RESULTADOS
  ┌─────┼─────┐         ┌─────┬─────┬─────┐           │
INTER-  TRANS-  AMOSTRAS PERCEP-  ACÚS-  LIN-   ESTA-  LAUDOS,
CEPTAÇÃO CRIÇÃO PADRÃO E  TIVO-   TICA  GUÍS-  TÍSTICA PARECERES E
ESCUTA E TEXTU- QUESTIO- AUDITIVA        TICA          RELATÓRIOS
GRAVAÇÕES ALIZAÇÃO NADAS                                TÉCNICOS
```

Fazem parte do **Manuseio de Dados** a captação do material de áudio, as características das amostras padrão e questionada, bem como os processos de transcrição e textualização. No capítulo **Interceptação, escuta e gravação** são apresentados legislação, aspectos e definições dos materiais de áudio captados, bem como particularidades das gravações ambientais. O capítulo sobre **Amostras Padrão e Questionadas** apresenta as especificidades de cada tipo de amostra, discorre sobre o recebimento e o armazenamento do material de áudio e sobre como e onde realizar as coletas de material padrão. O capítulo **Transcrição e Textualização** expõe como realizar os dois processos, as facilidades e dificuldades de cada um, bem como sua utilidade no âmbito forense.

Dentro das análises apresentaremos a perceptivo-auditiva, a acústica e sua significância forense, a linguística, que inclui fonética, sociolinguística e aspectos discursivos e a estatística. Chamamos de seleção auditiva o processo que precede a própria análise, uma vez que há necessidade de uma audição prévia dos áudios. Apresentaremos no capítulo de **Análise Perceptivo-Auditiva** dados qualitativos bem como os protocolos disponíveis para este tipo de análise. O capítulo **Análise Acústica: aplicação forense,** mostra a relevância deste tipo de análise, discorrendo sobre a pertinência de cada parâmetro na área forense. Os capítulos de **Linguística** apresentam aspectos fonéticos, sociolinguísticos e discursivos, como avaliá-los e considerá-los na Identificação de Falantes. Finalmente, dentro das análises apresentaremos um capítulo sobre **Análise Estatística** específica, que salienta o tipo de tratamento estatístico para dados pareados.

O capítulo **Laudos, Pareceres e Relatórios Técnicos** apresenta como e quando apresentar os resultados. Mostra ainda os trâmites legais que envolvem a Identificação de Falantes.

A **Introdução à Fonoaudiologia Forense** foi tratada em um capítulo à parte, corroborando a possibilidade de atuação deste profissional nesta área. O capítulo **Bases e Atribuições Jurídicas** complementa as informações necessárias para que Fonoaudiólogos e profissionais de áreas afins se inteirem sobre as inter-relações multiprofissionais.

Fez-se necessário, a título de complementação, um capítulo sobre os **Sons da Fala e Marcadores Individuais**, uma vez que constituem a base para todas as análises que serão realizadas. Acrescentamos, apenas para atualização, um capítulo relacionado com a **Prosopografia** que trata do trabalho de Identificação Facial que pode, também, ser realizado por Fonoaudiólogos. Finalmente, dois fonoaudiólogos, peritos criminais do Instituto-Geral de Perícias do Rio Grande do Sul, nos concederam uma primorosa contribuição discorrendo sobre a **Comparação Forense do Locutor no Âmbito Oficial dos Estados**.

Nenhuma obra esgota o conteúdo do tema a que se propõe. Se não fosse assim, os avanços da ciência ficariam estagnados. Especialmente no que se refere à Identificação Forense de Falantes, carecemos de estudos controlados e randomizados, com níveis robustos de confiabilidade e fidedignidade, com base em amostras representativas inter- e intrassujeitos de falantes do português brasileiro e tratadas, estatisticamente, com métodos específicos. Almejamos que esta obra seja o primeiro passo em direção a novos horizontes e desafios que se descortinam.

REFERÊNCIAS BIBLIOGRÁFICAS

1. Rose P. *Forensic speaker identification*. London, Taylor & Francis, 2002. 364p.
2. US Department of Justice Law Enforcement Assistence Administration. *Voice identification research*. Washington DC: NCJRS, 1976. 85p.
3. Saraiva FRS. *Dicionário latino-português*. 10. ed. Rio de Janeiro: Liv. Garnier, 1993.
4. Gainotti G. Laterality effects in normal subjects' recognition of familiar faces, voices and names. Perceptual and representational components. *Neuropsychologia* 2013;51(7):1151-60.
5. Silva GM, Sá AAR, Faria VNR et al. Interface Computacional de Biometria como Ferramenta de Apoio à Perícia de Confronto de Voz. *Rev Bras Biom* 2012;30(4):442-60.
6. Araújo MEC, Pasquali L. Histórico dos processos de identificação. Acesso em: 2010. Disponível em: <http//www.institutodeindetificação.pr.gov>. 2010.
7. Skuk VG, Schweinberger SR. Gender differences in familiar voice identification. *Hear Res* 2013;296:131-40.
8. Andics A, McQueen JM, Petersson KM et al. Neural mechanisms for voice recognition. *Neuroimage* 2010;52(4):1528-40.

9. Schweinberger SR, Walther C, Zäske R et al. Neural correlates of adaptation to voice identity. *Br J Psychol* 2011;102(4):748-64.
10. von Kriegstein K, Smith DR, Patterson RD et al. How the human brain recognizes speech in the context of changing speakers. *J Neurosci* 2010;30(2):629-38.
11. Gomes MLC, Richert LC, Malakoski J. Identificação de locutor na área forense: a importância da pesquisa interdisciplinar. *Anais do X Encontro do CELSUL – Círculo de Estudos Linguísticos do Sul*, 2012.
12. Hollien H, Bahr RH, Harnsberg JD. Issues in forensic voice. *J Voice* 2014;28(2):170-84.
13. Silva GM, Sá AAR, Faria VNR et al. Interface computacional de biometria como ferramenta de apoio à perícia de confronto de voz. *Rev Bras Biom* 2012;30(4):442-60.
14. Gold E, French P. *An international investigation of forensic speaker comparison practices.* Hong Kong: ICPhS XVII, 2011. p. 17-21.
15. French P, Harrinson P. *Position statement concerning use of impressionistic likelihood terms in forensic speaker comparison cases.* IJSLL 2007;14(1):137-44.

Capítulo 2

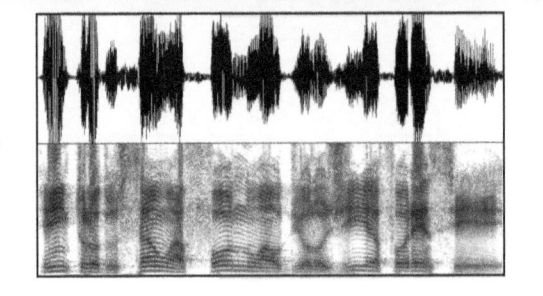

INTRODUÇÃO À FONOAUDIOLOGIA FORENSE

Ana Paula Sanches ■ Lucilene Aparecida Forcin Cazumbá
Isabela Ferreira da Costa Telles

INTRODUÇÃO

Viver em sociedade requer organização, convívio, comunicação. Com um número crescente de novas tecnologias a serviço da população, os seres humanos se veem inseridos em um ambiente altamente vigiado, seja por leis, por autoridades, por sistemas de segurança e por que não pelos próprios pares, outros sujeitos, que munidos desta tecnologia filmam, fotografam atos de violência, de paz, de solidariedade e divulgam, de maneira desordenada, como troféu. Nos canais televisivos, crimes violentos, barbáries como o linchamento de uma dona de casa confundida com outra suspeita de um crime de sequestro ou um suposto autor de um furto amarrado em um poste preenchem as telas dos nossos aparelhos e expõem o que antes seria apenas elemento de um processo ou uma prova para a condenação ou absolvição de um suspeito.

É justamente diante desse cenário que profissionais de diversas áreas são requisitados pelos operadores do direito para colaborar com seus conhecimentos e técnicas, seja para melhorar a imagem de um filme amador ou recuperar uma foto de um autor desconhecido para que crimes sejam elucidados. A medicina, primeira ciência a emprestar seus serviços à Justiça, desde relatos de que médicos eram chamados pelos governantes no Império Romano para esclarecer circunstâncias de morte (Velho *et al.*, 2013)[1], deixa de ser a principal ciência solicitada para esclarecimentos de fatos, tornando-se evidente a necessidade de outras áreas para identificação de pessoas, objetos, lugares, animais, substâncias envolvidas em um crime.

A necessidade de um conjunto de conhecimentos aplicados visando ao atendimento de demandas legais vem se tornando cada vez mais amplo, tornando primordial e possível a inserção de outras ciências como a Fonoaudiologia.

Entende-se resumidamente por ciência, termo derivado do latim *scientia* (conhecimento) (Velho *et al.*, 2013)[1], todo o esforço humano em compreender o mundo, buscando desenvolver teorias e métodos experimentais para entender os fenômenos e suas consequências. Já o termo forense, da mesma forma, é usado para qualificar atividades que, de alguma maneira, se relacionem com os tribunais ou o sistema judiciário, podendo, portanto, Ciência Forense ser compreendida como as ciências naturais aplicadas à análise de vestígios, no intuito de responder às demandas judiciais (Velho *et al.*, 2013)[1].

Partindo desta definição mais ampla observam-se inúmeras outras ciências que se apropriaram do termo forense para, junto ao seu objeto de conhecimento e estudo, atuar e colaborar na construção e efetivação da justiça. De maneira simplificada, pode-se dizer que a Ciência Forense é voltada para a criminalística a fim de auxiliar a justiça a desvendar crimes, sendo a palavra forense ligada à palavra fórum e estando relacionada com as discussões com relação a lei.

Para se compreender de forma mais específica o uso do termo Ciências Forenses é importante destacar que:

> *"A criminalística, também chamada de Polícia Científica, é a técnica que resulta da aplicação de várias ciências à investigação criminal, colaborando nas descobertas dos crimes, na identificação de seus autores, na apuração de circunstâncias do fato etc."* (Mirabete, 1988)[2].

O autor também expõe que o Direito Penal, para a sua plena realização, necessita ter a colaboração de ciências extrajurídicas que auxiliem a lei, como por exemplo, os criminalistas.

> *"O termo Criminalística surgiu com Hans Gross para identificar as atividades, métodos e técnicas científicas destinadas a recolher os vestígios materiais deixados pela ação delituosa, na busca da prova material do delito e de sua materialidade, bem como a identificação da autoria"* (Cordioli, 2011)[3].

É importante destacar que muitas vezes a criminalística é confundida com a prática policial por estar envolvida com fatores de delito (o crime, a matéria do crime, os efeitos do crime), e por comprovar e elucidar tais atos e atores, o que não deve acontecer, pois é inverídico e irreal.

O imprescindível é saber que a perícia criminal deve ser exercida por profissionais que possuam conhecimentos específicos em determinada área a fim de comprová-los cientificamente perante a justiça. O juiz, não possuindo conhecimentos especializados em determinada área, necessita recorrer a especialistas para a realização de exames periciais, ficando apto para julgar, a partir dos resultados periciais, as mais diversas causas (Mirabete, 1998)[2].

A criminalística, desta forma, se utiliza de inúmeras áreas do conhecimento humano para elucidação de vários eventos, como: a *Física Forense* destinada à observação, análise e interpretação dos fenômenos físicos naturais de interesse judiciário (Negrini Neto, 2002)[4]; a *Linguística Forense*, que envolve a aplicação de pesquisas linguísticas (análise do discurso, dialetologia, variação linguística, estilística, fonética, morfologia, sintaxe) e temas sociais relacionados com a lei (Fuzer, 2007)[5]; a *Odontologia Legal* que utiliza conhecimentos do campo da odontologia para atender às demandas legais, tendo como destaque os procedimentos ligados à identificação humana, casos de violência doméstica, abuso infantil ou crimes que possuam repercussão na região da face, dentes e tecidos bucais (Machado, 2012)[6]; e a *Psicologia Forense*, que aplica seus quadros teóricos e metodológicos às questões judiciais. Autores que atuam na área da Psicologia Forense relatam que o termo forense vem do latim *forenses*, de significado "fórum", e que seria referência aos locais, na antiga Roma, onde se situariam os tribunais, sendo assim, a palavra *forense* seria atribuída àquilo que se relacione com o funcionamento dos tribunais (Peixoto, 2008; Huss, 2011)[7,8].

Surge então a pergunta: e a Fonoaudiologia e sua atuação junto aos tribunais? É possível? É viável? A proposta neste capítulo é justamente apresentar o termo *Fonoaudiologia Forense* como a possibilidade de utilização do conhecimento, das técnicas e métodos da ciência que tem por objeto de estudo a comunicação humana, no que se refere ao seu desenvolvimento, aperfeiçoamento, distúrbios e diferenças, com relação aos aspectos envolvidos na função auditiva periférica e central, na função vestibular, na função cognitiva, na linguagem oral e escrita, na fala, na fluência, na voz, nas funções orofaciais e na deglutição em lides judiciais (Prandi, 2004)[9].

A Fonoaudiologia como uma Ciência Forense se ocupará do conhecimento aplicado à Comunicação Humana para tratar as evidências deixadas por um crime ou suposto crime. Em razão do seu objeto de estudo o fonoaudiólogo poderá atuar em análises que envolvam a comparação forense de voz, fala e linguagem; a grafotecnia (que envolve a linguagem escrita); a biometria facial/prosopografia (que envolve a motricidade orofacial); a transcrição, textualização e análise de conteúdo de áudio, vídeo e imagens (que envolve a comunicação como um todo); e a descrição do perfil comunicativo, dentre outras demandas que serão apresentadas ao final deste estudo.

Considerando o conhecimento do fonoaudiólogo, sua atuação poderá se dar em processos administrativos, trabalhistas, criminais, cíveis ou eleitorais. Cabe ao profissional conhecer o trabalho a ser desenvolvido e reconhecer sua capacidade técnica para atuação em cada demanda, respeitando o que determina o Código de Ética da Fonoaudiologia (Rezende, 2004)[10].

No tocante à atuação do Fonoaudiólogo como perito, lembrando que toda profissão tem seus fundamentos legais, apresentam-se a seguir a legislação que rege a profissão e seus princípios para a atuação em perícia.

AMPARO LEGAL DA PROFISSÃO PARA ATUAÇÃO EM PERÍCIAS

O Código de Ética Profissional e Disciplinar do Conselho Nacional de Peritos Judiciais da República Federativa do Brasil, disciplina que:

> "O Perito Judicial deve ter plena consciência de que é o auxiliar da Justiça... compromissado, desenvolvendo, assim, um trabalho de extrema responsabilidade e relevância perante o Poder Judiciário, especialmente porque irá opinar e assisti-lo na realização de prova pericial, consistente em exame, vistoria e avaliação"[11].

Desta forma, o perito ou o assistente técnico, trabalha para auxiliar a justiça no esclarecimento de fatos que de forma direta refletirão na sociedade, pois com a produção de seu laudo ou parecer técnico, por exemplo, em um processo criminal, levará um suspeito a ser acusado, o que acarretará na melhor proteção da sociedade ou, libertado, provará sua inocência, poupando-lhe constrangimento e sofrimento familiar nos casos que envolvam crimes. Ou em outro exemplo, em uma demanda trabalhista, com a realização de uma perícia, poderá condenar o empregador no caso de uma demissão indevida ou a pagar uma indenização por direito em decorrência de incapacidade laboral. E, em contrapartida, indicar ao interessado que a deficiência não foi provocada pela atividade ocupacional.

A Fonoaudiologia tem como foco principal a área da saúde e abrange tanto questões científicas como clínicas no atendimento aos pacientes. Desde sua regulamentação, a profissão tem contribuído para o avanço técnico-científico no que diz respeito à comunicação humana, possibilitando aos profissionais fonoaudiólogos inúmeras áreas de atuação e, desta forma, conquistando vasto mercado de trabalho. Sua atuação visa aperfeiçoar, reabilitar e habilitar os principais sentidos que estabelecem a comunicação humana e se divide em cinco grandes áreas: audição; linguagem; motricidade orofacial; fala e voz, e, a mais atual, saúde coletiva (Lei 6.965[12] e Decreto nº 87.218, de 31 de maio de 1982)[13].

A mesma lei define o Fonoaudiólogo como: o profissional, com graduação plena em Fonoaudiologia, que atua em pesquisa, prevenção, avaliação e terapia fonoaudiológicas na área da comunicação oral e escrita, voz e audição, bem como em aperfeiçoamento dos padrões da fala e da voz, sendo um de seus deveres "*dar parecer fonoaudiológico na área de comunicação oral e escrita, voz e audição*"[13] (grifo dos autores).

De acordo com o Código de Ética da Fonoaudiologia (Rezende, 2004)[10], constituem princípios éticos o exercício da atividade em benefício do ser humano e da coletividade, mantendo comportamento digno sem discriminação de qualquer natureza; **a atualização científica e técnica necessária ao pleno desempenho da atividade**; e a propugnação da harmonia da classe. Este regulamento prevê como direitos gerais deste profissional a "avaliação, solicitação, elaboração e realização de exame, diagnóstico, tratamento e pesquisa, emissão de parecer, laudo e/ou relatório, docência, responsabilidade técnica, assessoramento, consultoria, coordenação, administração, orientação, **realização de perícia** (grifos dos autores) e demais procedimentos necessários ao exercício pleno da atividade" (Rezende, 2004)[10], reafirmando sua condição de perito no artigo 25°: *"qualquer fonoaudiólogo, no exercício legal da sua profissão, pode ser nomeado perito para esclarecer a Justiça em assuntos de sua competência"*, observando-se complemento nos artigos 24 a 28 do mesmo Código.

Como necessidade de atualização da profissão em seu campo de atuação, a Resolução do Conselho Federal de Fonoaudiologia (CFFa n° 214, de 20 de setembro de 1998) (Oliveira, 1998)[14] dispõe sobre a atuação do fonoaudiólogo como perito e dá outras providências, permitindo-lhe atuar, judicial ou extrajudicialmente, como perito em assuntos de sua competência.

Diante deste cenário, observa-se maior interesse dos responsáveis e fiscalizadores da profissão na atuação de fonoaudiólogos em perícias, como é demonstrado pelo Portaria n° 001/2012 (Forte, 2012)[15] do Conselho Regional de Fonoaudiologia da 1ª Região, que ao realizar o levantamento do perfil profissiográfico do fonoaudiólogo na área de voz, considerou como uma das variações de atuação do fonoaudiólogo nesta especialidade, o **fonoaudiólogo forense** (grifo dos autores).

COMPETÊNCIA DA FONOAUDIOLOGIA NO MEIO JURÍDICO

Ao se observar o objeto de estudo da Fonoaudiologia, pode-se dizer que as perícias que envolvem a comunicação podem ser efetuadas por este profissional. A realização de pareceres ou laudos em Fonoaudiologia já é prática conhecida dos profissionais que, em muitos casos, atuam em equipe multidisciplinar. Relatórios solicitados por escolas ou convênios médicos para acompanhamento do desenvolvimento do sujeito ou autorização para continuidade do tratamento também são rotinas para esses profissionais. No entanto, o que se pretende é apresentar uma nova possibilidade de atuação do fonoaudiólogo em processos judiciais.

Uma das áreas de maior atuação de fonoaudiólogos em perícias está relacionada com a ocupação laboral do sujeito, ou seja, exames admissionais ou demissionais e processos indenizatórios relacionados com a sua atividade profissional envolvendo a audição e a voz do trabalhador (Menegol, 2012)[16]. Estudos realizados demonstram: a preocupação dos profissionais com a saúde vocal e auditiva dos trabalhadores; as possibilidades de desenvolver estratégias para proteção de sua saúde; e suas possíveis demandas judiciais (Zancanela e Behlau, 2010; Putnoki et al., 2011)[17,18]. Desta forma, para o fonoaudiólogo, as áreas até então conhecidas, para atuação na realização de pareceres e laudos, é, justamente, a perícia relacionada ao trabalho.

No entanto, o avanço tecnológico e o acesso aos meios de comunicação proporcionaram ao sujeito a comunicação a distância, o contato com outras pessoas em diversos locais. Diante desse cenário, a possibilidade de gravação dessas conversas, sejam elas entre supostos autores de crimes, entre familiares que disputam bens ou a guarda dos filhos, tornou-se de fácil realização. Assim, com a tecnologia a favor da sociedade surgiram novos meios de provas e o fonoaudiólogo viu, nesse contexto, nova oportunidade de atuação.

A partir de materiais resultantes de gravações telefônicas ou ambientais, inúmeros casos de repercussão no cenário nacional, envolvendo políticos, vieram a público e tal fato passou a chamar a atenção dos fonoaudiólogos, profissionais aptos a, também, realizar perícia da comunicação dos sujeitos envolvidos nas gravações uma vez que a sua formação profissional abrange a comunicação humana como um todo. É assim que, além dos pareceres já realizados em consultório, em escolas, empresas e casos que envolviam a atuação profissional surge uma nova possibilidade de atuação nos tribunais no que se refere à comunicação e suas demandas.

Dentre as análises periciais com atuação direta de fonoaudiólogos em diversos locais do país destacam-se a identificação de falantes ou perícia de voz, verificação de locutor, ou ainda, a comparação de locutor, nomenclaturas que serão discutidas no decorrer deste livro. Embora o exame de comparação forense de voz, fala e linguagem ainda seja muito discutido no meio forense em razão da metodologia aplicada (Sanches, 2013)[19], os estudos mais avançados relatam que três métodos deveriam ser utilizados para a atividade pericial. São eles: método auditivo (longo e curto termo), método visual da espectrografia de banda larga (acústico) e sistemas automáticos ou semiautomáticos, por computador[20].

Atualmente, no Brasil, na prática pericial, utiliza-se a análise perceptivo-auditiva (qualitativa) e a análise acústica (quantitativa) no confronto entre a voz padrão (coletada do suspeito/réu) e a voz questionada (interceptada) (Oliveira, 1998)[14]. A análise perceptiva da comunicação tem sido utilizada na identificação de integrantes de organizações criminosas, pois permite caracterizar a qualidade vocal (Behlau e Pontes, 1995)[21] e o padrão articulatório, além da capacidade linguística do falante.

Tais análises são realizadas, em sua maioria, pelos institutos oficiais, ou seja, pelos peritos criminais oficiais lotados nos Institutos de Criminalística de seus estados ou pelos peritos federais, em sua maioria profissionais de várias áreas de atuação, considerando que os concursos específicos para esses cargos ainda não determinam a necessidade de uma ou outra área de formação, como a Fonoaudiologia. Sabe-se que há uma tradição na realização desse tipo de exame por engenheiros. Em alguns casos pode ser feita a nomeação de assistentes técnicos pelas partes com indicação do profissional escolhido, sendo então, em muitos casos, o fonoaudiólogo.

Nesse tipo de perícia, considerando que a linguagem é uma função altamente especializada dentro da espécie humana e que fatores genéticos, sociais, biológicos e ambientais, dentre outros, imprimem características únicas que resultam no caos organizado da comunicação (Gazzaniga et al., 2006)[22], busca-se compreender o arranjo das variações de parâmetros que compõem o discurso e que transitam entre limites bem definidos quando se referem aos marcadores pessoais e sociais. Ainda leva-se em consideração que tais variações são obtidas somente quando o locutor encontra condições naturais para a produção do pensamento. Outra análise muito utilizada, conforme citado anteriormente, e que por algum tempo foi considerada a mais robusta nos laudos periciais, é a acústica.

As análises de voz, fala e linguagem são as únicas dimensões que fornecem informações importantes sobre o gênero, idade, dialeto/linguagem, emoção, identidade, intoxicação, estresse psicológico e tentativa de iludir, enganar e disfarçar. Apesar da grande divulgação em torno de ferramentas disponíveis comercialmente, não há, até o presente momento, nenhum sistema disponível que tenha tido sua eficiência cientificamente comprovada (Behlau, 2013)[23].

Como marco na área de perícia de voz temos a primeira fonoaudióloga a realizar um curso na área pericial, Dra. Mara Suzana Behlau, que em 1983 desenvolveu seu projeto de mestrado nos Estados Unidos, onde se formou "perita em identificação pela voz", no extinto programa da Michigan State University, sob a orientação do Professor Oscar Tosi (Behlau, 2013)[23].

UM POUCO DA HISTÓRIA NO MUNDO E NO BRASIL

Dentre as perícias que podem ser realizadas pelos fonoaudiólogos e que têm despertado interesse nestes profissionais, destaca-se a de identificação de falantes ou perícia de voz.

Relatos bíblicos já mostram o quão importante é a percepção que temos da voz de nossos conhecidos. Em Gênesis, 27, na história de Esaú e Jacó, irmãos gêmeos, filhos de Isac e Rebeca, conta-se sobre a traição de um deles, ajudado por sua mãe. A tradição era de que o filho primogênito teria direitos exclusivos, e, na ordem do nascimento, Esaú era o mais velho. Ele tinha muitos pelos e era o preferido do pai. A mãe tinha preferência por Jacó, o filho caçula, e planejou assim com ele a traição. Como Isac já estava quase cego, Rebeca ajudou Jacó a se vestir com as roupas de Esaú e cobriu os braços dele com pelos de carneiro, para ficar parecido com seu irmão. Inicialmente, quando Jacó chega para falar com o seu pai, Isac reconhece-o pela sua voz, mas deixa-se levar pelos aspectos físicos (os pelos) quando toca o braço do filho. Dessa forma, acaba sendo enganado e passa os direitos de herança a Jacó (Sanches, 2013)[19].

A participação de testemunhas ou vítimas em tribunais para reconhecimento de falantes a partir da memória auditiva tem o primeiro relato registrado como sendo em um juri inglês, no caso William Rullet, em 1660 (Romero, 2001)[24]. Entre os anos 1754 e 1780, o magistrado inglês John Fielding, que após sofrer um acidente ficou cego, fundou a Bow Street Runners – força policial – junto com seu irmão. A instituição fazia circular a descrição dos criminosos mais famosos, bem como auxiliava nos relatórios criminais da polícia. Com esse trabalho, Fielding reconheceu mais de 3.000 criminosos pelas suas vozes (Dashney, 2014)[25].

Em 1932, uma história reconhecida mundialmente, a do bebê Lindbergh, 1 ano e 8 meses, filho de Charles Lindberg, o primeiro homem que sobrevoou sozinho o Oceano Atlântico, foi sequestrado e morto. Na ocasião foi pedido resgate e o pai da criança, juntamente com outra pessoa, foi até o local marcado para a entrega da quantia solicitada. O pai não desceu do carro e não pôde ver o sequestrador, mas ouviu-o falando uma frase. Meses depois foi chamado para reconhecer a voz e, em meio a vários acusados que repetiam a frase, o pai reconheceu imediatamente a voz de Hauptmann, o sequestrador[26].

Desde 1867, estudos foram realizados na área e os primeiros registros de espectrografia tridimensional apareceram nos Laboratórios Bell. Em 1947, uma equipe de engenheiros do laboratório, Potter, Green e Kopp, fez o primeiro espectrógrafo analógico, utilizado para melhorar os sinais telefônicos estudados. Dessa forma, era possível visualizar como o som da fala acontecia. Só na Segunda Guerra Mundial é que o espectrógrafo desenvolvido pelos Laboratórios Bell tomou vulto. Foi utilizado para fins estratégicos e para identificar pessoas que operavam os rádios alemães.

Na sequência, Lawrence Kersta, um dos profissionais desses laboratórios, foi indicado para atuar junto à polícia de Nova Iorque para identificar criminosos que ameaçavam companhias aéreas. Kersta utilizou-se de um método próprio, pelo qual comparava amostras espectrográficas de fala, e garantia 99,65% de eficácia em seus resultados. Tamanho foi seu sucesso que acabou por abandonar os Laboratórios Bell e fundou sua própria empresa. O físico teve muito sucesso até que, em um de seus casos, acabou sendo confrontado por Ladefoged, um linguista da Universidade da Califórnia (Mattos, 2008)[27].

Com esse fato, a admissibilidade da identificação de falantes ficou duvidosa. Então, a Justiça norte-americana solicitou parceria à Universidade de Michigan para estudo da questão. Foi nesse momento que Oscar Tosi, dessa universidade, durante alguns anos, dedicou-se ao estudo da identificação de falantes, aperfeiçoando a metodologia de Lawrence Kersta.

A partir da década de 1950, vários foram os casos com repercussão mundial e evolução dos estudos na área. E, após a fundação da Associação Internacional de Identificação da Voz (*International Association of Voice Identification* – IAVI) ocorreu o aprofundamento dos estudos de análise acústica (Behlau, 2005)[28]. Tem-se relatos de que o FBI, após 15 anos, divulgava margem de erro menor que 1% para a identificação de voz.

Paralelamente aos acontecimentos norte-americanos, a União Soviética, a Alemanha e o Japão também produziam estudos e utilizavam a identificação de falantes na década de 1960. Segundo registros, a Polícia Federal alemã foi a primeira a criar o método automático de identificação de voz. A Europa, atualmente, faz uma combinação de métodos para se chegar ao resultado da identificação de falantes (Guillén-Nieto *et al.*, 2008)[29].

Em 1968, Oscar Tosi, Doutor em Física, aprimorou a metodologia de Kersta apontando para um modelo auditivo-espectrográfico. A nova metodologia foi tão positiva que a polícia do estado de Michigan fundou a primeira unidade policial de identificação de voz sob o comando do Tenente Ernest Nash (Mattos, 2008; Behlau, 2005; Guillén-Nieto *et al.*, 2008; Decker e Handler, 2010).[27,30]

Nos anos 1980, um caso de fraude bancária envolvendo análise de voz de duas irmãs gêmeas fez com que o Dr. Hirotaka Nakasone, perito e examinador de voz, concluísse que *"Ninguém diz a mesma palavra exatamente da mesma maneira duas vezes... atualmente é apenas uma suposição que a variação interspeaker é suficientemente maior do que a variação intraspeaker para análise espectrográfica, para ser capaz de distinguir a voz de uma pessoa."*[31]

No Brasil, os métodos de identificação de voz iniciaram, na perícia oficial, na década de 1990, envolvendo peritos dos Estados, da Polícia Federal e do Distrito Federal.

No início do ano 1992, a Polícia Federal realizou, com auxílio da Universidade Estadual de Campinas/UNICAMP, a primeira perícia de Verificação de Locutor envolvendo o Ministro do Trabalho e da Previdência Social, Antonio Rogério Magri. No conteúdo da fita cassete periciada, Antonio Rogério Magri admitia ter recebido uma propina de 30 (trinta) mil dólares para facilitar a liberação de recursos do FGTS de uma empresa para uma obra no Acre. A importância do tratamento das informações gravadas despertou o interesse necessário dos peritos do INC – Instituto Nacional de Criminalística (Cazumbá, 2013)[32]. É importante ressaltar que o relator da Comissão Parlamentar de Inquérito – CPI, Joaquim Balduíno B. Neto, escreveu *"...foi o momento mais importante dos trabalhos da presente CPI"*[33], quando se referia ao momento em que a equipe de peritos explicitava as técnicas e metodologias utilizadas na perícia.

No ano de 1994 nasceu o I Seminário Nacional de Fonética Forense, pela iniciativa de um estudioso do tema, Perito Criminalístico do Rio Grande do Sul, Adriano da Luz Figini, realizado com o apoio da Associação Brasileira de Criminalística que vislumbrou sua importância e incorporou o tema como um dos seus eventos especializados[34,35].

Embora referidos exames sejam realizados desde meados da década de 1990, apenas no mês de janeiro de 2004 é que tomou posse o primeiro fonoaudiólogo perito oficial criminal do Instituto Geral de Perícias no Rio Grande do Sul, após aprovação em concurso público (Pinto, 2012)[36].

Outra data importante para conhecimento dos fonoaudiólogos é o ano de 2005, quando foi inaugurado o LIAAV – Laboratório de Análise Audiovisual na FAEPOL (Fundação de Apoio ao Ensino, Pesquisa e Desenvolvimento da Polícia Civil) no Rio de Janeiro. Com o intuito de dinamizar os processos e execuções no ano seguinte, em 2006, o Tribunal de Justiça do mesmo estado firmou convênio com a FAEPOL para a utilização dos serviços do referido laboratório (LIAAV), que contava com equipe de fonoaudiólogos especializados para a realização de perícia em locução à época.[37]

A Associação do Ministério Público do Rio de Janeiro – AMPERJ – publicou uma matéria relacionando a perícia de voz e imagem com o melhor andamento dos processos: *"Um convênio firmado entre o Tribunal de Justiça do Rio e a Fundação de Apoio ao Ensino, Pesquisa e Desenvolvimento da Polícia Civil (Faepol), em maio de 2006, vem agilizando a conclusão de centenas de processos que precisam de laudos periciais de voz e imagem. A medida tornou-se necessária em razão do crescente uso das interceptações telefônicas como meio de prova, principalmente no que diz respeito às investigações da Polícia. Além disso, há o fato de o Instituto de Criminalística Carlos Éboli – órgão de perícia do Estado – não estar equipado para fazer a identificação de voz, apenas a transcrição das conversas. O objetivo é permitir que os juízes tenham tranquilidade e embasamento necessários para concluir os processos com eficiência. O trabalho pioneiro está sendo executado no laboratório de voz da FAEPOL, que comprou equipamentos de ponta e montou uma equipe especializada formada por fonoaudiólogos"*[38].

Em maio de 2008, uma fonoaudióloga perita do Ministério Público do Estado do Rio de Janeiro foi convidada pelo deputado federal Hugo Leal (PSC-RJ) para uma audiência na Comissão Parlamentar de Inquérito (CPI) das escutas telefônicas clandestinas. Durante seu depoimento a perita ressaltou a importância do trabalho do fonoaudiólogo na perícia de voz, considerando que sua formação é, justamente, baseada no estudo da comunicação humana[39].

O Ministério Público do Estado de São Paulo, no dia 27 de maio de 2013, inaugurou o setor especializado em Fonoaudiologia Forense vinculado ao Centro de Apoio Operacional à Execução (CAEX). Uma fonoaudióloga, contratada pela instituição no ano de 2011, participou da estruturação do setor e, atualmente, é responsável pelas análises em áudios, vídeos, transcrições, textualizações, imagens entre outras[40].

No cenário atual, observamos maior número de fonoaudiólogos inseridos no campo judicial. Observam-se fonoaudiólogos que ingressaram nas Secretarias de Segurança Pública e Ministério Público para compor o quadro de peritos oficiais ou assistentes técnicos realizando laudos e pareceres nos casos que envolvem a comunicação. De acordo com levantamento realizado junto aos órgãos competentes em 2013, há fonoaudiólogos nos seguintes estados, por ordem de aquisição dos profissionais: Rio Grande do Sul, Rio de Janeiro, Paraná, Santa Catarina e São Paulo.

Conforme Figura 2-1, são: 3 (três) fonoaudiólogos lotados no Instituto Geral de Perícias (IGP) de Porto Alegre/RS, 7 (sete) no IGP de Santa Catariana, sendo 1 (um) em Blumenau, 1 (um) em Balneário Camboriú, 1 (um) em Lages, 1 (um) em Joinville, 1 (um) em Rio Sul, 2 (dois) em Florianópolis, além de 9 (nove) fonoaudiólogos no Instituto de Criminalística (IC) do Paraná, 9 (nove) fonoaudiólogos no Ministério Público (MP) do Estado do Rio de Janeiro, atuando na Divisão

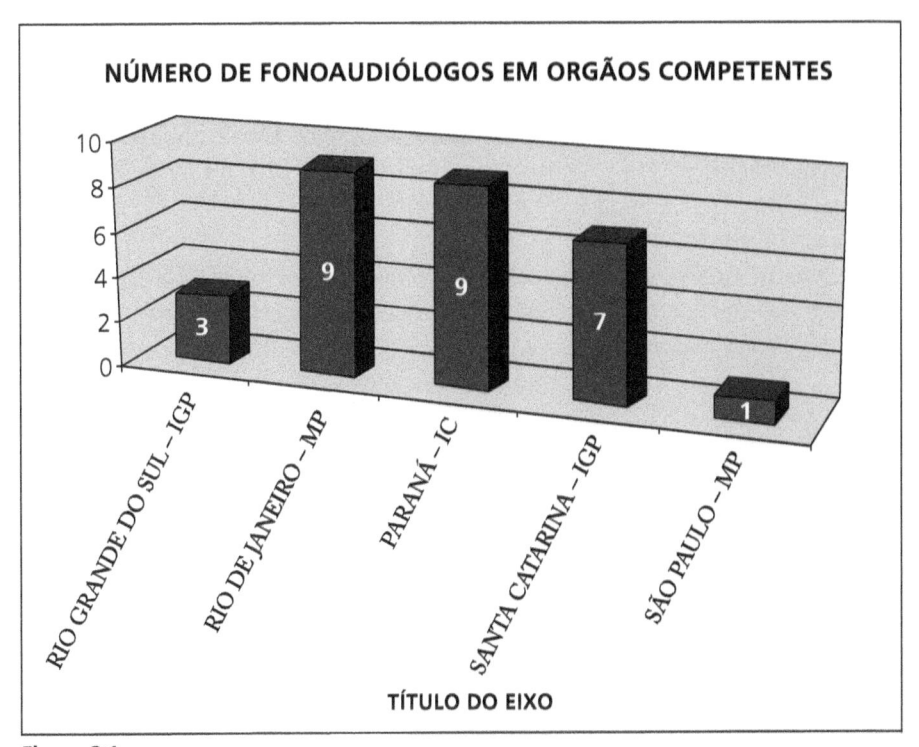

Figura 2-1.

de Evidências Digitais e Tecnologia, e 1 (uma) fonoaudióloga no Setor Técnico do MP do Estado de São Paulo (Cazumbá, 2013)[32].

Em 2013, com o término da primeira turma do curso de Aprimoramento em Fonoaudiologia Forense do CEFAC-Rio Claro, mais uma instituição foi fundada: o NUPEFF, Núcleo de Perícias em Fonoaudiologia Forense. Tal órgão foi criado para difundir a área. Os fonoaudiólogos do referido núcleo participaram de inúmeros eventos apresentando trabalhos como forma de divulgação da possibilidade de atuação do fonoaudiólogo em perícia como o Congresso Nacional de Criminalística acontecido em Brasília e realizado pela Associação dos Peritos Federais, o Congresso de Linguagem e Direito na Universidade Federal de Santa Catarina.

A Polícia Civil do Estado de São Paulo, no edital de 2014 (Processo DGP nº 5.343/2013), no concurso para provimento de cargos para perito oficial criminal, permitiu, pela primeira vez, a participação de candidatos com formação em Fonoaudiologia.[41]

Por fim, um recente estudo realizado por profissionais da cidade de Belo Horizonte buscou analisar o conhecimento e a atuação em perícia fonoaudiológica de profissionais atuantes em dois Estados brasileiros, Bahia e Paraná. O referido estudo foi realizado com 71 (setenta e um) fonoaudiólogos por meio da aplicação de um questionário. Os resultados apontaram que a maioria dos fonoaudiólogos não teve contato com perícia durante a graduação e poucos buscaram cursos sobre o tema depois de formados, demonstrando que o conhecimento da população estudada é insuficiente nessa área e que a atuação do fonoaudiólogo em perícia ainda é bastante restrita, tornando-se de suma importância a inserção de matéria específica sobre Perícia Fonoaudiológica nos cursos de graduação e/ou pósgraduação (Gorski et al., 2013)[42].

O cenário atual possibilita ao fonoaudiólogo uma nova área de atuação. Com base na legislação apresentada e estudada, é permitido a esse profissional a realização de perícias que envolvam seu objeto de estudo: a comunicação humana. No entanto, com relação à essa atuação é imprescindível destacar que o conceito de perícia, que deriva do latim *peritia*, significando destreza, habilidade e capacidade (Serafim e Barros, 2013)[43], nos obriga ao estudo aprofundado do que será solicitado para que o trabalho pericial seja realizado com excelência. Destacam-se a seguir alguns dos procedimentos que podem ser solicitados e realizados, ficando a cargo do fonoaudiólogo perito aceitar ou declinar da sua nomeação com base na sua consciência e ética profissional.

TIPOS DE PERÍCIA E A FONOAUDIOLOGIA

Algumas das análises que podem ser realizadas pelo fonoaudiólogo estão relacionadas a seguir. Algumas são ferramentas para se chegar à produção de provas periciais, outras são as próprias provas.

- *Análise de conteúdo de áudio e vídeo:* análise e descrição detalhada de todo o conteúdo do arquivo (vídeo com ou sem som e áudio), reproduzindo fielmente a intenção dos falantes, gestos, ruídos de fundo e a mensagem contida no diálogo (Sanches, 2013)[19].

- *Textualização de áudio e vídeo:* narrativa clara e coerente das intenções comunicativas do falante que vão além da própria oralidade. Consiste na apresentação das partes mais relevantes do conteúdo, reproduzindo discursos, intenções, situações relações e correlatos encadeados cronologicamente (Cazumbá et al., 2013)[44].

- *Transcrição de áudios:* procedimento onde a fala é transposta integralmente para a escrita, como o falante pronuncia, incluindo sons ambientais ou emitidos por outro locutor. Esta análise é importante para esclarecer determinadas palavras e/ou trechos duvidosos (Cazumbá et al., 2013)[44].

- *Decodificação de mensagens:* por meio da sociolinguística, busca-se decifrar mensagens escritas e/ou orais traçando evidências entre os códigos da língua e a sociedade, ou seja, por intermédio da análise de traços linguísticos, há possibilidade de se conhecer o ambiente (país, cidade, bairro, comunidade) que o falante tem origem ou inserção[45].

- *Análise de imagens:* exame com o intuito de esclarecer detalhes sobre pessoas e objetos, como por exemplo, vestimentas, marcas, sinais que possam ajudar a identificá-los.

- *Análise do perfil comunicativo do falante:* exposição de um conjunto de informações como características anatomofisiológicas particulares e de condições psicossociológicas (tipo psicológico, *status* social, língua utilizada, ambiente familiar etc.), aliadas a fatores determinantes que se referem às condições dentro das quais esta fala é produzida (o que falamos, para quem falamos, o contexto em que essa fala se encontra, e qual é o objetivo desta fala (Azzariti, 2008)[46].

- *Banco de voz e de imagem:* caracterização e organização de vozes já analisadas em função do armazenamento das mesmas a partir das perícias realizadas, sejam vozes de suspeitos de um delito ou de suas redes de relacionamento. A classificação das vozes, linguagem e comunicação, bem como a descrição de imagens em todas as suas vertentes na ocasião de cada investigação já deverão ter ocorrido. Isso, portanto, facilitará uma busca futura, caso haja emparelhamento de evidências vocais, linguísticas e/ou comunicativas (Lubaski e Sanches, 2008)[47].

- *Leitura labial ou orofacial:* técnica aplicada para a identificação de palavras emitidas pelo falante por intermédio da compreensão dos movimentos dos órgãos articulatórios, condizente com o contexto da análise. Sabe-se que embora somente 50% da fala seja passível de identificação pela técnica (Goldfeld, 2011)[48], em alguns casos talvez seja a única forma de prova. Por tal fato justifica-se o uso da técnica.
- *Identificação facial/prosopografia:* realizar a constituição da face por meio de processo técnico que visa estabelecer e identificar pontos característicos semelhantes e divergentes de uma face humana em relação à outra. O método conta com a aplicação da antropometria (medidas da face), da morfológica e da sobreposição de imagens para comparação da face padrão e questionada. É possível realizar tal identificação de materiais como fotos, câmeras de vídeo, retratos falados (Pessoni, 2013)[49].
- *Exame grafotécnico:* procedimentos que visam verificar a autenticidade, falsidade/ou autoria de um texto manuscrito ou assinatura, que pode estar em um documento, bilhete ou em qualquer objeto que contenha uma escrita de punho, auxiliando na solução de crimes e na identificação de suspeitos. Também pode ser chamada de: grafística, grafocinética e perícia gráfica (Baranoski, 2005)[50,51].
- *Verificação de edição e autenticidade de mídias:* exame para verificar o uso de edições fraudulentas em arquivos de imagem estática ou dinâmica e de áudio (Santos Jr., 2003)[52].
- *Estabelecimento de nexo causal entre alteração vocal (atividade ocupacional):* a atuação da perícia em transtornos vocais relacionados com o trabalho se baseia na determinação da capacidade ou incapacidade laborativa e na fixação do nexo de causalidade entre a doença e o trabalho. Quando há nexo de causalidade entre a doença e a alteração vocal (Silva, 2013)[53].
- *Estabelecimento de nexo causal entre alteração auditiva (atividade ocupacional):* verificar se há nexo causal entre a perda auditiva induzida por ruído e o ambiente de trabalho, buscando relações entre a exposição, os sinais e sintomas, além do conhecimento sobre o ambiente de trabalho, avaliação de laudos técnicos da própria empresa, informações sobre fiscalizações e relato do paciente[54].

Pode ser solicitada, ainda, a melhoria da qualidade de áudio para as análises de conteúdo e, ou transcrições; a verificação de edição e/ou autenticidade dessas gravações; a conversão de arquivos de mídias; colocação de legendas; resumo de conteúdo para pedidos de prorrogação de interceptação telefônica; análise de gestos; auditoria (confronto com relatório policial) e intérprete em audiências e ou oitivas.

Alguns dos procedimentos acima elencados foram descritos com base no material produzido pelo Setor de Fonoaudiologia Forense do Ministério Público do Estado de São Paulo, datado de 27 de maio de 2013, elaborado a partir do Roteiro de Atuação da Divisão de Evidências Digitais e Tecnologia do Ministério Público do Estado do Rio de Janeiro disponibilizado por profissionais do referido setor.

Para a realização de qualquer uma das análises aqui referidas, o profissional deve procurar formação específica, além de seus conhecimentos obtidos durante sua formação e experiência profissional.

CONSIDERAÇÕES FINAIS

O mercado de trabalho para o fonoaudiólogo na área das ciências forenses tem crescido nos últimos anos e já houve concursos públicos para a efetivação de peritos oficiais como profissional da área. Revisando, por concurso público o profissional pode trabalhar na Polícia Federal, Polícia Civil (Polícia Científica) ou Polícia Militar. Ainda há probabilidades de, futuramente, o Exército e os Ministérios Públicos abrirem também tal demanda, pois já existem fonoaudiólogos servindo este último em dois estados brasileiros, Rio de Janeiro e São Paulo.

Outra faixa do mercado é a atuação como perito do Juízo, nomeado judicialmente para atender à demanda dos tribunais. Outra fatia vai para os peritos particulares, que trabalham para empresas particulares, órgãos da administração pública, órgãos políticos e empresas de investigação particular.

Portanto, a possibilidade de atuação em perícia, do fonoaudiólogo, de forma mais abrangente em casos que envolvam a comunicação e, nas perícias já realizadas por profissionais na área de voz, há um novo caminho a ser trilhado, construído com base no que já foi produzido por colegas de profissão inseridos nos institutos oficiais e nos órgãos representantes da justiça, para que uma formação eficiente seja buscada.

Nenhum profissional pode se aventurar em realizar qualquer tipo de trabalho, principalmente quando este pode determinar o seu futuro, suas ações, representando suas palavras equivocadamente, tomando como sua a voz de outro, indicando uma face que não corresponde ao seu rosto e muito menos condenando à prisão o que possui a liberdade. Não se pode falar em atuação forense sem responsabilidade, maturidade, experiência e respeito pelo sujeito e pelos operadores do direito.

> *"O primeiro de todos os deveres do homem, aonde quer que o leve a sua vocação ou a sua sorte, é a sinceridade, a verdade, a conformidade entre o que diz e o que sente, entre o que obra e o que diz".*
>
> *Rui Barbosa*

REFERÊNCIAS BIBLIOGRÁFICAS

1. Velho JA, Gêiser GC, Espíndula A. Introdução às ciências forenses. In: Velho JA, Gêiser GC, Espíndula A. *Ciências Forenses: uma introdução às principais áreas da criminalística moderna.* 2. ed. Campinas: Millenium, 2013. p. 1-18.
2. Mirabete JF. *Processo penal.* 8. ed. São Paulo: Atlas, 1998.
3. Cordioli CA. *Autonomia da perícia oficial no Brasil.* Acesso em: 12 Set. 2011. Disponível em: <http://www.igp.sc.gov.br/>
4. Negrini Neto O. Soluções eletrônicas para cálculos de velocidade em acidentes de trânsito. *Rev Bras Ensino Fís* 2002;24(2):124-28. Acesso em: 15 Maio 2014. Disponível em: <http://dx.doi.org/10.1590/S0102-47442002000200007>
5. Fuzer C. *DELTA: Documentação de Estudos em Linguística Teórica e Aplicada.* 2007. volume 23. Acesso em: 26 Maio 2014. Disponível em: <http://www.scielo.br/scielo.php?pid=s0102-44502007000200012&script=sci_arttext&tlng=pt>
6. Machado EP, Lioi P. Odontologia legal. In: Machado EP, Lioi P. *Ciências Forenses: uma introdução às principais áreas da Criminalística Moderna.* Campinas: Millenium, 2012. p. 77-88.
7. Peixoto C. *O psicólogo Forense.* Porto, Portugal. Fevereiro de 2008. Atualizada em: 5 Mar. 2008. Acesso em: 12 Maio 2014. Disponível em: <http://opsicologoforense.blogspot.com.br/2008/03/psicologia-forense-o-que.html>
8. Huss MT. *Psicologia Forense: pesquisa, prática clínica e aplicações.* Porto Alegre: Artmed, 2011.
9. Prandi ML. Assembleia Legislativa Requerimento N° 3350 [base de dados na Internet]. Revista da Fonoaudiologia, 2ª Região. Outubro/Nov/Dez 2004. Acesso em: 23 Maio 2014. Disponível em: <http://www.fonosp.org.br/publicar/publicacoes/Edicao%2058.pdf>
10. Rezende MTMC. Código de Ética da Fonoaudiologia. Brasília: Conselho Federal de Fonoaudiologia. 06 Mar 2004. Acesso em: 16 de Jun. 2014. Disponível em: <http://www.fonoaudiologia.org.br/cffa/wp-content/uploads/2013/07/codeport.pdf>
11. Conselho Nacional dos Peritos Judiciais da República Federativa do Brasil. Código de Ética Profissional e Disciplinar do Conselho Nacional dos Peritos Judiciais da República Federativa do Brasil. Rio de Janeiro. 19 Nov. 2010. Acesso em: 12 Maio 2014. Disponível em: <http://www.conpej.org.br/codetica.pdf>
12. Brasil. Lei N° 6.965, de 9 de Dezembro de 1981. Brasília: Presidência da República. 09 Dez. 1981. Acesso em: 16 Jun. 2014. Disponível em: <http://www.planalto.gov.br/ccivil_03/leis/L6965.htm>
13. Brasil. Decreto N° 87.218, 31 Maio 1982. Brasília: Presidência da República. 31 Maio 1982. Acesso em: 16 Jun. 2014. Disponível em: <http://www.planalto.gov.br/ccivil_03/leis/L6965.htm>
14. Oliveira TCM, Costa T. Resolução CFFa n° 214, 20 Set. 1998. Conselho Federal de Fonoaudiologia. Acesso em: 16 Jun. 2014. Disponível em: <http://www.fonoaudiologia.org.br/legislacaoPDF/Res%20214-atuação%20Perito.pdf>
15. Forte JMR, Bloise AD. Portaria n° 001/2012. Rio de Janeiro. Conselho Regional de Fonoaudiologia 1ª. Região. 2012. Atualizada em: 1 Ago. 2012 às 12:00:00, 16 Jun. 2014. Disponível em: <http://www.crefono1.gov.br/Noticias.aspx?n=948&t=11>
16. Menegol R. *Produção bibliográfica em fonoaudiologia na saúde do trabalhador* [Monografia]. Porto Alegre (RS): Universidade Federal do Rio Grande do Sul; 2012.
17. Zancanela MTU, Behlau M. Relação entre ambiente de trabalho e alteração vocal em trabalhadores metalúrgicos. *Rev Soc Bras Fonoaudiol.* 2010. Acesso em: 2 Ago. 2011; volume 15. Disponível em: <http://www.readcube.com/articles/10.1590/S1516-80342010000100013>
18. Putnoki DS, Hara F, Oliveira G et al. Qualidade de vida em voz: o impacto de uma disfonia de acordo com gênero, idade e uso vocal profissional. *Rev Soc Bras Fonoaudiol.* Acesso em: 2 Ago. 2011; volume 15. Disponível em: <http://www.scielo.br/scielo.php?script=sci_arttext&pid=S1516-80342010000400003&lng=pt&nrm=iso>

19. Sanches AP. Perícia de voz. São Paulo, 2013. Apostila do curso de pós-graduação Lato Senso em Fonoaudiologia Forense – Faculdades Gama Filho.
20. INTERPOL. 13º INTERPOL Forensic Science Symposium. Lyon, França, 16-19 out. 2001.
21. Behlau MS, Pontes PAL. *Avaliação e tratamento das disfonias*. São Paulo: Lovise, 1995.
22. Gazzaniga MS, Mangun GR, Ivry RB. *Neurociência cognitiva: a biologia da mente*. Porto Alegre: Artmed, 2006.
23. Behlau M. *Fonoaudiologia Forense – Identificação de falantes*. 21º Congresso de Fonoaudiologia; Porto de Galinhas – PE. Sociedade Brasileira de Fonoaudiologia; 21 à 25 de setembro de 2013.
24. Romero CD. *La identificación de locutores em el ámbito forense*. 2001. Tese (Doutorado) da Facultad de Ciencias de la Información, Departamento de Comunicación Audiovisual y Publicidad II. Madrid: Universidad Complutense de Madrid.
25. Dashney J. *The blindbeak of bow street [base de dados na internet]*. Baltimore: The National Federation of the Blind. Acesso em: 30 Maio 2014. Disponível em: <https://nfb.org/Images/nfb/Publications/books/kernel1/kern0808.htm>
26. Março de 1932: filho do aviador Charles Lindbergh é sequestrado nos EUA. O Globo. 21 Out. 2013 [atualizada em 21 Out. 13, 14h 24 min. Acesso em: 30 Maio de 2014. Disponível em: <http://acervo.oglobo.globo.com/fatos-historicos/marco-de-1932-filho-do-aviador-charles-lindbergh-sequestrado-nos-eua-10450238#ixzz3521a1faE>.
27. Mattos JS. *Um estudo comparativo entre o sinal eletroglotográfico e o sinal de voz* [Dissertação de mestrado]. Niterói (RJ): Universidade Federal Fluminense; 2008.
28. Behlau M. *Voz: o livro do especialista*. Rio de Janeiro: Revinter, 2005, vol I.
29. Guillén-Nieto et al. Exploring state-of-the-art software for forensic authorship identification. *Int J Engl Studies*, Universidade de Murcia. 2008;8(1):1-28.
30. Decker J, Handler J. *Voiceprint identification evidence – Out of the frye pan and into admissibility* [artigo na Internet]. 2010. Acesso em: 1 Jun 2014. Disponível em: <http://www.wcl.american.edu/journal/lawrev/26/decker.pdf>
31. Open Jurist. 869 F. 2d 348 – United States v. Smith [21 Fev. 1989]. Disponível em: <http://openjurist.org/869/f2d/348/united-states-v-smith>
32. Cazumbá LAF. *Fonoaudiologia Forense: atuação e mercado de trabalho*. 21º Congresso de Fonoaudiologia; Porto de Galinhas- PE. Sociedade Brasileira de Fonoaudiologia; 21 à 25 de Setembro de 2013.
33. Senado Federal. Relatório nº 1 de 1992. Brasil. Acesso em: 10 Jun. 2014. Disponível em: <http://www.senado.gov.br/atividade/materia/getPDF.asp?t=66523>
34. Associação Brasileira de Criminalística. História da associação brasileira de criminalística. Brasília. 22 Set. 1977. Acesso em: 30 Maio 2014. Disponível em: <http://www.rbc.org.br/index.php/sobre-a-abc/historia>
35. SINDPECO. Cuiabá: Sindicato dos Peritos Oficiais Criminais do Estado de Mato Grosso; 08 de setembro de 1994. Acesso em: 1 Jun 2014. Disponível em: <http://www.sindpeco.com.br/noticia.php?codigo=3400#.U5twYdFLkeA>
36. Pinto MO. *O fonoaudiólogo perito criminal*. Revista Comunicar do Sistema de Conselhos Federal e Regionais de Fonoaudiologia. Outubro de Dezembro de 2012. Acesso em: 1 Jun 2014. Disponível em: <http://www.fonoaudiologia.org.br/publicacoes/comunicar55.pdf>
37. Conselho Federal de Fonoaudiologia. Fonoaudiólogo agiliza processos judiciais [base de dados na Internet] AMPERJ. Brasília: Jornal do CFFa. Janeiro/Fevereiro/Março de 2007. Acesso em: 28 Maio 2014. Disponível em: <http://www.fonoaudiologia.org.br/publicacoes/CFFa32.pdf>
38. Perícia de voz e imagem acelera fim de processo no TJ. Rio de Janeiro: AMPERJ. 2009. Acesso em: 01 Jun. 2014. Disponível em: <http://www.amperj.org.br/noticias/view.asp?ID=1030>

39. Câmara dos Deputados. CPI – Escutas telefônicas clandestinas. Rio de Janeiro, 2008. Acesso em: 1 Jun. 2014. Disponível em: <http://www2.camara.leg.br/atividade-legislativa/comissoes/comissoes-temporarias/parlamentar-de-inquerito/53a-legislatura-encerradas/cpiescut/notas/NT060508.pdf>
40. Ministério Público do Estado de São Paulo. MP inaugura setor especializado em Fonoaudiologia Forense. 27 Maio 2013. São Paulo. Acesso em: 30 Maio 2014. Disponível em: <http://www.mpsp.mp.br/portal/page/portal/noticias/noticia?id_noticia=10350082&id_grupo=118>
41. Secretaria de Segurança Pública do Estado de São Paulo. Edital de Abertura de Inscrições (Perito Criminal – PC 1/2013) – Polícia Civil do Estado de São Paulo. Disponível em: <http://www.vunesp.com.br/PCSP1302/PCSP1302_306_009861.pdf>
42. Gorski LP, Lopes SG, Silva EB. Perícia fonoaudiológica: conhecimento e atuação dos profissionais de fonoaudiologia de dois estados do Brasil. *Revista Cefac*. Set.- Out. 2013. Acesso em: 13 Maio 2014; volume (15):[5]. Disponível em: <http://www.scielo.br/scielo.php?pid=S1516-18462013000500031&script=sci_arttext>
43. Serafim AP, Barros DM. Psicologia e psiquiatria Forense. In: Velho JA, Gêiser GC, Espíndula A. *Ciências Forenses: Uma introdução às principais áreas da Criminalística Moderna*. 2. ed. Campinas: Millenium, 2013. p. 89-107.
44. Cazumbá LAF, Rehder MI, Tandel MC et al. *Coincidências e divergências entre transcrição e textualização de áudios*. Rio Claro: Parole Fonoaudiologia. 2013. Acesso em: 30 Maio 2014. Disponível em: <http://www.parolefono.com.br/forense_coin.php>
45. Academia Brasileira de Fonoaudiologia Forense. Rio de Janeiro: ACADEFFOR; 25 Maio 2008. Acesso em: 30 Maio 2014. Disponível em: <http://www.acadeffor.com.br/Default.aspx>
46. Azzariti M. Análise do perfil vocal de extorsionários – Sequestradores, 2008. Acesso em: 5 Jun. 2014. Disponível em: <arquivos.novafapi.com.br/.../analise.do.perfil.vocal.e.extorsionarios.1.pdf>
47. Lubaski J, Sanches AP. *Atuação fonoaudiológica na 9ª Delegacia da Polícia Civil do Município de Maringá: a criação de um banco de dados de vozes da população carcerária*. [Monografia do curso de Fonoaudiologia – Faculdades Ingá, Uningá]. Maringá, 2008.
48. Goldfeld M. *A criança surda: linguagem e cognição numa perspectiva sóciointeracionista*. São Paulo: Plexus, 2001. p. 15.
49. Pessoni K. *Fonoaudiologia na Polícia Civil de Goiás*. Revista Comunicar. Janeiro/Março de 2013. Acesso em: 3 Jun. 2014. Disponível em: <http://www.fonoaudiologia.org.br/ publicacoes/comunicar56.pdf>
50. Baranoski FL. *Verificação da autoria em documentos manuscritos usando SVM* [Dissertação de Mestrado]. Curitiba: Pontifícia Universidade Católica do Paraná, 2005.
51. Instituto de Criminalística, Pesquisa e Perícia. Rio de Janeiro: ICPP; 2009. Acesso em: 24 Jun. 2014. Disponível em: <http://icpp-rj.page.tl/GRAFOTECNIA.htm>
52. Santos Jr AG. Adeus à transcrição fonográfica: um estudo de caso. *Rev Perícia Federal*, Fonética Forense 2003 Nov./Dez.;4(16):25-28.
53. Silva MSB. Revista Especialize Online. *Considerações periciais acerca da voz enquanto instrumento de trabalho*. Janeiro/2013. Acesso em: 10 Jun. 2014. Disponível em: <http://www.ipog.edu.br/>
54. Ministério da Saúde. Secretaria de Atenção à Saúde – Departamento de Ações Programáticas Estratégicas. Série A. Normas e Manuais Técnicos. Brasília – DF, 2006.

Capítulo 3

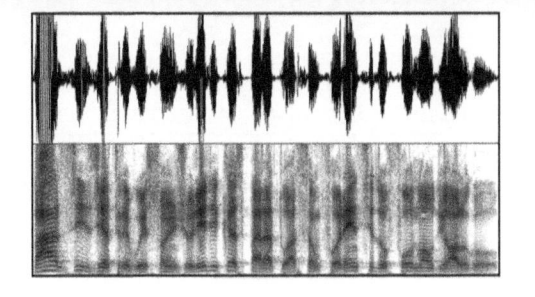

BASES E ATRIBUIÇÕES JURÍDICAS PARA ATUAÇÃO FORENSE DO FONOAUDIÓLOGO

Marivaldo Antonio Cazumbá ■ Valdemir Moreira dos Reis Junior

INTRODUÇÃO

Com o desenvolvimento e utilização de novas tecnologias, difundidas na sociedade e também no Poder Judiciário (audiências por videoconferência, sessões virtuais de julgamento, processo eletrônico, certificação digital, assinaturas digitais etc.), vem ganhando inegável relevo a necessidade de se repensar a identificação do indivíduo.

Pautas atuais permitem concluir que o indivíduo pode ser identificado não apenas por características afetas ao biotipo e que são fisicamente visíveis mesmo aos olhos do homem médio, mas de forma mais precisa e específica, permitindo atribuir, com suporte na técnica científica, verdadeira individualidade aos mais diversos seres humanos.

A voz de cada indivíduo possui indiscutíveis características próprias, capazes de tornar cientificamente viável a identificação do "locutor", a partir do confronto técnico comparativo entre os materiais sonoros disponíveis, em sua maioria, áudios provenientes de interceptações telefônicas ou gravações ambientais.

A partir desse cenário contemporâneo, fortemente matizado pelo uso privado de equipamentos informáticos para monitoramento, gravação, registro, acompanhamento e identificação de indivíduos, tem ensejo uma considerável indagação: como esse rico material pode ser convertido em prova judicial, de modo a auxiliar o Poder Judiciário na incessante busca pela verdade real e entrega do direito a quem de direito.

A literatura converge em admitir o termo "meios de prova" para designar as diversas formas pelas quais se podem produzir provas em juízo, resumindo-se ao princípio constitucional, segundo o qual: *aos litigantes, em processo judicial ou administrativo, e aos acusados em geral são assegurados o contraditório e ampla defe-*

sa, com os *meios e recursos a ela inerentes* (artigo 5°, inciso LV da Constituição da República Federativa do Brasil – CRFB 1988)[1].

Nesse particular, a perícia de voz surge como ferramenta judicial revestida de grande importância, já que os conhecimentos técnicos inerentes aos profissionais da Fonoaudiologia vão além da mera biometria da voz, avançando na própria avaliação de diversos fatores afetos a características sociais e outros aspectos pessoais do indivíduo, identificável a partir desse conjunto de atributos e parâmetros, classificado e validado cientificamente.

No mesmo sentido, não é novidade a referência a outras formas de identificação do indivíduo existentes em nosso tempo, não apenas no Brasil, mas em todo o cenário internacional. Assim, pode-se encontrar referências a identificações digital, ocular, facial, gráfica, entre outras – que se mostram como exemplos que, nos dias atuais, permeiam as discussões no cenário jurídico, acadêmico, político e social.

Todos esses meios, dotados de cientificidade e técnica comuns ao profissional que domina determinada área de conhecimento, são voltados ao objetivo único de permitir a perfeita identificação de indivíduos envolvidos em ilícitos penal, civil ou eleitoral, com a consequente responsabilização pelas violações legais cometidas e pelos prejuízos materiais e morais advindo dessas respectivas ações.

Sem olvidar a existência de outros meios de identificação de indivíduos, e mesmo de seu uso conjunto, uma afirmação surge de forma incontestável: as bases jurídicas para a utilização dos diversos conhecimentos científicos, aptos a auxiliar o Magistrado na difícil tarefa de decidir sobre fatos, coisas e vidas, nos incontáveis conflitos que lhe são submetidos diariamente, mostram-se relativamente comuns, guardadas as peculiaridades inerentes a cada esfera do Poder Judiciário.

Neste capítulo, de modo a preservar a harmonia com a proposta global da presente obra literária, serão apresentadas referidas bases jurídicas para a atuação do fonoaudiólogo nos diversos processos judiciais existentes, com abordagem objetiva das legislações pertinentes e dos momentos em que a participação desse profissional ganha relevância para o desfecho científico de controvérsias judiciais.

Releva esclarecer que o Código de Processo Civil (2014)[2], em grande parte do presente capítulo, tem seus artigos citados de forma deliberada, uma vez que sua aplicação, ainda que de forma subsidiária (isto é, na ausência de regras próprias, aplica-se às disposições do CPC, naquilo que não contrariar os princípios da outra codificação), encontra-se prevista em diversas legislações.

Exemplo do quanto se refere é a Consolidação das Leis do Trabalho (Decreto Lei n° 5.452, de 1° de maio de 1943, DOU de 09.08.1943)[3] que, em seu artigo 769, dispõe que *nos casos omissos, o direito processual comum será fonte subsidiária do direito processual do trabalho, exceto naquilo em que for incompatível com as normas deste Título.*

No âmbito eleitoral, embora não se localize previsão expressa nesse mesmo sentido, parece-nos certo que, sendo o Código de Processo Civil norma de natureza fundamental de direito processual civil, não cabe discussões de ordem prática acerca de aplicação subsidiária em demandas de ordem eleitoral.

Especificamente quanto ao Código de Processo Penal (2014)[4], a despeito da previsão expressa contida no artigo 3º do Código de Processo Penal, a aplicação analógica e subsidiária do Processo Civil é matéria que encerra inegável controvérsia, tendo em vista as supostas diferenças entre as normas em questão.

Todavia, é preciso reconhecer que o processo penal guarda inegável identidade com o processo civil, pertencendo ambos ao mesmo ramo do Direito Público, qual seja, o direito processual. É nessa linha de raciocínio que José Frederico Marques (Marques, 2003)[5] conclui que:

> "Em suas linhas mestras, a estruturação processual da justiça penal não difere daquela que envolve a jurisdição civil. O processo, como instrumento de atuação da lei, é um só. Regras procedimentais diversas que, em um e em outro, possam existir, não constituem motivo suficiente para fazer do processo civil e do processo penal categorias estanques".

De qualquer sorte, a atuação dos assistentes técnicos, no âmbito penal, não refoge às linhas mestras que aqui serão tratadas, como forma de permitir a compreensão de conceitos e parâmetros necessários à atuação do fonoaudiólogo na área forense – seja na condição de perito judicial, seja como assistente técnico das partes.

PARÂMETROS PARA A ATUAÇÃO DO FONOAUDIÓLOGO NA ÁREA FORENSE

No mundo jurídico, é possível identificar uma infinidade de leis, portarias, regulamentos e atos normativos que materializam uma gama de dispositivos (seções, capítulos, artigos, incisos, alíneas, itens, por exemplo) que, aos olhos de quem não está tão afeto à área jurídica, parece indecifrável.

Todavia, um olhar mais detido sobre esse universo de normas jurídicas revela que existe uma linha mestra, aplicável a todas as esferas do Poder Judiciário e, porque não dizer, ao Poder Público como um todo.

A gênese ou ponto principal de partida – como queiram – para se falar em atuação do fonoaudiólogo na área forense, em termos jurídicos, é a Constituição da República Federativa do Brasil (CRFB), promulgada no mês de outubro do ano de 1988, com a publicação no Diário Oficial da União (DOU) n° 191-A, de 05.10.1988[1].

Também conhecida como Constituição-cidadã, Lei Maior, Norma Constitucional, Carta da República de 1988, nossa Constituição Federal, que representa um marco de passagem entre o regime militar e o regime democrático, traz em seu teor, particularmente no que interessa no presente estudo, dispositivos que funcionam como verdadeiras guias mestras para se entender e atuar no mundo forense, na condição de auxiliar do juiz ou de auxiliar das partes.

O primeiro desses dispositivos respeita ao que se denomina "princípio da igualdade" que, como o próprio nome permite concluir, cuida de definir que a lei não deve ser elaborada – e nem aplicada – de maneira a criar desigualdades entre os indivíduos.

Nesse particular, o *caput* do artigo 5°, da Constituição Federal, estabelece:

> Art. 5° Todos são iguais perante a lei, sem distinção de qualquer natureza, garantindo-se aos brasileiros e aos estrangeiros residentes no país a inviolabilidade do direito à vida, à liberdade, à igualdade, à segurança e à propriedade, nos termos seguintes: (...) (1981)[1].

É preciso esclarecer que referido princípio, em termos processuais, diferentemente do que se imagina, não significa que as partes devam ser tratadas exatamente da mesma forma (igualdade formal). Ao contrário, no âmbito do processo judicial e em linha com a previsão constitucional, o princípio da igualdade (ou da isonomia) significa que o julgador deverá dar tratamento isonômico às partes, ou seja, tratar igualmente os iguais e desigualmente os desiguais, na exata medida de suas desigualdades (Nery Junior, 1999)[6]. Em sequência e ainda no mesmo dispositivo constitucional (art. 5°, da Constituição Federal), o inciso LV contempla previsão de caráter processual, de amplitude significativa e de conhecimento obrigatório para aqueles que desejem atuar ou conhecer o mundo forense.

O inciso em comento, prescreve de forma inarredável que:

> LV – aos litigantes, em processo judicial ou administrativo, e aos acusados em geral são assegurados o contraditório e ampla defesa, com os meios e recursos a ela inerentes (1981)[1].

A ampla defesa e o contraditório, materializados no inciso em tela, representam garantias de ordem constitucional que possuem o condão de espraiar seus efeitos sobre todo o ordenamento jurídico vigente. Noutros termos, todo o ordenamento jurídico pátrio, por mandamento constitucional, está obrigado a respeitar essas garantias, nos mais diversos cenários envolvendo relações entre indivíduos, entre indivíduos e pessoas jurídicas, nestas últimas incluindo o Estado como parte litigante ou não.

Sem prejuízo das discussões havidas em torno do tema e de tratarem-se de princípios distintos e complementares, o contraditório representa o instrumento técnico para a materialização da ampla defesa, podendo ser resumido como o direito de as partes serem ouvidas nos autos (Greco Filho, 1995)[7].

Entre outras providências, é a possibilidade de o interessado:

- Contrariar a acusação.
- Requerer a produção de provas pertinentes.
- Acompanhar a produção das provas requeridas e deferidas.
- Nomear assistente técnico e formular quesitos.
- Impugnar laudos periciais.
- Participar da produção daquelas provas em que sua natureza a permite (a exemplo da prova testemunhal, com perguntas).
- Manifestar em todos os atos e termos processuais em que deva se fazer presente.
- Ter ciência e impugnar, se o caso, os documentos juntados aos autos pela outra parte.
- Recorrer e apresentar suas contrarrazões recursais.
- Sustentar oralmente perante os tribunais, nos processos que assim permitam.

Em termos didáticos, a concepção da garantia (ou princípio) em relevo está bem delineada nas lições de Liebman (Liebman, 1980)[8]:

> *A garantia fundamental da Justiça e regra essencial do processo é o princípio do contraditório; segundo este princípio, todas as partes devem ser postas em posição de expor ao juiz as suas razões antes que ele profira a decisão. As partes devem poder desenvolver suas defesas de maneira plena e sem limitações arbitrárias, qualquer disposição legal que contraste com essa regra deve ser considerada inconstitucional e por isso inválida.*

O artigo 5°, da Constituição Federal, traz em seu inciso LVI o princípio da presunção de inocência, aplicável em todo o território nacional e de inegável importância para todos aqueles que militam ou pretendam atuar na área forense.

Segundo referido princípio, ninguém será considerado culpado até o trânsito em julgado de sentença penal condenatória, assim devendo ser tratado todo aquele que figure, inclusive, na condição de suspeito ou investigado.

Mandamento de ordem constitucional, também inserido no mesmo dispositivo constitucional (art. 5°, CF)[1], o inciso LVII se apresenta como mecanismo de restrição à eventual extrapolação à garantia da ampla defesa, vedando expressamente a utilização de provas obtidas por meios ilícitos no processo.

A relevância dessa diretriz, elevada à esfera constitucional, consiste no fato de que não se admite tanto a prova obtida por meio ilícito quanto aquela assim considerada por derivação – ou seja, aquelas provas decorrentes do meio de prova considerada ilícita em razão do meio utilizado.

O Supremo Tribunal Federal, também referido como Corte Constitucional em razão da competência que lhe é atribuída pela Constituição Federal (artigo 102, CF)[1], em diversas ocasiões, tem se manifestado a respeito deste tema, corroborando a leitura que se faz do dispositivo constitucional invocado.

Exemplificando, no julgamento do RHC 90.376 (2007)[9], no ano de 2007, o Supremo Tribunal Federal assim concluiu sobre o tema:

A) ***da inadmissibilidade da prova ilícita***: *(...) A ação persecutória do Estado, qualquer que seja a instância de poder perante a qual se instaure, para revestir-se de legitimidade, não pode apoiar-se em elementos probatórios ilicitamente obtidos, sob pena de ofensa à garantia constitucional do due process of law, que tem, no dogma da inadmissibilidade das provas ilícitas, uma de suas mais expressivas projeções concretizadoras no plano do nosso sistema de direito positivo. – A Constituição da República, em norma revestida de conteúdo vedatório (CF, art. 5°, LVI), desautoriza, por incompatível com os postulados que regem uma sociedade fundada em bases democráticas (CF, art. 1°), qualquer prova cuja obtenção, pelo Poder Público, derive de transgressão a cláusulas de ordem constitucional, repelindo, por isso mesmo, quaisquer elementos probatórios que resultem de violação do direito material (ou, até mesmo, do direito processual), não prevalecendo, em consequência, no ordenamento normativo brasileiro, em matéria de atividade probatória, a fórmula autoritária do male captum, bene retentum. Doutrina. Precedentes.*

B) ***da ilicitude da prova por derivação***: *(...) Ninguém pode ser investigado, denunciado ou condenado com base, unicamente, em provas ilícitas, quer se trate de ilicitude originária, quer se cuide de ilicitude por derivação. Qualquer novo dado probatório, ainda que produzido, de modo válido, em momento subsequente, não pode apoiar-se, não pode ter fundamento causal nem derivar de prova comprometida pela mácula da ilicitude originária. – A exclusão da prova originariamente ilícita – ou daquela afetada pelo vício da ilicitude por derivação – representa um dos meios mais expressivos destinados a conferir efetividade à garantia do due process of law e a tornar mais intensa, pelo banimento da prova ilicitamente obtida, a tutela constitucional que preserva os direitos e prerrogativas que assistem a qualquer acusado em sede processual* *penal. Doutrina. Precedentes. – A doutrina da ilicitude por derivação (teoria dos "frutos da árvore envenenada") repudia, por constitucionalmente inadmissíveis, os meios probatórios, que, não obstante produzidos, validamente, em momento ulterior, acham-se afetados, no entanto, pelo vício (gravíssimo) da ilicitude originária, que a eles se transmite, contaminando-os, por efeito de repercussão causal. Hipótese em que os novos dados probatórios somente foram conhecidos, pelo Poder Público, em razão de anterior transgressão praticada, originariamente, pelos agentes da persecução penal, que desrespeitaram a garantia constitucional da inviolabilidade domiciliar. – Revelam-se inadmissíveis, desse modo, em decorrência da ilicitude por derivação, os elementos probatórios a que os órgãos da persecução penal somente tiveram acesso em razão da prova originariamente ilícita, obtida como resultado da transgressão, por agentes estatais, de direitos e garantias constitucionais e legais, cuja eficácia condicionante, no plano do ordenamento positivo brasileiro, traduz significativa limitação de ordem jurídica ao poder do Estado em face dos cidadãos. – Se, no entanto, o órgão da persecução penal demonstrar que obteve, legitimamente, novos elementos de informação a partir de uma fonte autônoma de prova – que não guarde qualquer relação de dependência nem decorra da prova originariamente ilícita, com esta não mantendo vinculação causal –, tais dados probatórios revelar-se-ão plenamente admissíveis, porque não contaminados pela mácula da ilicitude originária.*

Finalmente, ainda em termos de parâmetro constitucional para atuação e conhecimento do meio forense, merece destaque o princípio *nemo tenetur se detegere*, consagrado não expressamente pela Constituição Federal (art. 5º, inc. LXIII)[1] e admitido internacionalmente.

O dispositivo em questão sinaliza que nenhum indivíduo é obrigado a produzir prova contra si mesmo. Equivale a dizer que qualquer pessoa acusada da prática de um ilícito penal tem direito ao silêncio e a não se autoincriminar – isto é, direito a não produzir provas que lhe sejam desfavoráveis.

É certo que existem exceções ao princípio em tela; todavia, o que guarda relevância, em termos de base jurídica para atuação na área forense, é que, independentemente da denominação que a parte receba, nas mais diversas searas e esferas do Poder Judiciário (réu, investigado, reclamado, querelado, indiciado, acusado), somente com a conclusão do processo, sua condenação e o trânsito em julgado da decisão judicial a inocência deixa de existir, em termos de presunção.

Moraes (2000)[10], não apenas esclarece o conteúdo do referido princípio, como lhe agrega valor, ao afirmar que seu teor contempla não apenas o direito ao silêncio e de não produzir prova contra si, mas também o direito ao silêncio – derivado do direito a não se autoincriminar:

> *O direito de permanecer em silêncio, constitucionalmente consagrado, seguindo orientação da Convenção Americana sobre Direitos Humanos, que prevê em seu art. 8º, § 2º, g, o direito a toda pessoa acusada de delito não ser obrigada a depor contra si mesma, nem a declarar-se culpada, apresenta-se como verdadeiro complemento aos princípios do due process of law e da ampla defesa, garantindo-se dessa forma ao acusado não só o direito ao silêncio puro, mas também o direito a prestar declarações falsas e inverídicas, sem que por elas possa ser responsabilizado, uma vez que não se conhece em nosso ordenamento jurídico o crime de perjúrio.*

CONCEITOS JURÍDICOS AFETOS À PERÍCIA JUDICIAL

Dos Sujeitos Processuais

Sujeitos do processo ou sujeitos processuais são aqueles que, direta ou indiretamente, atuam ou estão sujeitos aos efeitos do processo. Em uma concepção mais específica e moderna, é possível afirmar que a expressão sujeito processual vai muito além do que uma forma de denominar autor e réu.

Peritos, Escrivão, Juiz, Ministério Público, Autor, Réu, Terceiros Intervenientes, na condição de interessados ou não no desfecho da demanda submetida ao Poder Judiciário, por meio do processo, podem ser indicados como sujeitos processuais ou sujeitos do processo.

Os sujeitos processuais, a título de informação, dividem-se em parciais e imparciais. Estes englobam todos aqueles que não nutrem interesse no desfecho da demanda judicial, mas atuam, por dever de ofício, no processo judicial. São eles o Juiz, Ministério Público *(custus legis)*, peritos e o escrivão.

Já autor e réu – de forma geral, designados partes – são, por natureza e definição, sujeitos parciais do processo, porquanto inegável o interesse no desfecho da demanda judicial. Inegável que autor e réu têm interesses próprios e antagônicos no resultado que será emprestado à demanda pelo Poder Judiciário.

Das Partes

Em termos didáticos, não há que se confundir partes com sujeitos processuais. Um conceito mais tradicional nos dá conta que partes são espécies do gênero sujeitos processuais, conceituados como aqueles que pedem ou contra quem é requerida uma providência jurisdicional perante o Poder Judiciário (Fux, 2001)[11].

Hodiernamente, independente da denominação que recebam nas diversas áreas e esferas do Poder Judiciário, a doutrina vem admitindo como partes aqueles sujeitos parciais do processo, que pedem ou contra quem é pedida uma providência jurisdicional e, por essa razão, integram o contraditório e são atingidos pelos efeitos da coisa julgada (Donizetti, 2014)[12].

É às partes que assiste a garantia à ampla defesa e ao contraditório, como forma de preservar a igualdade formal e material, prevista na Constituição Federal e de aplicação em todos os processos judiciais ou administrativos. De igual modo, às partes incumbe a defesa de seus interesses no processo judicial, seja na condição de autor ou de réu, assistindo-lhes o direito de requerer, produzir, acompanhar e impugnar as provas produzidas nos autos.

No âmbito judicial, as expressões autor e réu são utilizadas para denominar as partes no processo de conhecimento; no processo de execução são referidos como exequente e executado; na reconvenção, reconvinte e reconvindo; na ação cautelar, requerente e requerido.

No processo penal, a situação se mostra diversa daquela aplicada ao processo civil – fonte de aplicação subsidiária para quase todos os ramos do direito, enquanto instrumento disponível para se alcançar ou proteger o direito material vindicado – valendo considerar que o autor, na esfera penal, normalmente é o Ministério Público que detém a condição de único legitimado para a persecução penal, não exercendo direito algum em face do Estado.

Já o sujeito que figura no polo contrário ao Ministério Público é o denominado acusado, ou seja, contra quem é proposta a ação penal e que, em tese, encontra-se sujeito ao *jus puniendi*. É contra o acusado que esse poder-dever do Estado será exercido, sem perder de vista as garantias do contraditório e ampla defesa.

Do Juiz e seus Auxiliares

Juiz

Em linhas prévias, pode-se afirmar que, em termos processuais, Juiz é o órgão principal da justiça, porquanto é nele que se concentra a função jurisdicional do Estado, competindo-lhe a direção do processo e dos seus auxiliares com o fim único de alcançar os objetivos da Justiça.

Encerrando em suas decisões o exercício da função jurisdicional detida quase exclusivamente pelo Estado, o Juiz encontra-se sujeito às regras processuais – a quem deve observância – e também conta com responsabilidades de ordem criminal, administrativa e civil.

Tecnicamente, é vedado ao Juiz, no exercício de suas funções, proceder com dolo ou fraude, ou, ainda, recusar, omitir ou retardar, sem justo motivo, providência que deva ordenar de ofício, ou a requerimento da parte (artigo 133, inciso I e II, do Código de Processo Civil)[2].

Sobre a pessoa do Juiz, recai o dever de imparcialidade (sujeito imparcial do processo, como visto alhures), que funciona como uma garantia aos litigantes (partes). Tanto assim que a lei especifica motivos que podem permitir o afastamento do Juiz da causa, seja de forma espontânea ou a partir da provocação das partes.

Assim é que o Magistrado está sujeito a impedimentos e suspeições que, previstos na legislação processual, funcionam como obstáculos ao exercício da jurisdição, podem ser ventilados no processo ou erigidos pelo próprio Juiz da causa (artigos 134 e 135, do CPC)[2].

Em primeiro grau de jurisdição, denomina-se Juiz ou Magistrado, decidindo de acordo com sua convicção e de forma monocrática. No segundo grau de jurisdição (ou segunda instância), o exercício da magistratura no Tribunal rende-lhe a denominação de Desembargador ou Juiz de Tribunal.

Nos Tribunais Superiores (Superior Tribunal de Justiça, Tribunal Superior Eleitoral, Supremo Tribunal Federal), denominam-se Ministros todos aqueles que integram referidos órgãos na condição de membros.

Tanto no caso dos Desembargadores, quanto no dos Ministros, embora também decidam a partir de suas convicções e a partir do que se denomina "livre persuasão racional" ou "livre convencimento motivado", as propostas de votos são apresentadas aos demais integrantes do órgão julgador (Turma, Câmara, Órgão Especial ou Pleno, conforme o caso) que, após consenso da maioria ou a unanimidade, é proclamado o resultado do julgamento (acórdão ou decisão colegiada).

Auxiliares da Justiça

Os auxiliares da justiça, de uma forma geral, são aqueles serventuários, ordinários ou eventuais, que atuam de modo a auxiliar, de qualquer forma, na realização dos atos processuais, contribuindo para o atingimento dos objetivos do Poder Judiciário.

Segundo disposto no artigo 139, do Código de Processo Civil[2], entre outros cujas atribuições são determinadas pelas normas de organização judiciária, são exemplos de auxiliares do juízo, o escrivão, o oficial de justiça, o perito, o depositário, o administrador e o intérprete.

Todos eles contam com regras de atuação específicas e desenvolvem suas tarefas pautadas na condição de sujeito imparcial do processo – ou seja, não detêm interesse no resultado da demanda submetida ao Poder Judiciário.

A despeito da importância que as tarefas desenvolvidas pelos diversos auxiliares da justiça representa, entre os mencionados, é preciso destacar, no que interessa especificamente ao presente estudo, o escrivão e o perito judicial.

Porém, não se pode deixar de mencionar que a melhor doutrina jurídica processual divide os auxiliares da justiça em dois grupos distintos, embora unidos pela cooperação prestada com o desenvolvimento de suas funções.

De um lado encontram-se os auxiliares ordinários, capitaneados pelo escrivão, seguido pelo oficial de justiça – que estão diretamente ligados ao Poder Judiciário e percebem remuneração mensal para o exercício das atividades que lhes são afetas (servidores públicos).

Do outro, é possível indicar aqueles auxiliares que, como o próprio nome permite concluir, possuem uma ligação momentânea e específica com a Justiça, atuando nos diversos processos judiciais quando convocados e nomeados pelo Juiz. Estes são os auxiliares eventuais da Justiça, cujo grupamento congrega o perto, o depositário, o administrador e o intérprete.

Do Escrivão

O escrivão, depois do juiz, pode ser considerado a autoridade mais importante da respectiva vara, porquanto a celeridade e eficiência da justiça dependem, sobretudo e em boa parte, de sua atuação.

As atividades desse serventuário encontram-se estabelecidas na legislação, podendo ser citados como exemplos os artigos 141, 166 e 167 do Código de Processo Civil[2], sendo detentor de fé pública e responsável civilmente pelos prejuízos acarretados às partes.

Em sua respectiva área de atuação, é o escrivão que materializa o elo de comunicação entre os demais auxiliares da justiça e o próprio juiz, exercendo importante função no preparo, anotação, ciência às partes, conferência e remessa de despachos e decisões à imprensa, colheita do termo de nomeação e aceitação do perito nomeado judicialmente, entre outras.

Do Perito

Não é necessário um esforço mental sobre-humano para se concluir que o juiz, a despeito de todo o seu treinamento e exigências inerentes ao exercício de sua função, não detém conhecimento acerca de tudo e de todos, até porque é humanamente impossível.

É quando o Juiz se depara com situações – e não são poucas – que transcendem seu conhecimento técnico jurídico (leis, doutrinas, jurisprudências, princípios, processos), que ele pode lançar mão de um auxiliar que, por sua formação, possa cooperar com a Justiça, a partir de seus trabalhos e conhecimentos especializados.

Em termos legais, o perito se faz necessário exatamente quando a prova do fato depender de conhecimento técnico ou científico, cabendo ao profissional nomeado assistir ao juiz, nos exatos termos em que sua atuação for definida (artigo 145, do Código de Processo Civil)[2]. Cuida-se de prescrição legal que permite ao magistrado exercer o juízo de conveniência e necessidade acerca do conhecimento específico que lhe poderá ser agregado com o trabalho desenvolvido pelo perito judicial.

Nessa esteira, o perito é um auxiliar eventual da justiça, uma vez que não ocupa cargo ou função ordinária na administração da justiça, sendo nomeado para o ato *(ad hoc)* pelo juiz da causa.

Cuida-se daquele especialista que, a partir de seus conhecimentos técnicos científicos, auxilia o juiz no exercício da judicatura. É o perito que realiza vistorias, avaliações e exames, nas exatas situações em que o juiz não detém capacidade técnica ou conhecimento suficiente para tanto.

É o profissional com comprovada e especializada habilitação técnica, capaz e autorizado a trazer aos autos, com o desenvolvimento de seu mister e pautado em conhecimentos científicos específicos, elucidações acerca de um ou mais fatos objetos de qualquer controvérsia, em qualquer esfera decisória (judicial ou administrativa).

Constatada a necessidade de designar um profissional para cooperar com a busca da verdade judicial e aplicação correta do direito, o juiz indicará um perito de sua confiança para realizar a tarefa, cujo resultado será materializado em um laudo elaborado a partir dos elementos estabelecidos nos autos pelo juiz (laudo pericial).

Uma vez nomeado e aceito o encargo, o perito está sujeito à disciplina judiciária, obrigando-se a exercer o mister que lhe fora confiado com a utilização de seus melhores esforços e conhecimento técnico para oferecer, como resultado de seu trabalho, elementos probatórios que permitam ao juiz formar sua convicção acerca da controvérsia instaurada nos autos.

Cada uma das esferas judiciais conta com regras próprias acerca da atuação dos peritos judiciais e serão abordadas adiante. Todavia, seja na seara civil, criminal, eleitoral ou administrativa, não pairam discussões sobre a relevância da função e do trabalho desenvolvido pelo perito, sobretudo quanto ao nível de cooperação com a Justiça e seus diversos atores.

Bem por isso é que será o perito civilmente responsável pelas informações não verídicas por ele prestadas, seja por dolo ou culpa, ficando sujeito, ainda, não apenas à sanção penal cabível ao crime de falsa perícia, como também ter declarada sua inabilitação para outras perícias.

O perito deve ser escolhido entre profissionais de nível universitário, inscritos regularmente no órgão de classe competente, nos termos do parágrafo 1º do artigo 145 do Código de Processo Civil[2]. Também devem comprovar, mediante certidão do órgão profissional em que estiverem inscrito, a especialidade sobre a qual estão aptos a opinar (artigo 145, parágrafo 2º, do Código de Processo Civil)[2].

Há raros casos, entretanto, que não existem na comarca ou em locais próximos profissionais qualificados e que preencham os requisitos descritos nos parágrafos 1º e 2º do artigo 145, do CPC². Nessas hipóteses, a lei faculta ao juiz a indicação dos peritos à sua livre escolha, embora não lhe seja permitido passar ao largo da necessária verificação se o nomeado é detentor de conhecimentos técnicos e experiência suficientes à realização da prova pericial (artigo 145, parágrafo 3º, CPC)².

Atualmente, o nível universitário também é exigido do perito oficial que funcionará na esfera penal, segundo disposto no artigo 159, do Código de Processo Penal[4] vigente, já com a nova redação que lhe foi emprestada pela Lei nº 11.690/08[13].

Embora tenha o dever de empregar toda a sua diligência no cumprimento do ofício que lhe fora atribuído, atentando ao prazo que a lei ou o juiz lhe assinalar, pode o perito, invocando motivo legítimo, declinar do encargo. Para tanto, deverá apresentar sua escusa nos autos, no prazo de cinco dias contados de sua intimação, sob pena de presumir-se renunciado o direito a alegá-la, conforme prescrito no artigo 146, do CPC².

Ao resultado do trabalho do perito dá-se o nome de laudo pericial, cuja apresentação em juízo não prescinde da observação de regras técnicas e processuais afetas ao mister por ele desenvolvido, em especial as que aludem ao cumprimento do ofício, com observância dos prazos legais e também daqueles eventualmente fixados pelo juiz.

É dever do perito, portanto, cumprir, escrupulosamente, o encargo que lhe foi atribuído, desde que aceito, independentemente de termo de compromisso. Feita a nomeação pelo juiz e não apresentada a escusa pelo perito no prazo legal, estará o profissional obrigado a levar a termo sua missão, cooperando com o Poder Judiciário, mediante o emprego de seus conhecimentos técnicos científicos.

Ao dever de levar a termo seu ofício, a partir da nomeação nos autos, corresponde o direito à respectiva remuneração pela consultoria técnica especializada que será prestada nos autos, para o fim único de cooperar com o juízo no descobrimento da verdade judicial.

A essa remuneração dá-se o nome de honorários periciais, cujo valor será inicialmente estimado pelo perito e ao final fixado pelo juiz, levando em conta a complexidade do trabalho desenvolvido e o tempo despendido para tanto.

Em algumas situações pode ser necessário o adiantamento parcial dos honorários periciais, visando cobrir as despesas básicas com as diligências e providências que deverão ser adotadas pelo perito. Nesse caso, pode o perito requerer ao juiz da causa que seja depositado judicialmente determinado valor, normalmente um percentual da quantia estimada. Esse valor será abatido, por ocasião do pagamento dos honorários periciais fixados pelo juiz.

Da Imparcialidade e do Afastamento do Perito

Se por um lado a escusa é pessoal e tem ensejo a partir de uma ação do próprio perito nomeado, conforme visto alhures, de outro é possível que o perito seja recusado por impedimento ou suspeição, já que a ele se aplicam as mesmas regras a que estão sujeitos os juízes, conforme expressamente previsto no inciso III do artigo 138, do Código de Processo Civil[2].

No caso de arguição, pela parte e no prazo legal, de impedimento ou suspeição do perito, incumbe ao juiz mandar processar o incidente, ouvindo o arguido (no caso, o perito nomeado) no prazo de 5 dias, facultando a produção de prova para, ao final, julgar o pedido.

Julgada procedente a arguição de impedimento ou suspeição, o nomeado será substituído por outro profissional, igualmente indicado pelo juiz e, da mesma forma, sujeito a todos os encargos resultantes de sua nomeação. Se improcedente, o nomeado continua a funcionar nos autos, na condição de perito judicial, devendo desempenhar sua função nos moldes inicialmente definidos.

As previsões acerca dos impedimentos e suspeições, inicialmente previstas aos juízes, mas também aplicáveis aos peritos, encontram-se descritos nos artigos 134 e 135, ambos do Código de Processo Civil[2]:

Impedimentos

Art. 134. *É defeso ao juiz exercer as suas funções no processo contencioso ou voluntário:*

I – de que for parte;

II – em que interveio como mandatário da parte, oficiou como perito, funcionou como órgão do Ministério Público ou prestou depoimento como testemunha;

III – que conheceu em primeiro grau de jurisdição, tendo-lhe proferido sentença ou decisão;

IV – quando nele estiver postulando, como advogado da parte, o seu cônjuge ou qualquer parente seu, consanguíneo ou afim, em linha reta; ou na linha colateral até o segundo grau;

V – quando cônjuge, parente, consanguíneo ou afim, de alguma das partes, em linha reta ou, na colateral, até o terceiro grau;

VI – quando for órgão de direção ou de administração de pessoa jurídica, parte na causa.

Parágrafo único. *No caso do no IV, o impedimento só se verifica quando o advogado já estava exercendo o patrocínio da causa; é, porém, vedado ao advogado pleitear no processo, a fim de criar o impedimento do juiz.*

Suspeição

Art. 135. *Reputa-se fundada a suspeição de parcialidade do juiz, quando:*

I – amigo íntimo ou inimigo capital de qualquer das partes;

II – alguma das partes for credora ou devedora do juiz, de seu cônjuge ou de parentes destes, em linha reta ou na colateral até o terceiro grau;

III – herdeiro presuntivo, donatário ou empregador de alguma das partes;

IV – receber dádivas antes ou depois de iniciado o processo; aconselhar alguma das partes acerca do objeto da causa, ou subministrar meios para atender às despesas do litígio;

V – interessado no julgamento da causa em favor de uma das partes.

Parágrafo único. *Poderá ainda o juiz declarar-se suspeito por motivo íntimo.*

Além da escusa e da recusa, poderá o perito judicial ser substituído no exercício de seu encargo, mediante decisão judicial e com a consequente nomeação de outro profissional para a realização da função.

De acordo com o Código de Processo Civil[2], em seu artigo 424, o perito judicial será substituído em duas hipóteses: a) quando carecer de conhecimento técnico ou científico, ou b) quando, sem motivo legítimo, deixar de cumprir o encargo no prazo que lhe foi assinado.

No segundo caso, existem consequências para o perito, já que incumbe ao juiz comunicar a ocorrência ao seu órgão de classe profissional, podendo, ainda, impor-lhe multa fixada tendo em vista o valor da causa e o possível prejuízo decorrente do atraso ocasionado no processo (artigo 424, parágrafo único, do CPC).

Por fim, o artigo 437 do CPC[2] assinala que é possível ao juiz determinar, de ofício ou a requerimento da parte, a realização de nova perícia, naquelas hipóteses em que a matéria não lhe parecer suficientemente esclarecida. É o que se denomina na doutrina de segunda perícia, cujo objeto são os fatos sobre quem recaiu a primeira perícia, destinando-se a corrigir eventual omissão ou inexatidão dos resultados a que se chegou naquela ocasião.

De toda sorte, as normas de regência da segunda perícia são as mesmas aplicáveis à primeira, cabendo ao juiz, na condição de destinatário da prova, apreciar livremente o valor de cada uma delas, já que a segunda perícia não substitui ou invalida a primeira, consoante previsto nos artigos 438 e 439, ambos do CPC.

Em conclusão e a despeito da relevância que se reveste a figura do perito judicial na cooperação com o Poder Judiciário, importa considerar que o laudo pericial não vincula o juiz que, mesmo não sendo detentor de conhecimento técnico científico acerca do objeto da perícia, encontra-se livre para decidir segundo sua convicção, ainda que contra as conclusões lançadas no laudo.

ASSISTENTE TÉCNICO

A realização da perícia tem ensejo a partir da nomeação do perito judicial, com a fixação do prazo em que referido profissional deverá apresentar o resultado de seu trabalho (laudo pericial). É importante que o laudo seja entregue, ainda que não assinalado o prazo, pelo menos vinte dias antes da audiência de instrução e julgamento, consoante previsão estampada no *caput* do art. 433, do CPC[2].

Nomeado o perito, a lei faculta às partes, no prazo comum de cinco dias, indicar assistentes técnicos e formular quesitos que sejam pertinentes ao objeto da perícia (artigo 421, parágrafo 1º, CPC)[2]. Ainda durante a diligência, poderão as partes apresentar quesitos suplementares, competindo ao juiz, em todos os casos, indeferir aqueles quesitos que considera impertinentes.

Também o Código de Processo Penal, como referido em linhas anteriores, contempla previsão expressa acerca da prerrogativa concedida às partes, ao Ministério Público, ao querelante, ao assistente de acusação, e também ao acusado, de elaborarem quesitos e indicarem assistente técnico (artigo 159, do Código de Processo Penal Brasileiro)[4].

Entenda-se por quesitos as perguntas formuladas pelas partes e pelo juiz, as quais guardam relação com o objeto da pericial e serão respondidas pelo perito, quando da entrega do laudo pericial. Cuida-se de uma maneira encontrada para permitir que as partes – e até mesmo o juiz – apontem aspectos específicos e relevantes que servirão para melhor esclarecimento do trabalho e das conclusões apresentadas pelo perito.

Como será mais bem delineado em capítulo próprio, ao perito incumbe responder aos quesitos que lhe forem apresentados, porquanto deferidos pelo juiz. Isso não implica afirmar que a todo quesito deverá corresponder uma explicação acerca do tema. Basta ter em conta que muitas vezes o quesito não guarda pertinência com o objeto da perícia ou com a própria perícia em si – o que significa que a resposta à indagação estará prejudicada.

Referida diversas vezes nos dispositivos legais alusivos à perícia, a figura do assistente técnico corresponde ao papel exercido pelo perito judicial, com a diferença principal de que este deve ser imparcial e nomeado pelo juiz, enquanto o assistente técnico, muitas vezes detentor de conhecimento igual ou superior ao perito judicial, é parcial, contratado pela parte e desempenha suas funções no interesse daquele que o contratou.

É certo que isso não significa admitir que o assistente técnico possa abrir mão de princípios afetos à sua área de conhecimento ou mesmo ao código de ética de sua corporação profissional, mas é fato que o assistente atuará como auxiliar da parte que contratou seus serviços, não sujeito às regras de imparcialidade (impedimento e suspeição) impostas ao juiz e ao perito (artigo 422, CPC)[2]. Não dependente de qualquer aprovação do juiz ou da parte contrária para desempenhar a função para a qual foi contratada.

Em moldes semelhantes ao perito judicial, o assistente técnico também faz jus à remuneração pelo trabalho desenvolvido, ficando sob responsabilidade da parte contratante o pagamento dos valores pactuados diretamente com o profissional que o assistirá em tal condição, a partir de seu conhecimento técnico científico.

O assistente técnico, na condição de auxiliar da parte, tem por obrigação, concordar, criticar ou complementar o laudo do perito oficial mediante parecer fundamentado, que deve ser levado aos autos no prazo de 10 dias após a apresentação do laudo, independente de intimação.

Todo o desenvolvimento dos trabalhos do perito judicial e dos assistentes técnicos, para melhor compreensão, será abordado em capítulo próprio, em complemento aos conhecimentos que se busca difundir com a presente obra.

CONCLUSÃO

Em linhas gerais, a perícia pode ser conceituada como o *trabalho de notória especialização feito com o objetivo de obter prova ou opinião para orientar uma autoridade formal no julgamento de um fato* (Magalhães, 2008)[14]. Não há que se confundir, por certo, o perito judicial com o assistente técnico, embora seja inegável que tanto um quanto outro devam deter conhecimento técnico especializado suficiente para auxiliar na solução da controvérsia posta nos autos.

O perito judicial desenvolve seu encargo na condição de profissional de inteira confiança do juiz e sujeito às regras de imparcialidade. Já o assistente técnico, profissional não menos gabaritado que o perito e de confiança da parte, desenvolve seu trabalho com inegável parcialidade, já que atua em favor da parte contratante.

Nas mais diversas searas do Poder Judiciário (seja na área cível, criminal, eleitoral, trabalhista, ambiental), em todas as demandas judiciais que reclamem a produção de prova – e quase todas assim se apresentam – é possível a atuação do perito e de assistente técnico, cada um no exercício de seu encargo.

Também nos processos administrativos, normalmente em trâmite pelos demais órgãos do Poder Publico, não prescindem da produção da prova pericial ou mesmo da apresentação de laudo técnico, elaborado por assistente contratado pela parte interessada, de modo a contribuir com o esclarecimento dos fatos discutidos nos autos.

Outrossim, não se olvida a hipótese de atuação do assistente técnico na seara extrajudicial privada, com a possibilidade de exercer tal função em controvérsias submetidas aos meios alternativos de solução, como ocorre na arbitragem, que conta com regulação expressa em nosso ordenamento, consoante a Lei n° 9.307, de 1996, que dispõe sobre a arbitragem[15].

Vale lembrar que a atuação do assistente técnico, sobretudo a possibilidade do oferecimento de quesitos, a apresentação de parecer ou laudo técnico, o acompanhamento da coleta e realização da perícia, encerra atividades fortemente ligadas à garantia constitucional da ampla defesa e contraditório, cuja previsão alcança todas as instâncias do Poder Público.

A partir das bases e atribuições jurídicas aqui mencionadas, é possível concluir que o fonoaudiólogo, da mesma forma que outros profissionais com formação universitária, está apto a desenvolver seu trabalho, a partir do conhecimento técnico científico inerente à sua área de formação, em colaboração com os objetivos da justiça, seja na condição de perito judicial ou de assistente técnico da parte.

Além da identificação de falantes, que nos dias atuais ganhou mídia e relevância como meio de prova no mundo forense e administrativo, o fonoaudiólogo também se mostra capaz de realizar trabalhos outros relacionados com o objeto de estudo de sua área de conhecimento, isto é, linguagem, voz, motricidade orofacial, audição e saúde coletiva.

As bases e parâmetros jurídicos referidos permitem ao fonoaudiólogo ampliar sua área de atuação, passando a desenvolver atividades também no ambiente forense, assumindo o papel de agente de transformação social à medida que coopera com os objetivos inerentes ao Poder Judiciário.

REFERÊNCIAS BIBLIOGRÁFICAS

1. Brasil. Constituição, 1988. Constituição da República Federativa do Brasil. Brasília: Senado Federal, 1988.
2. Brasil. Código Civil e Constituição Federal. 44. ed. São Paulo: Saraiva, 2014.
3. Brasil. Decreto Lei n° 5.452, de 1 Mario 1943. Aprova a Consolidação das Leis do Trabalho [Internet]. Diário Oficial da República Federativa do Brasil. Acesso em: 10 Jun. 2014. Disponível em: <http://www.planalto.gov.br/ccivil_03/decreto-lei/del5452.htm>
4. Brasil. Código de Processo Penal e Constituição Federal – Tradicional – 54. ed. São Paulo: Saraiva, 2014.
5. Marques F. *Elementos de direito processual penal*. 2. ed. Campinas: Millennium, 2003. p. 11, vol. I.
6. Nery Jr N. *Princípios do processo civil na constituição federal*. 5. ed. revisada e ampliada. São Paulo: Revista dos Tribunais, 1999.
7. Greco Filho V. *Direito processual civil brasileiro*. 9. ed. São Paulo: Saraiva, 1995.
8. Liebman ET. *Apud* Marcato AC. Preclusões: limitação ao contraditório? *Revista de Processo*: São Paulo, 1980;5(17).
9. Recurso Ordinário em Habeas Corpus n° 90376-2 – Rio de Janeiro, DJ 18.05.2007. Ementário 2276-2. Supremo Tribunal Federal – Segunda Turma.
10. Moraes A. *Direitos humanos fundamentais*. 3. ed. São Paulo: Atlas, 2000. p. 285.
11. Fux L. *Curso de direito processual civil*. Rio de Janeiro: Forense, 2001.
12. Donizetti E. *Curso didádico de processo civil*. 18. ed. Atlas: São Paulo, 2014.

13. Brasil. Presidência da República, Subchefia para Assuntos Jurídicos. Lei nº 11.690, 9 Jun. 2008. Altera dispositivos do Decreto-Lei nº 3.689, 3 Out. 1941 – Código de Processo Penal, relativos à prova, e dá outras providência. [Internet]. Brasília, DF; 2008. Acesso em: 05 Jun. 2014. Disponível em: <http://www.planalto.gov.br/ccivil_03/_ato2007-2010/2008/lei/l11690.htm>
14. Magalhães ADF et al. *Perícia contábil: uma abordagem técnica, ética, legal processual e operacional.* 6. ed. São Paulo: Atlas, 2008.
15. Brasil. Presidência da República, Subchefia para Assuntos Jurídicos. Lei nº 9.307, de 23 de setembro de 1996. Dispõe sobre a arbitragem. [Internet]. Brasília, DF; 1996. Acesso em: 02 Jun. 2014. Disponível em: <http://www.planalto.gov.br/ccivil_03/leis/l9307.htm>

Capítulo

4

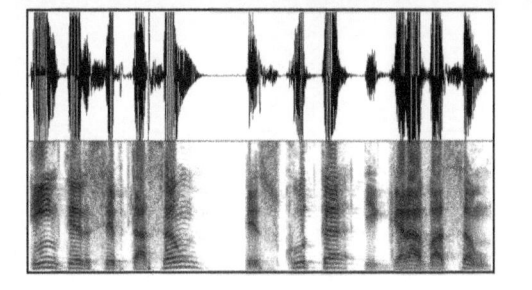

INTERCEPTAÇÃO, ESCUTA E GRAVAÇÃO

Maria Inês Rehder ▪ Marivaldo Antonio Cazumbá ▪ Lucilene Aparecida Forcin Cazumbá
Rosângela Mitsue Kato Assis ▪ Patrícia Jorge Soalheiro de Souza

INTRODUÇÃO

A comunicação verbal ou não verbal é parte integrante da vida do ser humano inserido em sociedade, pois permeia as relações entre pessoas, estabelecendo normas e diretrizes coletivas. O avanço tecnológico, composto por inúmeras ferramentas eficazes, tem tido um papel fundamental na coletividade contemporânea. A telefonia móvel é um exemplo claro deste avanço; através dela as pessoas têm diversas formas de comunicação rápida, uma vez que possibilita não só diálogos, como também mensagens de texto e acesso à internet. Neste contexto, o estudo deste tipo de comunicação faz-se necessário, uma vez que sua utilização é comum entre organizações criminosas em todo o país.

No mês de maio de 2014, a Agência Nacional de Telecomunicações – (ANATEL) divulgou que o Brasil possui mais de 275,45 milhões de linhas ativas no serviço de telefonia móvel[1]. É justamente este tipo de tecnologia que tem sido utilizada na esfera da criminalidade, considerando as facilidades na aquisição de aparelhos telefônicos e seus componentes, somado ao crescente número de operadoras que atuam nesse ramo, facilitando a comunicação, independente de distância entre os indivíduos (Baltazar, 2007)[2], organizar um grupo, fornecer informações sobre lugares, pessoas, tornou-se acessível inclusive para os que estão privados de liberdade.

Além de permitir a comunicação entre pessoas, com a inovação tecnológica os aparelhos celulares se modernizaram e foram acrescidos de recursos como GPS, acesso à internet, câmeras fotográficas, gravadores de voz, entre outros componentes. Diante desse cenário e com a evolução da sociedade acompanhada pelo aprimoramento da legislação, casos de repercussão nacional, como o de Paulo César Farias (PC) e do Ex-Ministro do Trabalho, Antônio Rogério Magri, envolvendo análise de material de áudio, resultaram na discussão sobre a necessidade de formalizar e aprimorar o modo como estas gravações eram realizadas e avaliadas.

A publicação da Lei nº 9.296, de 24.07.1996, conhecida como "Lei de Interceptação Telefônica", foi um importante passo nesse sentido, culminando na produção de vasto material para ser utilizado pela justiça. Referida lei Regulamenta o inciso XII, parte final do art. 5º da Constituição Federal, cujo teor prevê ser *inviolável o sigilo da correspondência e das comunicações telegráficas, de dados e das comunicações telefônicas, salvo, no último caso, por ordem judicial, nas hipóteses e na forma que a lei estabelecer para fins de investigação criminal ou instrução processual penal*[3].

São justamente esses materiais resultantes de interceptações telefônicas, gravações ambientais ou de audiência que serão analisados e, muitas vezes, transcritos, *degravados* ou textualizados para compor os autos de um processo, que pode ter como objeto: a solução de um ilícito penal com a condenação de um suposto autor ou sua absolvição; a guarda de um filho maltratado pelo pai ou ameaçado por ele; a responsabilidade de um suposto autor por assédio moral ou sexual – lembrando que esse último é tipificado como crime em nosso Código Penal[4]; identificar uma quadrilha que desvia dinheiro público, entre outras inúmeras demandas judiciais que exemplificam como esse trabalho pode auxiliar a justiça.

Diante deste cenário e sabendo que o objeto de estudo da Fonoaudiologia é a comunicação em suas diversas apresentações e representações, o Fonoaudiólogo pode atuar na análise, transcrição e textualização de conteúdo de áudio. O material a ser analisado será indicado ou entregue ao fonoaudiólogo, de acordo com o interessado, seja ele Juiz, Ministério Público ou partes da demanda, destacando-se que, geralmente, esse material é resultante de *interceptação telefônica, escuta telefônica, gravação ambiental* ou *material de audiência judicial*, conceitos que serão descritos a seguir.

INTERCEPTAÇÃO TELEFÔNICA

Um olhar mais detido sobre a legislação que rege a interceptação da comunicação permite concluir que a Constituição Federal de 1946[5] não se refere expressamente à inviolabilidade das comunicações telefônicas. Isso talvez se deva ao fato de que, naquela época, pouquíssimas famílias possuíam aparelho telefônico em suas casas ou empresas (Martins, 2008)[6].

A partir do Código Brasileiro de Telecomunicações (Lei nº 4.117/62)[7] é que foi inserida a primeira forma de regulamentar a possibilidade de interceptação telefônica. No entanto, somente com a Lei 9.296/96[3] e Resolução nº 59, do Conselho Nacional de Justiça (CNJ), de 09.08.2008[8], é que a interceptação telefônica foi disciplinada, com a uniformização das rotinas visando aperfeiçoar o procedimento de interceptação das comunicações telefônicas e de sistemas informáticos e telemáticos no Poder Judiciário.

Interceptação deriva de interceptar, interferir, intrometer, interromper, colocar-se entre duas pessoas, tornando-se então um terceiro, um alheio à conversa que, a partir da interceptação, adquire conhecimentos acerca dos assuntos tratados pelos interlocutores (Capez, 2009)[9], já que se tem acesso ao seu conteúdo (Prado, 2010)[10]. Quando se está diante de requerimento e determinação para a transcrição do material, este é o objeto de interesse das autoridades para elucidação dos casos em debate e submetidos ao Poder Judiciário.

Desta forma, é possível afirmar que, no âmbito jurídico, o objetivo da interceptação é a obtenção do conhecimento de situações, que, de outra forma, seriam desconhecidas ou de difícil obtenção (Avolio, 2010)[11]. A interceptação consiste na captação de conversas telefônicas, no mesmo momento em que ela se realiza (Moraes, 2002)[12], por meio do que comumente se conhece por "grampeamento" ou "grampo" – que, entre outras palavras, nada mais é do que a intervenção, em uma central telefônica, das ligações da linha telefônica que se deseja conhecer o conteúdo, a fim de ouvir e/ou gravar suas conversações (Fernandes et al., 2004)[13], para o fim de investigar e recolher elementos que serão utilizados como meios de prova (Rodrigues, 2013)[14].

A interceptação telefônica, em termos mais restritos, é sempre caracterizada pela presença de um terceiro, sem o conhecimento e autorização dos falantes quanto à captação da conversa (Capez, 2009; Avolio, 2010; Gomes, 1997)[9,11,15] sendo incluída nos métodos ocultos de investigação, em que a prova é recolhida de forma inconsciente pelo(s) indivíduo(s) suspeito(s) (Rodrigues, 2013)[14].

Em razão do caráter sigiloso do procedimento, é natural, e até imprescindível, que se realize sem o conhecimento do réu. Mesmo porque, do contrário, seria inútil qualquer tentativa nesse sentido, já que o procedimento perderia sua maior qualidade, deixando de registrar a verdade (Queiroz, 2005)[16]. Ressalta-se que a interceptação é empregada, em princípio, apenas para fins criminais, não sendo admitida, geralmente, para fins cíveis, administrativos ou comerciais (Martins, 2010)[17].

A interceptação, nos moldes aqui referidos, tem sido usada para observar o funcionamento de quadrilhas, bandos ou grupos organizados. Inúmeros casos de repercussão nacional, em que a interceptação telefônica foi utilizada como elemento para sua elucidação e permitiu indicação de supostos autores, podem ser citados. No caso SANASA (Sociedade de Abastecimento de Água e Saneamento SA), ocorrido na cidade de Campinas – SP, em 2011, a interceptação constituiu importante meio para que um grupo de supostos envolvidos em fraudes licitatórias fosse investigado e preso, acarretando afastamento do Chefe do Poder Executivo Municipal.

De modo geral, não há dúvida quanto à viabilidade e uso da interceptação telefônica em nosso ordenamento jurídico. Isso porque, a despeito da controvérsia existente e dos requisitos necessários à sua utilização, cuida-se de importante meio subsidiário de prova, previsto expressamente em legislação pátria (Lei n° 9.296/96)[3], cujo objetivo maior é auxiliar na obtenção de prova da existência do crime e de indícios de autoria ou participação do agente.

As Instituições Brasileiras utilizam-se do sistema guardião para o armazenamento de dados resultantes de interceptações autorizadas e determinadas pela justiça, e realizadas pelas Operadoras de Telecomunicações. Os dados resultantes de interceptações telefônicas são analisados para a verificação do conteúdo e submissão às perícias de verificação e de comparação de locutor. Para Gonçalves (2013), a análise de conteúdo se aproxima da tradicional *degravação*, conhecida no meio jurídico e policial como a transcrição do conteúdo de áudio (Gonçalves, 2013)[18].

O sistema guardião, que armazena os dados resultantes de interceptação telefônica, dispõe de diversas funcionalidades que facilitam o processo de investigação. Os dados interceptados pelas operadoras de telefonia e pelos provedores de acesso à internet são armazenados pelo sistema, possibilitando o cruzamento de informações para a elaboração de relatórios de inteligência. Este sistema, no Brasil, é operado pela empresa Dígitro[19]. É preciso destacar que o guardião não é um serviço de interceptação telefônica, mas sim de armazenamento de dados, cuja utilização é restrita às autoridades com poder de polícia, de acordo com os termos da Lei n° 9.296/96[3].

Na solicitação de uma análise, seja ela de conteúdo ou para reconhecimento de locutor, os dados interceptados e armazenados são fornecidos para o analista, devidamente gravados em um CD que, após abertura mediante senha criptográfica, são apresentados conforme a Figura 4-1.

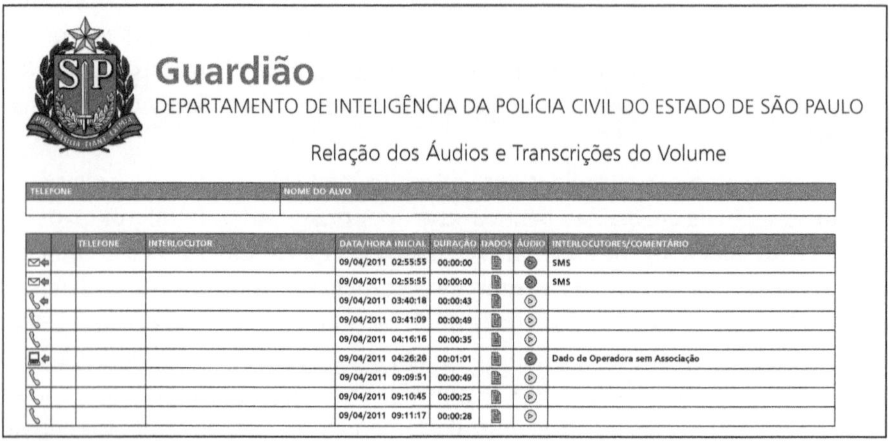
Guardião

DEPARTAMENTO DE INTELIGÊNCIA DA POLÍCIA CIVIL DO ESTADO DE SÃO PAULO

Relação dos Áudios e Transcrições do Volume

TELEFONE	NOME DO ALVO

		TELEFONE	INTERLOCUTOR	DATA/HORA INICIAL	DURAÇÃO	DADOS	ÁUDIO	INTERLOCUTORES/COMENTÁRIO
				09/04/2011 02:55:55	00:00:00			SMS
				09/04/2011 02:55:55	00:00:00			SMS
				09/04/2011 03:40:18	00:00:43			
				09/04/2011 03:41:09	00:00:49			
				09/04/2011 04:16:16	00:00:35			
				09/04/2011 04:26:26	00:01:01			Dado de Operadora sem Associação
				09/04/2011 09:09:51	00:00:49			
				09/04/2011 09:10:45	00:00:25			
				09/04/2011 09:11:17	00:00:28			

Figura 4-1.

ESCUTA TELEFÔNICA

Na escuta telefônica, a retenção do áudio (gravação) é efetuada por terceiro; porém, nesse caso, existe o consentimento de pelo menos um dos comunicadores (Fernandes et al., 2004)[13]. Exemplo clássico pode ser indicado nos casos de sequestros em que a família do sequestrado está ciente de que o Juiz autorizou a escuta no telefone de sua casa, a fim de se obter maiores informações quando do eventual contato acerca das condições de resgate pelos sequestradores (Moraes, 2002)[12].

Em termos de licitude desse procedimento, no qual ocorre a gravação de conversa entre os sequestradores e os parentes da vítima pela polícia, o Supremo Tribunal Federal, também conhecido como "Guardião da Constituição" e "Corte Constitucional", já se manifestou a respeito e concluiu pela pertinência e validade da prova:

> "[...] Interceptação telefônica e gravação de negociações entabuladas entre sequestradores, de um lado, e policiais e parentes da vítima, de outro, com o conhecimento dos últimos, recipiendários das ligações. Licitude desse meio de prova. Precedente do STF (HC 74.678, 1ª Turma, 10.06.97). [...]" (STF, 1ª T., HC 75261/MG, Rel. Ministro Octavio Gallotti, j. 24.06.1997)

GRAVAÇÃO TELEFÔNICA OU AMBIENTAL

A *gravação telefônica* (ou *gravação ambiental*), também conhecida como gravação clandestina, acontece quando um dos interlocutores efetua a gravação da conversa, sem o conhecimento do outro (Moraes, 2002)[12], seja por intermédio de aparelho eletrônico externo ou do próprio aparelho telefônico (Robonese, 1998)[20]. Diferentemente da intercepção e da escuta, na gravação clandestina não se observa a presença de um terceiro, ficando o diálogo restrito aos interlocutores, mas gravado por um deles.

Esse tipo de gravação é muito comum nos casos de solicitação de alguma vantagem indevida, interesses familiares, ameaças, assédio, entre outros. A principal característica desse tipo de procedimento é que tudo ocorre no âmbito particular, sem qualquer autorização judicial ou por parte do outro interlocutor.

Como já afirmado, a gravação telefônica, pela sua própria característica, não reclama autorização judicial, sendo realizada entre particulares que participam de um diálogo travado pelo telefone. Isso, todavia, não implica retirar ou emprestar menor valor a esse meio de prova.

O tema em comento há muito tempo vem sendo largamente debatido no âmbito do Poder Judiciário. Nossa mais alta corte, o Supremo Tribunal Federal (STF), detentor do encargo de "dar a última palavra em matéria de natureza constitucional" (art. 103, da Constituição Federal), teve diversas oportunidades para ponderar sobre o tema e suas implicações no âmbito processual, constitucional e social.

Pesquisa no sítio eletrônico do STF revela que nossa Corte Constitucional vem-se manifestando e admitindo, há mais de uma década, a gravação telefônica feita por um dos interlocutores como meio lícito de prova (STF, 2ª T., HC 69204/SP, Rel. Ministro Carlos Velloso, j. 26.05.1992). Desde então, a conclusão que tem prevalecido é de que a prática não viola qualquer direito de ordem constitucional, sendo o material assim obtido passível de utilização judicial (STF, 2ª T., HC 91613/MG, Rel. Ministro Gilmar Mendes, j. 15.05.2012).

A título de informação, importe ter presente que no ano de 2009 o tema ganhou nova roupagem pelas normas processuais vigentes, tendo sido reconhecida a repercussão geral do assunto pelo Supremo (STF), que assim decidiu, em reforço da jurisprudência que vinha se consolidando a respeito:

> *AÇÃO PENAL. Prova. Gravação ambiental. Realização por um dos interlocutores sem conhecimento do outro. Validade. Jurisprudência reafirmada. Repercussão geral reconhecida. Recurso extraordinário provido. Aplicação do art. 543-B, § 3º, do CPC. É lícita a prova consistente em gravação ambiental realizada por um dos interlocutores sem conhecimento do outro. STF, RE 583937 QO-RG/RJ, Rel. Ministro Cezar Peluso, j. 19.11.2009.*

Não se desconhece que o tema, no meio doutrinário e jurisprudencial, ainda conta com inegável controvérsia e, nesse aspecto, alvo de discussões infindáveis, com argumentos prós e contras. Todavia, a partir da manifestação do Supremo Tribunal Federal, a gravação clandestina de conversa feita por um dos interlocutores (telefônica ou entre presentes), desde que não haja causa legal específica de sigilo nem reserva de conversação (**STF – HC 91613**, Rel. Ministro Gilmar Mendes, 2ª T., j. 15.05.2012), pode ser utilizada como meio de prova no âmbito judicial, escapando tal prática da mácula de prova ilícita, já que não está em causa a proibição do art. 5º, inciso XII, da Constituição da República Federativa do Brasil – que assim prescreve:

> *Art. 5º [...] XII – é inviolável o sigilo da correspondência e das comunicações telegráficas, de dados e das comunicações telefônicas, salvo, no último caso, por ordem judicial, nas hipóteses e na forma que a lei estabelecer para fins de investigação criminal ou instrução processual penal.*

No âmbito estadual, o julgado a ser transcrito (TJ-RS – Apelação Cível AC 70051572899, j. 01.02.2013) serve para ilustrar a possibilidade de utilização de gravação realizada por um dos interessados, podendo esta ser transcrita e juntada ao pedido inicial de uma demanda, ou ainda, durante o trâmite de um processo, sem a necessidade de nomeação judicial (o analista é procurado por uma das partes interessadas e realiza a transcrição do material apresentado):

> *Ementa: Apelação cível: ação de reparação por danos materiais e morais. Vícios em veículo zero quilômetro. Prova Pericial. Necessidade da Prova Técnica. Deferimento. Valor dos honorários periciais. Posterior revogação. Cerceamento de defesa caracterizado. Redução dos honorários periciais. Transcrição de gravações telefônicas com conversas da autora com funcionários da concessionário demandada sobre os problemas do veículo. Gravação realizada por um dos interlocutores. Admissibilidade como prova. Apelação provida. Sentença descontituída. (Apelação Cível nº 7005152899, Nona Câmara Cível, Tribunal de Justiça do RS, Relator: Marilene Bonzanini Bernardi, Julgado em 31/01/2013).*

Na mesma linha, outro exemplo de utilização da *degravação* da conversa telefônica por uma das partes, sem a necessidade de que esta seja realizada por perito oficial, é o julgado transcrito em seguida, oriundo do TJ-SP (Agravo de Instrumento AG 6033554000 SP, j. 16/02/2009):

> *Ementa: Processo Cível: Ação de obrigação de fazer e indenização. Prova pericial. Degravação de conversa telefônica por perito oficial. Deferimento. Irresignação. Acolhimento. Conversação já transcrita por uma das partes. Ausência de impugnação acerca do conteúdo e da autenticidade dos diálogos transcritos. Pertinência da prova técnica não evidenciada. Recurso provido.*

Diferentemente da interceptação telefônica, de uso quase restrito em processos criminais, as gravações ambientais aparecem com frequência em demandas de natureza cível (pedidos de indenização, por exemplo), trabalhista (assédio moral e assédio sexual), entre outras que, igualmente, permitem o uso da gravação clandestina como elemento de prova, a partir da transcrição das conversas telefônicas, com vistas a comprovar determinados fatos ou situações.

De maneira geral, tanto a *interceptação telefônica* quanto a *escuta telefônica* possuem a presença de um terceiro não envolvido na comunicação, o que não ocorre na *gravação* – nesta, um dos participantes é quem captura e armazena a conversa.

Dessa forma, quando a captura da conversação for obtida em ligação telefônica, sem que qualquer dos interlocutores tenha ciência do ato, cuida-se de interceptação em sentido estrito. Todavia, se houver o conhecimento por parte de um dos sujeitos envolvidos na conversa, define-se como escuta telefônica (Robonese, 1998)[20].

GRAVAÇÃO DE AUDIÊNCIAS

Outro material muitas vezes analisado, transcrito ou textualizado para estudo dos operadores do direito ou para composição do feito é a *gravação da audiência* realizada no curso do processo judicial. Assim como a telefonia se aprimorou desde a invenção do primeiro aparelho, os ritos processuais, inclusive os interrogatórios de réus e depoimentos de testemunhas, foram, igualmente, se modernizando.

A forma de condução das audiências tradicionais não acontece de maneira dinâmica, pois há o impedimento da fluidez dos depoimentos, muitas vezes truncados em decorrência da formulação de cada pergunta, seguida da transcrição de cada resposta. O juiz inquire determinada pessoa e dita um resumo ao digitador de audiências que repassa ao computador. Nesse contexto, nem sempre o juiz consegue passar com exatidão para o papel tudo aquilo que foi dito pelos depoentes com a mesma riqueza de detalhes (Silva, 2014)[21], sem mencionar, ainda, o tempo desperdiçado durante estes longos ditados ao serventuário.

Em 1962, Wagner Giglio, ex-Juiz do Trabalho, ex-Professor Universitário e Advogado (Giglio, 1962)[22] já propalava a necessidade de reforma nos métodos de registros dos atos em audiência, criticando a transcrição datilografada dos depoimentos e propondo a gravação sonora em fitas eletromagnéticas. Naquela época, o doutrinador já mencionava que seria mais conveniente a filmagem em cores, juntamente com a sonoridade, tornando o registro mais fiel, o que permitiria a reprodução com maior exatidão de detalhes daquilo que realmente ocorria em audiência.

Giglio (1962) ainda citava que não somente as palavras seriam registradas, como também as atitudes dos participantes, seus gestos e movimentos, e até o corar da testemunha falsa. Profetizou ainda sua crença de que, em um futuro longínquo, a cinematografia sonorizada seria o meio usual de registro das audiências (Giglio, 1962)[22].

Ocorre que somente com a Lei do Processo Eletrônico (Lei nº 11.419/2006)[23], cujo teor propõe e regula o uso da tecnologia da gravação audiovisual, é que foram regulamentadas as gravações de audiência. É importante destacar que, recente, o ato de recorrer à gravação da sessão ainda não é familiar aos operadores do direito, que estão acostumados à leitura e não à visualização da audiência (Artner, 2011)[24].

A gravação audiovisual da audiência poupa recursos preciosos, como tempo, papel e trabalho de digitação, tornando-os desnecessários. Com a duração da sessão reduzida, amplia-se a pauta de audiências e, consequentemente, ganha-se agilidade processual, o que favorece o cumprimento do dever de prestação jurisdicional célere e eficaz (Lemos, 2010)[25].

Além disso, abre-se a possibilidade de transcrever ou textualizar apenas o que é de interesse das partes envolvidas no processo. Mesmo diante dessa real possibilidade, são recorrentes as requisições de transcrições do conteúdo dessas audiências, em específico quando envolvem muitos réus. A implantação do processo digital e, consequentemente, a gravação das audiências estão em crescente implantação nos tribunais brasileiros, mas ainda há muito que se fazer para que todos os envolvidos no processo compreendam, reconheçam e aceitem as facilidades e benefícios proporcionados aos usuários da justiça.

Em muitos casos, não é incomum que juiz, promotor de justiça, defensor público ou advogado solicitem as transcrições na íntegra do material resultante da gravação das audiências ou apenas uma parte do depoimento. O analista pode ser contratado para realizar justamente o trabalho de *degravação*, textualização ou transcrição do conteúdo das audiências para análise pelos envolvidos na demanda judicial. Isso é o que se verifica no julgado abaixo transcrito, oriundo do Superior Tribunal de Justiça (STJ – Recurso Ordinário em *Habeas Corpus* – RHC PR 20539 PR/2006/0265572. j. 13/10/2009):

> *Ementa: Recurso ordinário em Habeas Corpus. Paciente pronunciado por homicídio triplamente qualificado. Alegação de nulidade pela falta de transcrição das gravações realizadas em audiência. Improcedência. Inexistência de prejuízo. 1. A integralidade das gravações dos depoimentos prestados em audiência de instrução criminal foi disponibilizada ao paciente mediante cópia de CD-Rom (reprodução de som e imagem), motivo por que não há que se falar em constrangimento ilegal pela falta de degravação e juntada aos autos das respectivas transcrições. 2. Em tema de nulidade vige o princípio pas de nullité sans grief (art. 563 CPP), cabendo ao interessado demonstrar objetivamente o prejuízo suportado pelo ato apontado como processualmente inválido. 3. Recurso ordinário a que se nega provimento.*

Diante das possibilidades de obtenção do material de análise, seja ele resultado de interceptação, escuta, gravação telefônica ou ambiental, ou audiências gravadas, torna-se necessário compreender o que fazer, como fazer e quais regras ou normas seguir para que a análise desse material seja realizada e para que o objetivo seja atingido.

A análise deste material está amplamente discutida no capítulo Transcrição e Textualização, que faz parte desta obra.

CONCLUSÃO

Com o difundido uso de novas tecnologias pela sociedade e a própria utilização de meios telemáticos e informáticos em processos judiciais, inegável a ampliação dos meios de provas e, por conseguinte, da necessidade de que os profissionais que atuam na área forense se voltem a conhecer e compreender este novo universo que se apresenta.

A análise dos materiais provenientes de gravações ambientais, escutas telefônicas, gravações clandestinas, interceptações telefônicas, são exemplos de situações que permitem a atuação do fonoaudiólogo, a partir de sua área de conhecimento.

No presente capítulo foram apresentadas breves considerações sobre esses novos instrumentos e a forma como o Poder Judiciário vem encarando a utilização desses meios de prova em demandas judiciais.

REFERÊNCIAS BIBLIOGRÁFICAS

1. Anatel Agência Nacional de Telecomunicações. Brasil fecha Maio de 2014 com 275,45 milhões de acessos móveis [Internet]. 2014 Jun 17. Acesso em: 2014 Jun. 20. Disponível em: <http://www.anatel.gov.br/Portal/exibirPortalPaginaEspecialPesquisa.do?acao=&tipoConteu doHtml=1&codNoticia=34108>
2. Baltazar J JP. Dez anos da lei da interceptação telefônica, lei nº 9.296, de 24 de julho de 1996: Interpretação jurisprudencial e anteprojeto de mudança. Revista AJUFERGS [Internet] 2007. Acesso em: 10 Jun. 2014. [aproximadamente 38p.] Disponível em: <http://www.ajufergs.org.br/revistas/rev03/05_jose_paulo_baltazar_jr.pdf>
3. Brasil. Presidência da República, Subchefia para Assuntos Jurídicos. Lei nº 9.296, 24 Jul. 1996. Regulamenta o inciso XII, parte final, do art. 5º da Constituição Federal. [Internet]. Acesso em: 20 Jun. 2014. Disponível em: <http://www.planalto.gov.br/ccivil_03/leis/l9296.htm>
4. Brasil. Presidência da República, Subchefia para Assuntos Jurídicos. Constituição dos Estados Unidos do Brasil, de 18 de setembro de 1946 [Internet]. Acesso em: 2014 Jun. 20. Disponível em: <http://www.planalto.gov.br/ccivil_03/constituicao/constituicao46.htm>
5. Brasil. Código de Processo Penal. Lei 12510/11 | Lei nº 12.510, 11 Out. 2011. [Internet]. Acesso em: 20 Jun. 2014. Disponível em: <http://presrepublica.jusbrasil.com.br/legislacao/1029469/lei-12510-11>
6. Martins R. Interceptações telefônicas à luz da constituição federal de 1988 [Dissertação de mestrado]. Umuarama: Universidade Paranaense. Programa de Pós-Graduação em Direito, 2008.
7. Brasil. Presidência da República, Subchefia para Assuntos Jurídicos. Lei nº 4.117, 27 Ago. 1962. Institui o Código Brasileiro de Telecomunicações [Internet]. Acesso em: 2014 Jun. 20. Disponível em: <http://www.planalto.gov.br/ccivil_03/leis/l4117.htm>
8. Conselho Nacional de Justiça. Resolução nº 59, 9 Ago. 2008. [Internet]. Acesso em: 20 Jun. 2014. Disponível em: <http://www.cnj.jus.br/images/stories/docs_cnj/resolucao/rescnj_59.pdf>, Brasil>
9. Capez F. *Curso de processo penal*. 16. ed. São Paulo: Saraiva, 2009.
10. Prado LC. *Provas ilícitas: teoria e a interpretação dos tribunais superiores*. 2. ed. São Paulo: Impetus, 2009.
11. Avolio LFT. *Provas ilícitas: interceptações telefônicas, ambientais e gravações clandestinas*. 4. ed. São Paulo: Revista dos Tribunais, 2010.

12. Moraes A. *Direito constitucional.* 12. ed. São Paulo: Atlas, 2002.
13. Fernandes AS, Gomes Filho AM, Grinover AP. *As nulidades no processo penal.* 8. ed. São Paulo: Revista dos Tribunais, 2004.
14. Rodrigues CL. Dos pressupostos materiais de autorização de uma escuta telefônica. Verbo Jurídico. [Internet] 2013 Fev. Acesso em: 10 Jun. 2014; [aproximadamente 38p.] Disponível em: <http://www.verbojuridico.com/ficheiros/doutrina/ppenal/claudiolimarodrigues_autrizacaoescutatelefonica.pdf>
15. Gomes LF, Cervini R. *Interceptação telefônica.* São Paulo: Revista dos Tribunais, 1997.
16. Queiroz JCP. *Interceptação telefônica com base nas investigações criminais: institutos e verdades* [trabalho de conclusão de curso] Manaus: Centro Universitário de Ensino Superior do Amazonas. Aperfeiçoamento em Direito Ambiental, 2005.
17. Martins CB. *Interceptação telefônica e sua interpretação jurisprudencial.* [trabalho de conclusão de curso]. Porto Alegre: Pontifícia Universidade Católica do Rio Grande do Sul. Ciências Jurídicas e Sociais, 2010.
18. Gonçalves CS. *Taxa de elocução e de articulação em corpus forense do português brasileiro.* [tese de doutorado] [Internet]. Porto Alegre: Faculdade de Letras da Pontifícia Universidade Católica do Rio Grande do Sul; 2013. Acesso em: 2014 Jun. 20. Disponível em: <http://repositorio.pucrs.br:8080/dspace/bitstream/10923/5453/1/000449942-Texto%2BCompleto-0.pdf>
19. Dígitro – Inteligência – TI – Telecom. Guardião. [Internet]. Acesso em: 20 Jun. 2014. Disponível em: <http://www.digitro.com/pt/index.php/component/content/article/89Itemid=1>
20. Rabonese R. *Provas obtidas por meios ilícitos.* Porto Alegre: Síntese, 1998.
21. Silva OP. Gravação audiovisual da audiência trabalhista. Seminário Siqueira Castro Advogados. [Internet]. São Paulo: 13 Mai 2011. Acesso em: 20 Jun. 2014. Disponível em: <http://www.siqueiracastro.com.br/Seminarios/Trabalhista/Download/OTAVIO%20PINTO%20-%20Grava%C3%A7%C3%A3o%20audiovisual%20de%20audi%C3%AAncia%20trabalhista.pdf>
22. Giglio W. Mundo novo, novas ideias, novo direito. *Legislação do Trabalho* 1962 Jan-Fev;(293):5-10.
23. Brasil. Presidência da República, Subchefia para Assuntos Jurídicos. Lei nº 11.419, 19 Dez. 2006. Informatização do processo judicial. [Internet]. Acesso em: 20 Jun. 2014. Disponível em: <http://www.planalto.gov.br/ccivil_03/_ato2004-2006/2006/lei/l11419.htm>
24. Artner WR. *A gravação audiovisual das audiências criminais como inovação nos atos de instrução e julgamento* [trabalho de conclusão de curso]. Itajaí: Universidade do Vale do Itajaí. Graduação em Direito, 2011.
25. Lemos SMR. Fidelis: gravação audiovisual de audiências. In VII Prêmio Innovare. [Internet]. Brasília: 2010. Acesso em: 20 Jun. 2014. Disponível em:
<http://www.premioinnovare.com.br/praticas/fidelis-gravacao-audiovisual-de-audiencias/>

Capítulo

5

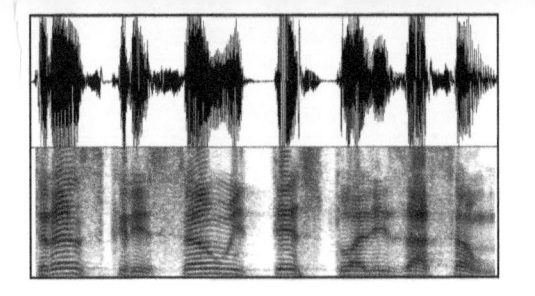

TRANSCRIÇÃO E TEXTUALIZAÇÃO

Maria Inês Rehder ■ Lucilene Aparecida Forcin Cazumbá
Rosângela Mitsue Kato Assis ■ Patrícia Jorge Soalheiro de Souza

INTRODUÇÃO

A transcrição e a textualização são métodos utilizados por várias áreas do conhecimento para analisar resultados de pesquisas, como por exemplo, entrevistas ou programas para levantamento da história oral. Esta última pode ser empregada em inúmeras disciplinas e se relaciona diretamente com a tradição oral, linguagem falada, métodos qualitativos, entre outros, e, dependendo do trabalho, pode ser definida como método de investigação científica, fonte de pesquisa, ou ainda, técnica de produção e tratamento de depoimentos gravados (Alberti, 2005)[1]. Desta forma, a textualização e a transcrição, em suas diversas modalidades de apresentação, seja fonética, fonológica ou de base enunciativa, compõem os procedimentos utilizados para a análise e a interpretação de dados em áudio (Marega, 2011; Oliveira e Surreaux, 2010)[2,3].

TRANSCRIÇÃO

Segundo o novo dicionário Aurélio da Língua Portuguesa, transcrição é o ato ou efeito de transcrever (reproduzir, copiando; copiar textualmente; trasladar); expressão gráfica dos sons de uma língua, independente do sistema de escrita usado em sua literatura (Ferreira, 2009)[4]. A transcrição consiste, então, em passar para o papel o que se ouve, mantendo o conteúdo fonêmico e os traços de prosódia (Marcuschi, 1991)[5]. É um procedimento onde a fala é transposta de maneira exata como o falante pronunciou, apontando, inclusive, vozerio, sons ambientais e sobreposição de fala de outro locutor, caso ocorram. Deve reproduzir, literalmente, o áudio, empregando as letras do alfabeto, os sinais de acentuação e os auxiliares. Neste procedimento, contudo, perdem-se os recursos paralinguísticos e a contextualização, o que muitas vezes dificulta a compreensão da mensagem como um todo pelo leitor (Dionísio, 2001)[6].

Para que a transcrição seja considerada eficiente, além das enunciações das palavras, devem, igualmente, ser anotados, nos casos de transcrição de vídeos, os múltiplos elementos não verbais do falante, como: apresentação pessoal, comportamento global, mudanças na postura corporal, gesticulações e mímica facial. Nos casos de transcrição de áudio, riso, choro, mudanças no volume, intensidade, tom, duração e ritmo da fala também são importantes. A comunicação paraverbal e não verbal traz informações adicionais para a interpretação da fala, usada para confirmar, complementar ou para contradizer o que foi falado acerca de pontos do tema tratado ou a respeito de assuntos gerais (Fontanella *et al.*, 2014)[7].

No meio jurídico ou policial, o termo utilizado para a transcrição é *degravação*, sendo esta definida como a transposição da oralidade para o meio gráfico (Braid, 2003)[8]. Este termo não existe nos dicionários como utilizado, mas corresponde ao conceito de *desgravar,* cujo significado é desfazer a gravação (prefixo *"des"*). É um jargão usado pela polícia para se referir à versão escrita de qualquer conteúdo de áudio e vídeo[9]. Desta forma, em inúmeros processos, julgamentos e jurisprudências encontramos no texto este termo fazendo referência à transcrição de material de áudio, como por exemplo, no informativo do Ministério Público do Estado do Paraná[10], que segue:

> *"Após a defesa apontar nulidade das interceptações telefônicas por inobservância ao disposto no art. 6º, §§ 1º e 2º, da Lei n. 11.343/2006 quanto à necessidade da identificação dos interlocutores por meio de perícia técnica e de* **degravação** *dos diálogos em sua íntegra, também efetuada por perícia técnica, pleiteando, consequentemente, a imprestabilidade da escuta telefônica realizada e sua desconsideração como meio de prova, o STJ asseverou que a lei não faz tal exigência e reiterou a "desnecessidade de identificação dos interlocutores através de perícia técnica ou de* **degravação** *dos diálogos em sua integralidade por peritos oficiais".*

Além do termo *degravação*, em muitos casos a transcrição é definida como transcrição *ipsis verbis* utilizada para indicar que um texto foi transcrito ou dito fielmente ao original, ou seja, pelas mesmas palavras, textualmente. Esta expressão latina tem, na prática, um significado igual ao de *ipsis litteris*, ou seja, literalmente, textualmente, pelas mesmas letras (Ferreira, 2009)[11].

Para ilustrar como a transcrição pode ser realizada, segue um exemplo de um áudio extraído da internet, resultado de gravações feitas pela Polícia Federal durante a operação Boi Barrica, que indiciou Fernando Sarney no mês de julho de 2009[12]. Este áudio divulgado pelo jornal *O Estado de São Paulo* estava sob sigilo da justiça e mostra uma suposta negociação para contratar o namorado da neta de Sarney, Maria Beatriz Sarney, a um cargo na diretoria do Senado com seu pai, Fernando Sarney. No diálogo, Maria Beatriz intercede junto ao pai para que seu namorado ocupe uma vaga no Senado. A contratação teria sido intermediada pelo então diretor-geral do Senado, Agaciel Maia, e realizada por ato secreto (Quadro 5-1).

Quadro 5-1. Transcrição de um dos áudios da operação Boi Barrica, realizada pelos autores deste capítulo (Normas – Anexo 3)

TRANSCRIÇÃO – TEMPO DE ÁUDIO: 1 minuto e 20 segundos	
INTERLOCUTORES: VF1 × VM1	Tempo para a Transcrição: 14 minutos
VF1 – Oi, pai! Deixa eu perguntá uma coisa. M/Meu irmão é, saiu do Senado né? Já até é exoneração dele amanhã porque ele arranjou um emprego melhor, aí ele... assim, até ganha menos mas é pra carreira dele, é prá carreira dele é melhor. Aí ele/ele resolveu sai, né.	
VM1 – Hum.	
VF1 – Aí cê e acha que:::dá pro **Henrique** entrar na vaga dele ou não?	
VM1 – Podemos trabalhar isso, filha. Não dá sim, ó, mas amanhã de manhã cedo tu tem que me ligar pra eu falar com **Agaciel**.	
VF1 – Tá.	
VM1 – E passa um e-mail pra mim cedo com o nome do **Bernardo** e do **Henrique**	
VF1 – Ah! Tá. Vou passar o e-mail e te ligar.	
VM1 – (XXX) Pode fazer hoje. Passar hoje, mas me liga sexta.	
VF1 – Tá, (XXX) seu eu soubesse assim que o **Bernardo** falou que assim que ele disse que ia sair.	
VM1 – Ã!	
VF1 – TODO mundo já queria colocar já queria colocar alguém, né.	
VM1 – É.	
VF1 – Só que daí ele falou que um monte de gente tentou que por mas não deu (XXX) porque essa vaga acho que a era da presidência, não sei, tá bom!	
VM1 – Beijo.	
VF – Beijo.	

TEXTUALIZAÇÃO

A textualização é a transformação do conteúdo sonoro em palavras, em uma narrativa clara e coerente das intenções comunicativas do falante que vão além da própria oralidade. É um processo interpretativo, dependente da experiência linguística de quem o realiza, com a proposta de compilar as partes mais relevantes do conteúdo, por meio da reprodução de discursos, intenções, situações, relações e correlatos encadeados cronologicamente (Amino et al., 2006)[13]. Na pesquisa qualitativa, ela é a reorganização do texto resultante da transcrição para facilitar a leitura e a compreensão das ideias, obedecendo a uma ordem cronológica ou a uma temática com o cuidado de se preservar a fala dos indivíduos, ou seja, transformar a transcrição em um texto sem interrupções. Isso facilita a compreensão, pois torna o texto mais claro (Nabarro, 2012)[14]. A partir dessa ideia de clareza, de um texto sem interrupções é que a textualização é proposta na análise de material de áudio.

Para os estudiosos e utilizadores desta técnica de pesquisa, a textualização deve ser uma narrativa clara, o texto deve ser "limpo", "enxuto" e "coerente", a leitura deve ser fácil, ou compreensível, o que não ocorre com a transcrição literal, apresentada por alguns historiadores como "fiel" ao depoimento, porém difícil de ser analisada como documento histórico (...) (Gattaz, 1996)[15].

Para exemplificar, segue abaixo (Quadro 5-2) a textualização do mesmo áudio utilizado para a transcrição no Quadro 5-1.

Quadro 5-2. Textualização de um dos áudios da operação Boi Barrica, realizada pelos autores deste capítulo. (Normas – Anexo 3)

TEXTUALIZAÇÃO – TEMPO DO ÁUDIO: 1 minutos e 20 segundos	
INTERLOCUTORES: VF1 × VM1	Tempo para a Textualização: 7 minutos
VF1 liga para o pai e conversa sobre a saída de **Bernardo** do Senado para trabalhar em outro lugar, ganhando menos, mas que para sua carreira será melhor. Em seguida, pergunta se com a saída de **Bernardo**, **Henrique** poderá ficar com a vaga. VM1 responde para a VF1 que precisa verificar com **Agaciel** e pede para passar um e-mail para ele com o nome do **Bernardo** e do **Henrique** e ligar na sexta. VF1 avisa que todo mundo queria a vaga, que tentaram, mas que a vaga era da presidência. Os dois se despedem.	

É importante destacar que as normas utilizadas para transcrição e textualização apresentadas foram adaptadas de outras já existentes, como as normas para transcrição de entrevistas gravadas (Preti, 1996)[16] (Anexo 1) e as convenções de Transcrição de Jefferson (Jefferson, 2004)[17] (Anexo 2). O estudo dessas normas e convenções permitiu uma adaptação à realidade pericial, proposta no Anexo 3, e, atualmente, utilizada no Ministério Público do Estado de São Paulo (Sanches, 2012)[18].

No Brasil, dentre as possibilidades de análises em registros de áudio, inseridas de acordo com a divisão dos departamentos oficiais na área intitulada Fonética Forense, está a denominada Análise de Conteúdo, para a qual, segundo estudiosos, não há consenso quanto à pertinência de seu enquadramento como perícia, aproximando-se do que já definimos como *degravação*. No entanto, difere dessa por não ser literal e por ter como premissa a impossibilidade de correspondência fidedigna entre a versão oral e a versão gráfica (transcrita) da fala (Gonçalves, 2013)[19]. Neste caso, diferente do conceito linguístico de análise de conteúdo, esta análise procede à segmentação do sinal de áudio, sendo o conteúdo de cada trecho demarcado, vinculado ao respectivo arquivo digital e apresentado em forma de sinopse, com localização das temáticas tratadas nos diálogos mantidos[19].

Ressalta-se que nos órgãos que possuem os setores técnicos, independente da discussão nos tribunais superiores sobre a necessidade ou não da transcrição na íntegra do material produzido, se é considerado perícia ou prova documental, tem-se buscado demonstrar aos operadores do direito a possibilidade de se realizar o estudo do material e utilizar o procedimento de acordo com a finalidade do processo, respondendo aos seus questionamentos. Assim, se o importante é um nome ou uma palavra, a transcrição deverá ser adotada; todavia, se o conteúdo ou mensagem é o que interessa para a compreensão da dinâmica de um grupo, então a textualização das ligações indicadas ou selecionadas é o melhor procedimento a ser utilizado. E ainda, se o que importa é a dinâmica de uma conversa ou gravação, a análise do conteúdo como apresentada neste estudo é o caminho a ser trilhado.

NORMAS E PROCEDIMENTOS

Tendo como objeto de estudo a comunicação e suas possíveis alterações, o fonoaudiólogo, por sua formação, está habilitado não só para realizar os procedimentos de transcrição e textualização de áudios, sejam eles decorrentes de gravação de conversas por meios de interceptação telefônica (Lei 9.296/96)[20], gravações clandestinas, ambientais ou realizadas com a anuência dos interlocutores, como também identificar com mais afinco sons e distorções que para o leigo poderiam passar despercebidos, prejudicando a realização de um trabalho eficiente. Portanto, para a realização de tais procedimentos é necessário um ouvido treinado e bom conhecimento de comunicação e linguagem.

Um caso que repercutiu na imprensa nacional foi o da conhecida "Dra. Morte", Doutora Virgínia Soares Souza, médica curitibana que, lotada na Unidade de Terapia Intensiva do Hospital Evangélico, na cidade de Curitiba, foi acusada de antecipar e induzir a morte de pacientes em tratamento naquela unidade. Ocorre que durante a investigação no auto de degravação dos diálogos interceptados entre a médica e seus colegas de trabalho, uma frase com uma palavra transcrita de maneira equivocada mudou todo o sentido e poderia ter prejudicado a suposta autora dos delitos, se o erro não fosse identificado e indicado prontamente. Na transcrição apresentada *"Nós estamos com a cabeça bem tranquila para **assassinar**, pra tudo, né?", a* palavra assassinar substituída pela palavra **raciocinar** alterou o sentido da frase. A transcrição correta seria *"Nós estamos com a cabeça bem tranquila para **raciocinar**, pra tudo, né?"*[21] Após a indicação do erro na transcrição, uma "corrigenda" foi juntada aos autos do inquérito policial para que o erro fosse sanado[22]. Com este exemplo nota-se que para a realização dos procedimentos de transcrição, textualização, degravação ou análise de conteúdo, uma série de requisitos deve ser observado para que o material resultante de gravação de áudios seja analisado com eficiência.

Como dito por autores conhecedores do assunto, não se pode ser ingênuo ao se delegar a um pesquisador a tarefa de realizar uma transcrição ou textualização. O pesquisador transcritor ingênuo será vítima de sua inabilidade e de todos os fenômenos ligados à reconstrução; ouvinte não advertido, ele arrisca entender mal mesmo tendo boa vontade (Blanche-Benveniste, 2010)[23]. Embora não seja o objetivo dos institutos oficiais e dos que buscam esse tipo de procedimento, é preciso conhecer o profissional e saber da sua formação. Ele deve ter uma ideia referente ao objetivo da transcrição e deve poder centrar sua atenção nos aspectos que deseja, particularmente, estudar (Brum de Paula e Espiner, 2002)[24].

A legislação atual permite que tais procedimentos sejam realizados por outros profissionais e não apenas por perito oficial. De acordo com a lei de interceptação telefônica não há necessidade de a transcrição de material resultante de medida cautelar ser transcrita ou *degravada* por peritos oficiais, pois não se trata de prova pericial, mas, sim, de "modalidade de constituição de prova documental", motivo pelo qual pode ser realizada por outro indivíduo, desde que obedecida à norma constante na Lei nº 9.296/96.[20] A medida cautelar no caso da interceptação telefônica é uma medida de urgência, devendo tramitar em apenso a um procedimento investigatório principal, seja um inquérito policial ou processo criminal. Por si só apenas poderá existir em um primeiro momento em razão da urgência e da necessidade de maior rapidez em sua análise e concessão, devendo, em um momento seguinte ser vinculada a um procedimento investigatório ou judicial (Lisboa, 2013)[25]. Para exemplificar a possibilidade de realização da transcrição por profissional diverso do perito oficial, segue o julgado do Superior Tribunal de Justiça – Agravo Regimental no Recurso Ordinário em Mandado de Segurança: 28642 PR 2009/0007032-2, Relator: Ministra MARIA THEREZA DE ASSIS MOURA, Data de Julgamento: 02/08/2011, T6 – SEXTA TURMA, Data de Publicação: DJe 15/08/2011[26].

PENAL E PROCESSO PENAL. AGRAVO REGIMENTAL NO RECURSO ORDINÁRIO EM MANDADO DE SEGURANÇA. INTERCEPTAÇÃO TELEFÔNICA. DE GRAVAÇÃO INTEGRAL. DESNECESSIDADE. AUTENTICIDADE DAS GRAVAÇÕES. REGRA. PRESCINDIBILIDADE DE PERÍCIA. AUSÊNCIA DE DIREITO LÍQUIDO E CERTO. AGRAVO REGIMENTAL A QUE SE NEGA PROVIMENTO. 1. Não há necessidade de gravação dos diálogos em sua integridade por peritos oficiais, visto que a Lei 9.296/96 não faz qualquer exigência nesse sentido. 2. Não há também na lei qualquer orientação no sentido de que devem ser periciadas as gravações realizadas, com a finalidade de demonstrar sua genuinidade e intangibilidade, pois a regra é que sejam idôneas. 3. Agravo regimental a que se nega provimento.

Considerando, então, que não há necessidade de formação específica para realização desse tipo de análise, pode-se afirmar que um dos requisitos básicos do pesquisador é o conhecimento e domínio da língua a ser analisada, no nosso caso, a língua portuguesa, conhecimento do objeto a ser transcrito, ou seja, noções do socioleto (variante de uma língua falada por um determinado grupo ou classe social) e do dialeto (a designação para variedades linguísticas, que podem ser regionais). Ressalta-se, ainda, que torna-se imprescindível que se tenha acuidade, discriminação, memória e análise síntese auditivas em boas condições para que o trabalho seja realizado de forma eficiente. Por fim, não se pode deixar de destacar que em todo trabalho de análise o pesquisador deve ser imparcial e possuir objetividade[27].

É imprescindível ao analista, portanto, preservar o idioleto, sotaques, palavrões, termos, erros de português e expressões distorcidas. A pontuação deve ser observada com atenção extrema na hora de identificar o autor da elocução. Os algarismos, valores e horários devem seguir um padrão. Os sons ambientais, conversas paralelas e/ou ao fundo são descritas, não cabendo ao analista julgamentos, considerando que deve-se manter imparcial. Os códigos não podem ser decodificados a menos que exista solicitação de análise específica, preservando-se a expressão utilizada colocando-a entre aspas.

Alguns erros podem ser observados durante a realização da transcrição. Quanto à origem do material eles podem ser derivados da má qualidade do som, gravação ambiental com ruído e reverberação e da sobreposição de vozes. Com relação aos fatores humanos, o desconhecimento do dialeto ou sotaque, a má interpretação do discurso e a expectativa (Fraser, 2003)[28].

Sempre que a solicitação for requerida, independente do requisitante, se autoridade policial, judiciária, partes do processo ou particular, é necessário que se estabeleçam os objetivos a serem seguidos e atendidos. Observar se foi requisitada a transcrição ou a textualização na íntegra de todo o material enviado para análise, ou se foi solicitada a identificação de palavra, nome ou a delimitação de conteúdo relevante. Ainda pode ocorrer pedidos de verificação de autenticidade e edição da gravação, que para análise são necessárias a transcrição do conteúdo e conferência de cortes ou inserções no material analisado.

Como forma de ilustrar, toma-se como exemplo o caso Calazans, no qual a Revista Veja publicou, em outubro de 2004, entre outras transcrições, a transcrição da gravação de um diálogo de 6 (seis) minutos, realizado no Gabinete do Deputado Alessandro Calazans, entre este e o Sr. Jairo Martins, sobre suposta negociação para alterar o relatório final da Comissão Parlamentar de Inquérito[29].

Diante desse ocorrido, a Assembleia Legislativa instalou procedimento na Corregedoria da Alerj para apurar as denúncias, formando-se, então, uma Comissão Especial Investigatória. Essa Comissão determinou a elaboração de perícia, por parte do Instituto de Processamento e Pesquisa de Som, Imagem e Texto, através do Laboratório de Perícias, obtendo-se um laudo pericial por parte da Corregedoria.

O Deputado, então, apresentou defesa escrita e também solicitou perícia, juntando outro laudo pericial elaborado pelos peritos de defesa. Perícia essa que se contrapôs, em parte, ao laudo elaborado pelo perito da Corregedoria.

Diante da controvérsia, surgiu-se a necessidade de realização de uma nova perícia, em que o Instituto de Criminalística Afrânio Peixoto realizou laudo pericial da gravação original publicada pela Revista Veja. De acordo com o Relatório da Comissão de Constituição e Justiça, este último esclareceu, definitivamente, diversas contestações entre os dois laudos anteriores.

No Quadro 5-3 retirado do mencionado relatório, referente aos autos nº 13.492/2004[29], há parte da transcrição dos três profissionais requisitados para tal trabalho. Embora cada *expert* tenha apresentado seu laudo ou parecer com detalhes e marcações diferentes, o conteúdo da mensagem é o mesmo. A diferença está nas especificações de palavras, uma em detrimento de outra.

Quadro 5-3. Relatório do caso Calazans, extraído da Assembleia Legislativa do Estado do Rio de Janeiro. Comissão de Constituição e Justiça, processo nº 13.492/2004

PERITO Nº 01	PERITO Nº 02	PERITO Nº 03
MASC 3: "É, O CARRO DELE TAVA... TAVA AQUI. É O QUE EU TE FALEI, TAVA O CARRO DELE... TAVA AÍ..."	1 – é, o carro dele estava... estava aqui, é o que eu te falei: estava o carro dele... estava aí...	Vm1 – É, o carro dele tava, tava aqui, é o que eu ti falei, tava o carro...
MASC 1: "TAVA. TAVA O CARRO DELE AÍ, E EU NÃO SABIA QUE ERA O CARRO DELE. ATÉ VI O ADESIVO DO FILHO, NÉ?"	2 – estava, estava o carro dele aí, e eu não sabia que era o carro dele, até vi adesivo dos filhos, né?...	Vm2 – Tava, tava o carro dele aí, e eu não sabia que era o carro dele, já até vi o adesivo dos filhos né.
MASC 3: "HUM, HUM."	1 – hum, hum...	Vm1 – Hum, hum.
MASC 1: "PÔ, PORQUE ELE FALOU COMIGO. FALOU: 'Ó, NÃO, VEM, QUE EU QUERO CONVERSAR COM VOCÊ.' EU VIM ONTEM."	2 – pó, porque ele falou comigo, falou: "não, vem que eu quero conversar com você"... (eu vim ontem)...	Vm2 – Pó, porque ele falou comigo, falou não, vem que eu quero conversar com você, eu vim ontem...
MASC 3: "SOBRE AQUE... ESSE ASSUNTO, NÃO... NÃO... NÃO... COMIGO NÃO... TAVA FECH..."	1 – só que (sobre)... esse assunto não... não... não... comigo não... estava fech/... [2/3]	Vm1 – Sobre esse assunto, não falou nada não, comigo não tava...
MASC 1: "ELE NÃO COMENTOU NADA."	2 – ele não comentou nada?	Vm2 – Ele não comentou nada?

CONSIDERAÇÕES FINAIS

Em uma pesquisa recente, realizada com material resultante de interceptação telefônica, usado para identificação de falantes em um processo judicial, verificou-se as coincidências e divergências entre os procedimentos de transcrição e textualização, considerando os seguintes parâmetros: número de palavras e tempo em minutos para a realização de cada áudio e análise comparativa da manutenção dos focos principais de conteúdo dos áudios. Os autores concluíram que o número de palavras utilizadas nos dois processos foi semelhante, que o tempo despendido para a realização da transcrição foi significantemente maior que o tempo despendido na textualização, e que os focos principais de conteúdo foram mantidos em ambos os processos (Rehder *et al.*, 2014)[30].

Com base no estudo acima citado, podemos dizer que a transcrição demanda mais tempo, nem sempre é clara, porém é a reprodução exata da fala. Em contrapartida, a textualização é mais rápida, descreve o que pode ser observado durante os diálogos, dependendo da capacidade de análise e síntese do analista.

Na atualidade, as discussões continuam nos superiores tribunais sobre a necessidade ou não da transcrição na íntegra, o que importa é conhecer os conceitos aqui estudados e saber da possibilidade de atuação na análise de áudios e vídeos. Conhecedor da comunicação humana, o fonoaudiólogo também está apto a realizar textualizações e transcrições, no entanto, é necessário que se preocupe em saber os requisitos que deve seguir para a realização de um trabalho imparcial.

ANEXO 1
NORMAS PARA TRANSCRIÇÃO DE ENTREVISTAS GRAVADAS
Exemplos retirados dos inquéritos NURC/SP nº 338 EF e 331 D2[16]

OCORRÊNCIAS	SINAIS	EXEMPLIFICAÇÃO
Incompreensão de palavras ou segmentos	( )	Do nives re renda ( ) nível de renda nominal
Hipótese do que se ouviu	(hipótese)	(estou) meio preocupado (com o gravador)
Truncamento (havendo homografia, usa-se acento indicativo da tônica e/ou timbre)	/	E comé/e reinicia
Entonação enfática	Maiúscula	Porque as pessoas reTÊM moeda
Prolongamento de vogal e consoante (como s, r)	::podendo aumentar para::::: ou mais	Ao emprestarmos éh::::... dinheiro
Silabação	-	Por motivo de tran-sa-ção
Interrogação	?	E o Banco... Central... certo?
Qualquer pausa	...	São três motivos... ou três razões... que fazem com que se retenha moeda... existe uma... retenção
Comentários descritivos do transcritor	((minúscula))	((tossiu))
Comentários que quebram a sequência temática da exposição: desvio temático	- - - -	...a demanda da moeda - - vamos dar casa essa notação - - demanda da moeda por motivo...
Superposição, simultaneidade de vozes	Ligando as linhas	Na casa de sua irmã [sexta-feira? fazem LÁ [cozinham lá
Indicação de que a fala foi tomada ou interrompida em determinado ponto. Não no seu início, por exemplo.	(...)	(...) nós vimos que existem...

Citações literais de textos, durante a gravação	""entre aspas""	Pedro Lima... ah escreve na ocasião... "O cinema falado em língua estrangeira não precisa de nenhuma baRREIra entre nós"...

Iniciais maiúsculas: só para nomes próprios ou para siglas (USP etc.)
Fáticos: ah, éh, ihn, ohn, uhn, tá (não por *está*: tá? Você *está* brava?)
Nomes de obras ou nomes comuns estrangeiros são grifados.
Números por extenso.
Não se indica o ponto de exclamação (frase exclamativa)
Não se anota o *cadenciamento da frase*.
Podem-se combinar sinais. Por exemplo: oh:::... (alongamento e pausa)
Não se utilizam sinais de pausa, típicas da língua escrita, como ponto e vírgula, ponto final, dois pontos, vírgula. As reticências marcam qualquer tipo de pausa.

ANEXO 2
CONVENÇÕES DE TRANSCRIÇÃO JEFFERSON[17]

Aspectos de produção da fala

.	(ponto final)	entonação descendente
?	(ponto de interrogação)	entonação ascendente
,	(vírgula)	entonação intermediária
:	(dois-pontos)	prolongamento do som
↑	(flecha para cima)	som mais agudo do que os do entorno
↓	(flecha para baixo)	som mais grave do que os do entorno
-	(hífen)	corte abrupto na produção vocal
fala	(sublinha)	ênfase em som
FAla	(maiúscula)	
°fala°	(sinais de graus)	som em volume mais alto do que o os do entorno
°°fala°°	(sinais de graus duplos)	som em volume destacadamente mais baixo do que os do entorno
>fala<	(sinais de maior do que e menor do que)	fala acelerada
<fala>	(sinais de menor do que e maior do que)	fala desacelerada
[ ]	(colchetes)	fala sobreposta (mais de um interlocutor falando ao mesmo tempo)
Inspirações/expirações/risos		
.hh	(série de h precedida de ponto)	inspiração audível
hh	(série de h)	expiração ou riso
Lapsos de tempo		
(2,4)	(números entre parênteses)	medida de silêncio (em segundos e décimos de segundos)
(.)	(ponto entre parênteses)	silêncio de menos de 2 décimos de segundo
Formatação, comentários, dúvidas		
=	(sinais de igual)	elocuções contíguas
( )	(parênteses vazios)	(segmento de fala que não pôde ser transcrito)
(fala)	(segmento de fala entre parênteses)	transcrição duvidosa
((levanta da cadeira))	(parênteses duplos)	descrição de atividade não vocal

ANEXO 3
CONVENÇÃO PARA TRANSCRIÇÃO DE FALA[18]

ITEM	DESCRIÇÃO
Números (inclusive telefone), horas, medidas, idade, data, páginas e porcentagem	Sempre escritos com algarismos - 1; 4 horas; 2 metros; 22 anos; 9 de dezembro; página 4; 51%
Valores	Quando mencionada a moeda utilizada, usar o símbolo e algarismos. Ex: R$10,00; Quando não mencionada a moeda, o padrão será o mesmo dos numeros. Ex: pediu dez, pediu 30.
Interlocutor não identificado	Sempre escrito de forma abreviada como Voz Masculina (VM), Voz Feminina (VF) e Voz de Criança (VC), seguidos de números quando as vozes forem de pessoas diferentes. Ex: VM1 X VF1; VM1 X VM2.
Palavra não discriminada	Sempre usada com três "X" maiúsculos entre parênteses. Ex: (XXX).
Nome não discriminado	Sempre identificado com abreviação NND entre parênteses. Ex: (NND).
Silabação de palavras	O uso de palavra silabada será apresentado utilizando traços entre as sílabas. Ex: es - ton -te - an - te.
Continuação da conversa	Sempre identificada com a seguinte escrita: "cont. do diálogo do índice ou arquivo xyz".
Observação/comentários do analista	Sempre estará entre dois parênteses – ((vozes ao fundo)).
Observação de utilização de códigos	Sempre identificado entre dois parênteses ((fala encriptada)).
Palavra possivelmente identificada – hipótese	A descrição será feita sempre com uma interrogação entre parêntese após a palavra ouvida. Ex: *velhaco (?)*.
Alongamento de sons	Sempre utilizada para transcrever pausa na fala, alongamento de vogais ou de palavras (com três repetições da vogal seguida de dois pontos repetidos. Ex – naaa::tes).
Pausa	Sempre que houver qualquer pausa (respiratória, entonatória, organização do pensamento), usar-se-ão reticências (...). Ex: Então... quer dizer...
Entonação enfática	Sempre que a ênfase do indivíduo falante for marcante, usar-se-á MAIÚSCULA. Ex: *Vou pegar o BONDE, às 7 horas.*
Truncamento ou interrupção na fala	Sempre utilizada quando a palavra for quebrada ou truncada, usar-se-á o sinal de barra (/). Ex: bo/bo/onita ou o menino/menina.

Sobreposição de falas	Utilizar colchetes ([) para abrir fala sobreposta/superposta e indicando continuação usar sinal de igual (=) ao final da frase do falante e ao início do recomeço do mesmo. Ex: VM1 – [*Não quero ser o* =; VM2 – [*entendo*; VM1 – = *valente*.
Atenção especial	Sempre estarão em negrito: marcas de carro, modelo de motos, cores, nomes, endereços.

REFERÊNCIAS BIBLIOGRÁFICAS

1. Alberti V. *Manual de história oral*. 3. ed. Rio de Janeiro: FGV, 2005.
2. Marega LMP, Jung NM. A sobreposição de falas na conversa cotidiana: disputa pela palavra? Veredas online. Atemática. [Internet]. Juiz de Fora, 2011;1:321-337. Acesso em: 2 Abr. 2013. Disponível em: <http://www.ufjf.br/revistaveredas/files/2011/05/ARTIGO-231.pdf>
3. Oliveira RS, Surreaux LM. *Análise da fala sintomática: diferenças entre transcrição fonética e transcrição de base enunciativa*. SIC: UFRGS, 2010.
4. Ferreira ABH. *Novo dicionário Aurélio da língua portuguesa*. 4. ed. Curitiba: Positivo, 2009. p. 1975.
5. Marcuschi LA. *Análise da conversação*. São Paulo: Ática, 1991.
6. Dionísio AP. Análise da conversação. In: Mussalim F, Bentes AC. *Introdução à linguística: domínios e fronteiras*. 2. ed. São Paulo: Cortez, 2001.
7. Fontanella BJB, Campos CJG, Turato ER. Coleta de dados na pesquisa clínico-qualitativa: uso de entrevistas não-dirigidas de questões abertas por profissionais da saúde. *Rev Latino-Am Enfermagem* Set-Out. 2006. Acesso em: 2014 Mai 30;14(5). Disponível em: <http://www.scielo.br/scielo.php?pid=S0104-11692006000500025&script=sci_arttext&tlng=pt>
8. Braid ACM. *Fonética Forense*. 2. ed. Campinas: Millennium, 2003.
9. Degravação. In: *dicionário informal* [Internet]. Acesso em: 30 Mai 2014. Disponível em: <http://www.dicionarioinformal.com.br/degravação>
10. Ministério Público do Estado do Paraná. Informativo 155 – Interceptação – Degravação – Validade para outra investigação. [Internet]. Acesso em: 30 Mai 2014. Disponível em: <http://www.criminal.mppr.mp.br/modules/conteudo/conteudo.php?conteudo=1033>
11. Ferreira ABH. *Novo dicionário Aurélio da língua portuguesa*. 4. ed. Curitiba: Positivo, 2009. p. 1130.
12. O Globo. [Internet]. 2009 Jul. Acesso em: 2014 Jun. 20. Disponível em: <http://oglobo.globo.com/blogs/arquivos_upload/2009/07/129_2251-audio%2001%20b.mp3>
13. Amino K, Sugawara T, Arai T. Effects of the syllable structure on perceptual speaker identification. *Leice Tech Rep* 2006;105:109-14.
14. Nabarro SA. A história oral na internet. Ar@cne Revista electrónica de recursos en Internet sobre geografía y ciencias sociales. Barcelona: Universidad de Barcelona [En línea. Acceso libre]. [Internet]. 2012 Nov 1. Acesso em: 05 Jun. 2014. Disponível em: <http://www.ub.es/geocrit/aracne/aracne-165.htm>
15. Gattaz AC. Lapidando a fala bruta: a textualização em História Oral. In: Meihy JCSB. (Ed.). (Re)definindo a história oral no Brasil. São Paulo: Xamã, 1996. p. 135-40. Acesso em: 2014 Mai 30. Disponível em: <http://gattaz-artigos.blogspot.com.br/2008/04/lapidando-fala-bruta-textualizao-em.html>
16. Preti D. (Ed.) *O discurso oral culto*. 2. ed. São Paulo: Humanitas, FFLCH/USP, Projetos Pararelos, 1999. p. 224, vol. 2.
17. Jefferson G. Glossário de símbolos de transcrição com uma introdução. In: Lerner GH. (Ed.). Análise da conversação: estudos da primeira geração. Philadelphia: John Benjamins, 2004.

p. 13-31. [Internet] Acesso em: 2014 Jun. 20. Disponível em: <http://www2.fcsh.unl.pt/giid-clunl/civ/s8.pdf>
18. Sanches AP. *Convenção para transcrição de fala* – Adaptado das normas de Marcushi (1991), Ministério Público do Estado de São Paulo, 2012.
19. Gonçalves CS. *Taxa de elocução e de articulação em corpus forense do português brasileiro*. [Tese de doutorado] [Internet]. Porto Alegre: Faculdade de Letras da Pontifícia Universidade Católica do Rio Grande do Sul; 2013. Acesso em: 20 Jun. 2014. Disponível em: <http://repositorio.pucrs.br:8080/dspace/bitstream/10923/5453/1/000449942-Texto%2BCompleto-0.pdf>
20. Brasil. Presidência da República, Subchefia para Assuntos Jurídicos. Lei nº 9.296, de 24 de julgo de 1996. Regulamenta o inciso XII, parte final, do art. 5º da Constituição Federal. [Internet]. Acesso em: 20 Jun. 2014. Disponível em: <http://www.planalto.gov.br/ccivil_03/leis/l9296.htm>
21. Cabeça tranquila para assassinar, diz médica na transcrição de inquérito. [Internet]. G1. 27 Fev. 2013. Acesso em: 20 Jun. 2014. Disponível em: <http://g1.globo.com/pr/parana/noticia/2013/02/cabeca-tranquila-para-assassinar-diz-medica-na-transcricao-de-inquerito.html>
22. Transcrições de grampos usadas para incriminar médica no Paraná trocam "raciocinar" por "assassinar". [Internet]. Uol 28 Fev 2013. Acesso em: 20 Jun. 2014. Disponível em: <http://noticias.uol.com.br/cotidiano/ultimas-noticias/2013/02/28/transcricoes-de-grampos-usadas-para-incriminar-medica-no-parana-trocam-verbo-raciocinar-por-assassinar.htm>
23. Blanche-Benveniste C. *Approches de la langue parlée em français*. Nouvelle édition. Paris: Ophrys, 2010.
24. Brum de Paula MR, Espinar GS. Coleta, transcrição e análise de produções orais. In: Brum de Paula MR, Scherer AE, Paraense SCL. (Orgs.). Letras. Santa Maria: PPGL, 2002. p. 21.
25. Lisboa RSA. A interceptação das comunicações telefônicas: instrumento de investigação criminal. Direito Penal Virtual. [Internet]. 11 Dez. 2013. Acesso em: 20 Jun. 2014. 76(8). Disponível em: <http://www.direitopenalvirtual.com.br/artigos/a-interceptacao-das-comunicacoes-telefonicas-instrumento-de-investigacao-criminal-primeira-parte>
26. JusBrasil. Superior Tribunal de Justiça, Agravo Regimental no Recurso em Mandado de Segurança: AGRG no RMS 28642 Pr 2009/0007032-2. [Internet] 15 Ago. 2011. Acesso em: 20 Jun. 2014. Disponível em: <http://stj.jusbrasil.com.br/jurisprudencia/21099209/agravo-regimental-no-recurso-em-mandado-de-seguranca-agrg-no-rms-28642-pr-2009-0007032-2-stj>
27. Rigor e integridade na condução da pesquisa científica – Guia de recomendações de práticas responsáveis – Academia Brasileira de Ciências. 2013. [Internet] Acesso em: 10 Jul. 2014. Disponível em: <http://www.abc.org.br/IMG/pdf/doc-4311.pdf>
28. Fraser H. Issues in transcription: factors affecting the reliability of transcripts as evidence in legal cases. School of Languages Cultures and Linguistics, University of New, England © University of Birmingham Press. Forensic Linguistics. 2003;10(2):1350-771.
29. Assembleia Legislativa do Estado do Rio de Janeiro. Comissão de Constituição e Justiça, processo nº 13492/2004. 2005 Abr 05. [Internet] [acesso em 2014 Jun 20]. Disponível em: <http://www.alerj.rj.gov.br/relatorios/RelatorioCCJ.htm>
30. Rehder MIC, Cazumbá LAF, Assis RMK *et al*. Coincidências e divergências entre transcrição e textualização de áudios. *Rev Cefac* – AO_VOZ_139-13. No prelo 2014.
31. Alberti V. Manual de história oral. 3.ed. Rio de Janeiro: FGV; 2005.

Capítulo

6

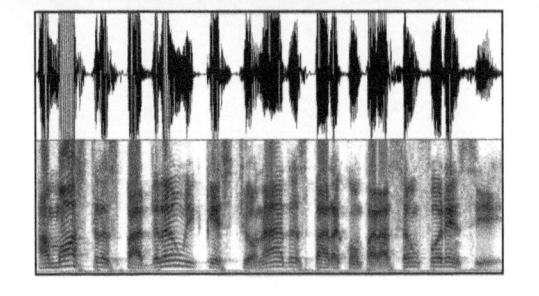

AMOSTRA PADRÃO E QUESTIONADA PARA A COMPARAÇÃO FORENSE

Ana Paula Sanches ▪ Lucilene Aparecida Forcin Cazumbá
Gerson Albuquerque da Silva

INTRODUÇÃO

A Criminalística é a disciplina científica orientada para o reconhecimento, a identificação, a individualização e a avaliação da evidência pela aplicação das ciências naturais aos problemas da lei (Gialamas, 2000)[1]. Assim, por um lado, é a ciência da individualização, compreendida como o processo que busca a certeza de não se confundir uma pessoa ou coisa ao restante das coisas e pessoas consideradas. Por outro lado, é a ciência voltada para a avaliação da evidência.

Um dos princípios sob os quais a criminalística se assenta trata da evidência e é denominada como Princípio de *Locard* (Locard, 1934)[2], Tal princípio é definido como princípio de troca e seu autor enunciou a seguinte frase: "Cada contato deixa um rastro". Assim, se um indivíduo, em princípio desconhecido, telefona para outro a fim de acertar detalhes acerca do tráfico de substâncias entorpecentes, por exemplo, se a ligação for interceptada diz-se que um traço, um material de natureza desconhecida, foi deixado pelo suposto traficante. Define-se, então, evidência como a relação entre este traço, de origem, em princípio desconhecida, e outro, de origem conhecida, sendo ambos relacionados com um determinado crime (Aitken *et al.*, 2004)[3].

De acordo com o Princípio de *Locard* têm-se, então, dois tipos de material: o de origem desconhecida, chamado de traço, marca, rastro, vestígio, entre outros, podendo ser transferido do criminoso para a cena do crime (pegadas, impressões digitais, voz gravada etc.), denominado **material questionado**; e o de origem conhecida, nomeado material de controle, material padrão, entre outros, podendo ser obtido do suposto criminoso (amostra de sangue, impressão digital, amostra de voz etc.) ou da cena do crime (amostra de vidro, fibras da roupa da vítima etc.), o **material padrão** (Calvo, 2010)[4].

Nos exames que envolvam a comunicação, ou seja, voz, fala e linguagem, o papel do pesquisador, seja perito oficial ou assistente técnico, de acordo com a definição da criminalística, é examinar as amostras padrão e questionada disponíveis, avaliar a contribuição desses achados e, por fim, prover a Justiça, seja através de um laudo ou de um parecer ou informe, de informações significativas que contribuam com cada caso. Este tipo de prova técnica requisitada pelo Juiz de Direito, Promotor de Justiça ou requerida pela parte no processo é nomeada, no ambiente jurídico, como perícia de voz. (STJ – RECURSO ORDINÁRIO EM HABEAS CORPUS RHC 20995 RJ 2007/0049589-3 [STJ], STJ – RECURSO ORDINÁRIO EM HABEAS CORPUS RHC 20995 RJ 2007/0049589-3 [STJ] e TRE-SC – RDJE 1 SC [TRE-SC]).

Há muitas discussões sobre o uso de termos para destacar tal atividade pericial, todas elas justificando o uso, os prós e os contras de cada terminologia. As maiores discussões relacionam-se com os termos identificação, reconhecimento, verificação e discriminação, porém, surgem na literatura, principalmente internacional, outros termos que são: identificação de falantes ou identificação de locutores, perícia de voz, exame de identificação de falantes pela voz e exame de verificação de locutor (Braid, 2003; Gonçalves, 2013)[5,6] reconhecimento de voz, perícia de confronto de voz, perícia de comparação de voz(Kirchhubel, 2013)[7] e perícia forense de voz. Há um consenso no Reino Unido (French e Harrison, 2007)[8] e com outros estudiosos (Morrison, 2009)[9] sobre o uso do termo "Comparação Forense".

Embora a discussão seja pertinente e norteie a compreensão do que ocorre no Brasil e no mundo no que se refere à perícia de voz, o objetivo deste capítulo é apresentar como se dá o processo de construção das amostras padrão e questionada para a realização da referida perícia.

Para a realização do presente exame pericial, independent da denominação, devem ser destacados alguns fatores imprescindíveis relacionados com a análise da adequabilidade do material questionado, qualidade suficiente, ruído ou compressão do áudio e tempo de fala líquida, ou seja, trechos exclusivamente da fala do indivíduo indicado como o questionado, sem pausas e a quantidade e diversidade, que devem ser rigorosamente observados (Greco, 2012)[10]. Portanto, o sucesso desta análise pericial está diretamente ligado à preparação das amostras que compõem o material questionado e o padrão, o que será abordado a seguir.

AMOSTRAS DE MATERIAL QUESTIONADO E PADRÃO

O material questionado neste tipo de perícia é resultado de interceptações telefônicas, judicialmente autorizadas[11], levadas a cabo pela autoridade policial, pelo Ministério Público ou obtidas de gravações realizadas pelas vítimas ou efetuadas por terceiros. Observam-se inúmeras jurisprudências que tratam de interceptações, sejam elas telefônicas, ambientais clandestinas e não ilícitas, e que retratam a possibilidade de outro material ser utilizado como o questionado[12].

Em contrapartida, o material padrão é obtido por meio da coleta de material de voz e deverá ser espontaneamente fornecido pelo réu, ou por meio de material gravado ou interceptado sabidamente pertencente ao réu. É importante ressaltar que nenhum indivíduo é obrigado a produzir prova contra si[13]. Embora muitos laudos periciais e pareceres técnicos apresentem o termo "colheita", é preciso ressaltar que no tocante à linguagem médica o presente termo é usado, de preferência, quando se colhe alguma coisa individualmente (colheita de sangue, colheita de urina etc.), e o termo "coleta" quando se trata da obtenção de material, dados, amostras ou informações de uma coletividade ou de arquivos que os contenham (Saraiva, 1993; Coutinho, 1962)[14,15]. Portanto, para o presente trabalho os autores utilizarão o termo "coleta".

RECEBIMENTO E ARMAZENAMENTO DO MATERIAL QUESTIONADO

O material questionado será entregue ao examinador em cartório, se este for nomeado assistente técnico, ou será remetido ao perito oficial em seu instituto ou endereço fornecido ao juízo por meio de ofício, podendo, em muitos casos, quando da nomeação de perito em outros estados ou comarcas, ser remetido via correio, com os cuidados necessários[16,17].

Este material é resultado de escuta e gravação de inúmeras conversas interceptadas judicialmente em fitas cassete, CDs e/ou DVDs, fitas microcassetes, mídias apreendidas durante o processo de investigação ou outras gravadas a partir de conversa ambiental. Em muitos casos, o material questionado para comparação com o padrão do suposto autor é encaminhado com indicação do nome, vulgo, horário e índice da ligação ou gravação, ou ainda, um vídeo ou endereço eletrônico do suposto autor dos fatos.

Inicialmente, ao ter posse do material questionado, o pesquisador deverá identificar e conferir o número de série grafado em cada mídia recebida (fita, CD e/ou DVD e outros), fotografar, descrever as condições do material e quantos recursos serão necessários. Tudo isso deve ser feito perante uma testemunha, para que assim não haja problemas com danos e manipulação dos objetos, mantendo-se sua preservação até o final da pesquisa. Torna-se importante, também, antes da cópia dos arquivos de análise, ao abrir a mídia original fornecida para o exame pericial, fazer um *printscreen* da tela ou uma cópia forense acompanhada dos relatórios dos arquivos, a fim de comprovar que os arquivos copiados realmente estavam nela contidos.

Esse processo é conhecido como cadeia de custódia[18], que são procedimentos realizados para assegurar a identidade, o registro histórico e a integridade de materiais que podem se tornar provas, o que também é regido pelo Código de Processo Penal, em seus artigos 6° e 170°, que trata de garantias na conservação da cena do crime, na manipulação dos indícios do local do fato e de cuidados de armazenamento das provas[16]. Após a transferência do material questionado para uma estação de trabalho, o pesquisador deverá, quando este for do tipo analógico, remover eventuais permissões para regravação antes da conversão para digital, a fim de evitar perda ou dano do material a ser examinado. Será imprescindível que o analista, no momento da transferência de dados, escute o material de pesquisa para evitar perda de dados, seja por problemas no maquinário, seja por ininteligibilidade da fala do(s) falante(s). Se houver quaisquer danos ou problemas na escuta, um informativo técnico ou ofício deve ser elaborado, o mais breve possível, a fim de avisar o responsável pela requisição da perícia do ocorrido ou encontrado no material. Com os arquivos questionados já copiados e armazenados na estação de trabalho, o examinador usará *softwares* específicos para os tratamentos necessários nos materiais de áudio e/ou vídeo.

PREPARAÇÃO DO MATERIAL QUESTIONADO

É importante destacar que o material questionado só deverá ser manipulado para tratamento nos casos de tentativa de redução de ruído para melhorar a inteligibilidade da mensagem. Caso contrário, o som original deve ser mantido para não interferir na qualidade de voz dos falantes questionados. O ideal, se houver necessidade de tratamento, é sempre deixar uma cópia original, assim se melhora um para realizar a transcrição ou a análise de conteúdo/textualização, e com o outro se trabalha a comparação forense de voz, fala e linguagem.

Existem vários *softwares* para edição de áudio. O importante é que seja original, com número de série, pois, como o perito pode ser, a qualquer momento, chamado para responder dados sobre o seu trabalho, pode ser questionado sobre informações dos *softwares* utilizados para o exame. Além desses programas de edição, outros que filtram e trabalham o ruído e/ou que equalizam o som do arquivo podem ser necessários, pois nem sempre o programa de edição traz bons componentes para essas tarefas. Os tratamentos realizados, quando necessários, são: melhora de ganho, correção de velocidade da fala, diminuição de ruído, equalização, filtragem de banda de frequências, entre outros (Santos, 2003)[19].

Durante a análise do material, o examinador deve identificar os falantes, pausas, ênfase, alongamento das vogais, silabação, interrogação, segmentos incompreensíveis ou ininteligíveis, truncamento de palavras ou desvios sintáticos, citações, superposições de vozes, simultaneidade de vozes, também os aspectos não verbais, como a paralinguagem e o silêncio, bem como quaisquer informações que assegurem o registro do *corpus* do trabalho, como é o caso da troca de turno comunicativo e dos marcadores conversacionais* (Marcushi, 2003; Marcushi, 1987; Urbano, 1993)[20-22]. É relevante, também, marcar as realizações entonacionais durante o processo de conversação.

Após, a realização dos procedimentos acima mencionados, é necessária a separação das vozes. Suponha que é enviada para perícia uma mídia, por exemplo, contendo quarenta ligações interceptadas judicialmente e, nos quesitos do juiz, é preciso identificar dentre os falantes de todas, um suspeito indicado anteriormente pelas partes. Assim, o próximo passo, lembrando-se de que todos os demais já foram realizados, é separar os falantes. Para isso é utilizado, também, o *software* de edição de áudio. A cada voz separada atribui-se um nome ou número ao falante determinado.

E como separar os falantes? No *software* de edição de áudio ou vídeo, a cada troca de turno um falante entra. Então, deve-se recortar o trecho e abrir um novo arquivo para copiá-lo; todas as vezes que a mesma voz for aparecendo, recorta-se e copia-se no mesmo arquivo, assim, ao longo da conversa, teremos vários trechos de um mesmo falante. Isso é realizado com todas as vozes de todos os arquivos enviados para análise (Fig. 6-1). Essa é a parte mais trabalhosa, pois demanda muita atenção, tempo e habilidade auditiva, visual e tecnológica.

Nesta etapa da análise, salientam-se dois pontos importantes e que não podem ser esquecidos. Primeiro, ao se abrir um novo arquivo para copiar e colar os trechos de cada falante é imprescindível que se verifique a taxa de amostragem, a frequência de amostragem, o número de *bits* (resolução) e o tipo de som (mono

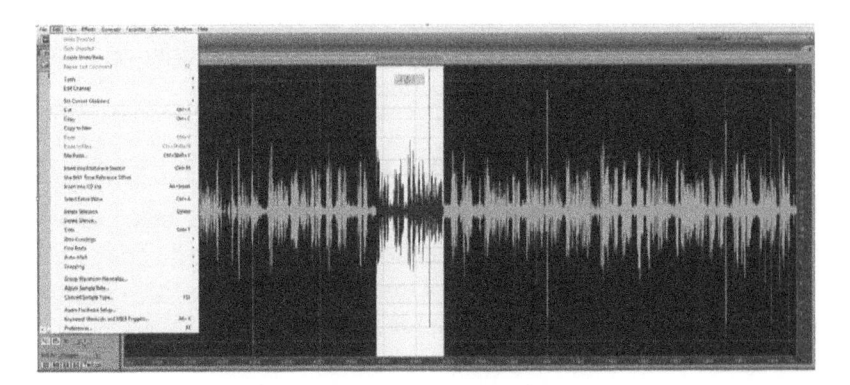

Fig. 6-1. Trecho de áudio selecionado para recorte. (Fonte: autores.)

---

*Urbano (1993, p. 85) Define marcadores conversacionais como "unidades típicas da fala, dotadas de grande frequência, recorrência, convencionalidade, idiomaticidade e significação discursivo interacional, mas que geralmente não integram o conteúdo cognitivo do texto".

ou estéreo) (Cunto, 2009)[23], pois, se houver seleção equivocada, perde-se todo o trabalho. O arquivo aberto deve ter a mesma configuração que o original. O segundo ponto é quanto aos conhecimentos sobre extensões dos arquivos de vídeo e áudio, sistema de conversão de mídias, compactação e digitalização de arquivos. Existem muitos formatos tanto de compactação/compressão, quanto de extensões e, muitas vezes, há dificuldades em acessar os arquivos. Neste caso, é imprescindível a utilização de decodificadores adequando a leitura dos *codecs** de cada arquivo.

Com o material questionado separado e preparado para a análise e realização da perícia solicitada, o material padrão deverá ser então, coletado.

DO MATERIAL PADRÃO

Como já exposto, entende-se por material padrão aquele material de natureza conhecida, geralmente coletado do réu ou suspeito, neste caso, material de fala (voz, fala e linguagem) ou, ainda, indicado pelo requisitante na forma de uma gravação de áudio ou vídeo. Quando da necessidade de realização da coleta do padrão do suposto autor, o examinador deve ter ciência de que se este não quiser fornecer material padrão, está em seu direito[13].

Vale assinalar que o material padrão não necessariamente deve provir unicamente da coleta de padrão do suspeito. Assim, destaca-se o tipo de material padrão que atualmente está sendo utilizado, principalmente em pessoas conhecidas no meio midiático (pessoas públicas). Um caso bem conhecido é o de um ex-prefeito da cidade de Campo Grande. A fonoaudióloga perita que realizou o exame forense utilizou como material padrão uma entrevista que o investigado havia dado para um canal de televisão[24]. Assim, pondera-se que, se houver material público produzido pelo acusado, ele pode ser utilizado como padrão, seja em canal televisivo, radiofônico ou em *sites* como *Youtube*, entre outros.

DO LOCAL PARA REALIZAÇÃO DA COLETA DO PADRÃO

A referida entrevista que resultará no material padrão do suposto autor pode ser realizada em diversos locais, dependendo da determinação do *Juiz* no processo. Se a perícia for requisitada a um dos Institutos Oficiais, como o Instituto de Criminalística, a coleta poderá ser realizada na sede do mesmo.

No caso do Instituto de Criminalística do Estado de São Paulo, a coleta é realizada em sala acusticamente isolada. Justifica-se tal ambiente por recomendação (Braid, 2003)[5]. Estas salas utilizam estruturas semelhantes às das salas de audiometria, bem como, a das salas utilizadas em estudos fonéticos nos institutos de

---

*Dispositivo/programa que codifica/decodifica arquivos de mídias.

pesquisas das ciências de voz, fala e linguagem[25-27]. Os ambientes são constituídos de câmeras contíguas e acusticamente revestidos onde se acomodam, respectivamente, o pesquisador e o entrevistado. Próximo à boca deste último, posiciona-se um microfone unidirecional. Em linhas gerais, o diferencial das salas preparadas para procedimentos forenses, com relação às dos institutos de pesquisas e às de clínicas de audiometria, relaciona-se com o fato de que, a fim de atender aos propósitos específicos a que se destinam, salas equipadas para coleta de material vocal forense são dotadas de mecanismos de segurança que preservam o sigilo e a integridade do entrevistador. Um desses mecanismos é a utilização de vidros espessos, os quais, sob ajustado contraste luminoso, permitem tão somente o contato unilateral, privando a visão do entrevistador (perito) pelo entrevistado (suspeito), como ocorre em salas de reconhecimento de testemunhas. Salas assim projetadas atendem às especificações recomendadas para o uso de sistemas automatizados, cujo uso, de forma combinada e complementar, vem sendo cada vez mais difundido em exames de comparação forense de voz, fala e linguagem ao redor do mundo (Drygajlo, 2013; Gonzales-Rodrigues *et al.*, 2007)[28,29,32]. Entre os exemplos de sala de coleta, encontra-se a do Instituto de Criminalística de São Paulo[30,31], inaugurada em 2011 (Fig. 6-2).

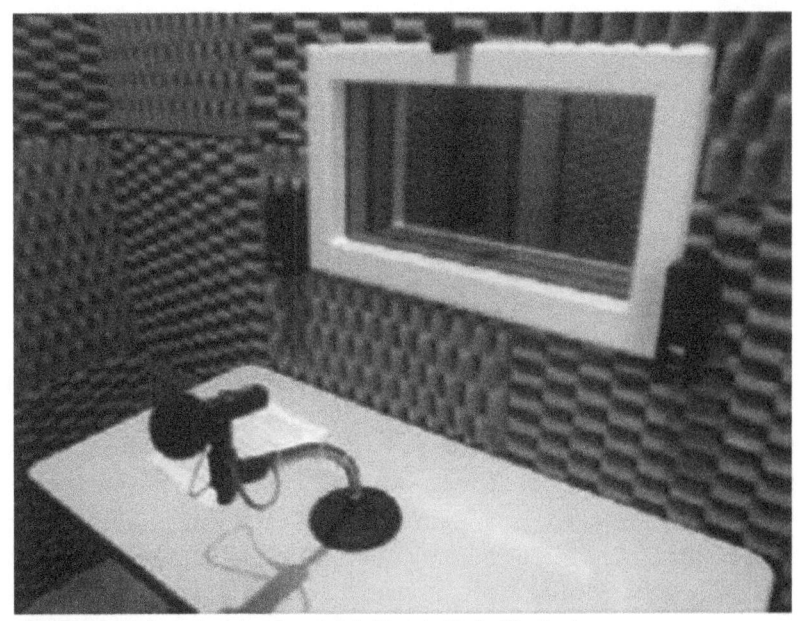

Fig. 6-2. Sala de Coleta de Material de Voz do IC de São Paulo.
(Fonte: http://www.ssp.sp.gov.br/noticia/lenoticia.aspx? id=24158#10.)

Em outras situações, se o Ministério Público indicar seu assistente técnico para realização do exame pericial, a coleta poderá ser realizada na unidade em que o suposto autor se encontra, se este estiver recolhido, seja delegacia ou presídio (Fig. 6-3), ou em uma sala do Fórum ou do próprio Ministério Público, em caso deste estar em liberdade.

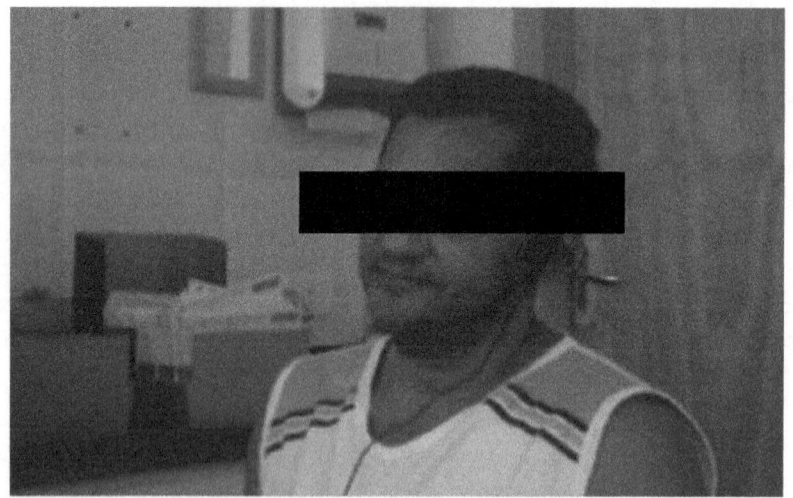

Fig. 6-3. Coleta de voz realizada em sala de Delegacia de Polícia para criação de banco de vozes na 9ª Delegacia de Polícia de Maringá, PR. (Fonte: pesquisa Lubaski e Sanches, 2008.)

Nesses casos, alguns cuidados devem ser tomados para a coleta, para a própria segurança do examinador, como não deixar nada que possa servir de arma ao alcance do réu. O réu preso sempre entrará na sala de exame algemado e escoltado. É importante que, anteriormente, o perito converse com o responsável pelo seu acompanhamento e determine quem ficará na sala acompanhando o réu, para que não tumultue a realização do exame. Assim, como se torna necessário o aviso para que todos os presentes desliguem seus aparelhos telefônicos, para que não haja interferência na gravação (por isso pedir o desligamento e não só colocar no modo silencioso) e também para que não seja, ao tocar, um ruído a mais nas gravações.

Destarte, a realização do exame em ambiente sem tratamento acústico segue a linha da equiparação ao ambiente em que acontece a fala nos materiais questionados. Se há possibilidade de usar o material questionado com os ruídos existentes, pode-se também utilizar o material padrão com ruídos, desde que não se sobreponham à fala coletada. Como será detalhado posteriormente, é essencial que, para o sucesso do exame, durante a entrevista, o examinador procure conversar sobre diversos assuntos, visando explorar as várias sensações emocionais, como alegria, empolgação, tristeza, raiva, desgosto, tensão e outras que forem possíveis. É muito sábio e seguro que não aborde assuntos de que, *a posteriori*, não se sustente. É indispensável ter espontaneidade e leveza para se desvincular de um assunto quando preciso, pois, a depender do suspeito que se entrevista, a frieza, o autocontrole, o cinismo dominam, e saber se desvencilhar sem pôr fim à entrevista ou sem se deixar levar pelos sentimentos é uma vantagem.

DO MATERIAL UTILIZADO PARA A REALIZAÇÃO DA COLETA

Considerando que a coleta poderá ser realizada pelo examinador nomeado pelo juízo em sala ou unidade prisional por ele indicada, alguns materiais tornam-se imprescindíveis para a sua realização:

- Microfone profissional de precisão, de preferência de mesa (ou pedestal).
- Filmadora com microfone externo e interno de alta qualidade.
- *Notebook* de nova geração com placa de som adequada.
- Cartão de memória ou *pen-drive* reserva.

Existem vários tipos de microfone, sendo os dois mais utilizados: os condensadores e os dinâmicos. Deles, os mais usuais são os dinâmicos, uma vez que são mais versáteis, não captam muito ruído ambiental e não são tão sensíveis ao impacto. O que pode limitar um pouco seu uso é que, por essas características, acabam não tendo a qualidade refinada que os condensadores têm. Como o exame de coleta de padrão não é realizado em estúdio de gravação, o sugerido é que se invista em um microfone dinâmico, pois ele elimina um pouco do som ambiente e é mais barato que o condensador.

Quanto à direcionalidade do microfone, leva-se em consideração o ângulo da chegada do som. No caso da perícia, o ideal é que se utilize um omnidirecional, pois, enquanto o suspeito está na frente do microfone, o entrevistador estará, normalmente, no lado contrário. Dessa forma, captar-se-ão ambos os falantes. Outro fator a se levar em conta é o deslocamento do entrevistado. Se houver uma movimentação, não ocorrerá perda de potência do som. No caso de salas que possuam câmaras separadas e acusticamente isoladas, pode-se utilizar dois microfones unidirecionais, respectivamente, para o entrevistador e o preso. Pode-se também investir em um direcional supercardioide, pois este terá maior enfoque no som que vem da parte frontal do microfone, mas não eliminará totalmente o som posterior, como exemplificado na Figura 6-4.

CHARACTERISTIC	OMINI-DIRECTINAL	CARDIOID	SUPER CARDIOID	HYPER CARDIOID	BI-DIRECTINAL
POLAR RESPONSE PATTERN					
COVERAGE ANGLE	360°	131°	115°	105°	90°
ANGLE OF MAXIMUN (null angle)	—	180°	126°	110°	90°
REAR REJECTION (relative to front)	0	25 dB	12 dB	6 dB	0

Fig. 6-4. Exemplos de diagramas polares para vários tipos de direcionalidades. Os ângulos indicam a partir de onde a captação sai.
(Fonte: http:// forum.batera.com.br/forum_posts.asp?TID=61093).

Ainda deve-se considerar a resposta de frequência e intensidade do microfone. Uma captação deve ser o mais fiel e natural possível ao som original, por isso deve-se respeitar a faixa de frequência da voz, que normalmente se situa entre 100 Hz e 2.500 Hz, e verificar o que o microfone permite/suporta[33,34]. Na Figura 6-5, há um exemplo da tabela que se deve verificar ao comprar um microfone. Nela há a visualização da faixa de frequência e também o nível de intensidade funcional nos limites daquela.

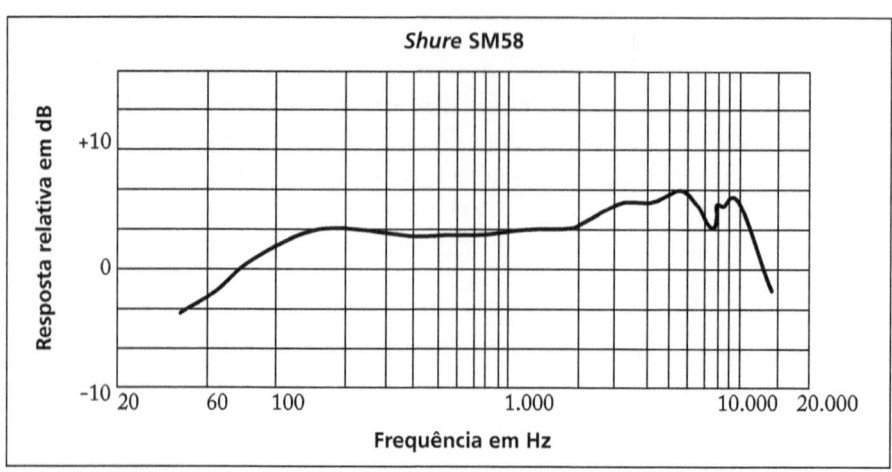

Fig. 6-5. Curva de resposta de um tipo de microfone.
(Fonte:http://marcelomelloweb.kinghost.net/mmsonorizacao1.html#mi01).

Observa-se que a qualidade do microfone para a gravação do material padrão é essencial, sendo ideal que se utilize um de pedestal de mesa, assim como os componentes adequados, pois ainda que, como já referido anteriormente, o entrevistador ou o entrevistado realizem movimentos com a cabeça, haverá a captação do som sem perda de potência e qualidade.

Além de gravar o áudio do material padrão, é importante que um vídeo seja realizado, assim se pode estudar todo o movimento corporal, que poderá auxiliar na compreensão e interpretação do conteúdo da fala. A filmagem muito ajudará para comparar com materiais de investigação que estiverem em vídeo, será um arquivo de apoio caso haja problema na gravação do áudio, e também complementará a análise com base nas referências corporais e articulatórias do investigado.

DA METODOLOGIA PARA A COLETA

Considerando que a coleta é realizada utilizando-se da técnica de entrevista, é evidente que um profissional com experiência irá conversar e tentar mostrar que não haverá problema no fornecimento, pois, como perito, o resultado que for verídico é o que será mostrado judicialmente, considerando-se a imparcialidade do examinador, seja ele perito ou assistente técnico (Anderson et al., 1991)[35]. Dessa forma, muitos réus/investigados fornecem o material e, evidentemente, alguns tentam forjar tal resultado, disfarçando a voz ou usando mecanismos que alterem o padrão normativo dela.

Em princípio, o trabalho de coleta pode-se desenvolver em três etapas (Braid, 2003)[5]:

1. Uma conversa com assuntos triviais.
2. Estimular o falante a produzir locuções previamente selecionadas no material questionado.
3. Repetição de palavras e sentenças na mesma cadência, acentuação e entonação encontradas no material questionado.

No entanto, outras estratégias podem ser utilizadas envolvendo diferentes formas de elicitação que vão desde o texto lido, fala induzida, atividades colaborativas, como a utilização de *map tasks,* no qual, em sua adaptação forense, o entrevistado colabora verbalmente de modo a descrever um trajeto que lhe é familiar, cujo mapa se encontra em posse do entrevistador (Labov, 1972)[36], ou a apresentação de figuras e de tabelas de palavras, e a conversa trivial. O uso dessas estratégias visam, na maioria dos casos, a obtenção de uma amostra padrão natural e despreocupada no uso da língua, aquilo que Labov chama de vernáculo (Le Huche e Allali, 1984)[37] e que se trata da expressão simples, de uma voz não projetada (Jakobson, 1969)[38], de uma conversa informal, usada no dia a dia na evocação de uma recordação, em um simples comentário, em uma discussão, em uma brincadeira etc. (Le Huche e Allali, 1984)[37]. Ou seja, uma produção que reproduza uma situação no qual o falante não está preocupado nem com o entrevistador, que é destinatário de sua mensagem (Campbell, 1997)[39], nem com a forma pela qual esta está sendo produzida.

O paradoxo aqui enfrentado pelo perito, e já examinado por Labov (Le Huche e Allali, 1984)[37], reside no fato de que o investigado no momento das interceptações não sabia que estava sendo observado/ouvido. Desta forma, não tinha consciência de tal fato. O que difere da situação de coleta onde o entrevistado é condicionado a um contexto mais formal, sendo compreensível, portanto, que sua expressão seja menos espontânea. Nem sempre se pode dizer, porém, que seja o vernáculo o que se busca em um procedimento de coleta forense de material vocal. Existem casos em que a produção realizada pelo criminoso se distancia propositadamente de sua fala natural, como em um caso de extorsão ou ameaça, por exemplo, em que são comuns o uso de disfarce. Nesse caso deve-se buscar diferentes técnicas a fim de obter, no material padrão, traços estáveis, comparáveis e que resistam às estratégias por ele utilizadas no disfarce. É importante ressaltar que a amostra padrão não está necessariamente relacionada tão somente com os aspectos puramente físicos do som (nível fonético), mas também podem se referir àqueles que envolvam níveis de linguagem mais abstratos (fonológicos, lexicais, morfossintáticos e pragmáticos etc.). É, portanto, na estrutura da linguagem, da voz e da fala que o perito deve concentrar seus esforços a fim de observar convergências e divergências suficientemente consistentes e distintivas.

De tudo o que fora exposto com relação às estratégias para obtenção da amostra padrão, é importante lembrar que a espontaneidade está relacionada com o nível de interferência do entrevistador sobre o entrevistado (Le Huche e Allali, 1984)[37], e não necessariamente com a forma de elicitação. Assim, por exemplo, dependendo da interação entrevistador/entrevistado e também das condições do entrevistado à realização de uma leitura, pode ser também efetiva para obtenção do vernáculo (de uma voz não projetada). Juntamente com outros fatores, a espontaneidade da elicitação constitui-se, também, um dos pré-requisitos para o sucesso na tarefa de comparação. Cabe, portanto, ao perito ou assistente técnico encontrar a melhor forma de obter o seu material de controle a fim de avaliar a evidência criminal (Gialamas, 2000)[1].

Na experiência dos autores em perícias já realizadas, há controvérsias práticas quanto à coleta de material padrão dentre os peritos e assistentes técnicos, pois um grupo acredita que a coleta deve constar de material previamente selecionado para que o suspeito utilize durante a gravação, e outro prefere utilizar conversa espontânea para ter um material mais próximo à fala natural.

Inicialmente, um grupo utilizava frases ditas pelos falantes das ligações interceptadas e pedia que o suspeito as repetisse várias vezes, até que ficasse o mais parecido possível com a gravação pertencente ao material padrão. Com o passar do tempo, o grupo começou a utilizar também fala espontânea a partir de respostas a perguntas previamente estabelecidas, leitura de textos que possuíssem palavras que aparecessem também nas gravações do material questionado e emissão de vogal sustentada (Bimbot *et al.*, 2004; Poza e Begault, 2005; Morrison, 2009)[40-42].

Outro grupo acredita que apenas com a fala espontânea é possível comparar o material padrão com o questionado. Esse grupo baseia-se na premissa de que quanto mais espontâneo for o discurso, menos controle a pessoa tem de sua fala e que é possível levar o suspeito a vivenciar, por meio da conversa com o entrevistador, vários sentimentos e, portanto, que sua voz mostre várias emoções[40-42]. É fato que o entrevistador precisa ter segurança para estar frente a frente com o suspeito, que muitas vezes pertence a facções criminosas. Além disso, é imprescindível que tenha perspicácia para direcionar o diálogo e a manutenção da conversação, já que o que se tem notado é que uma coleta entre 10 (dez) e 20 (vinte) minutos de conversa é eficaz para a posterior análise.

Ponderando ambos os grupos, acredita-se que o importante é que cada avaliador se sinta seguro com o material que coleta. Fato interessante e para se levar em conta é que, quando um perito oficial é nomeado para o procedimento, há possibilidade de o assistente técnico realizar uma segunda coleta. Isso se torna cansativo para o suspeito, uma vez que terá que passar por duas coletas. O ideal é que um colete na presença do outro, mas que ambos possam utilizar o mesmo material.

O que não pode ocorrer de forma alguma é que um não permita a presença do outro, conforme entendimento TRT-23 – Recurso Ordinário Trabalhista: Ro 837201007123000 Mt 00837.2010.071.23.00-0:

> *Emenda: NULIDADE DO PROCESSADO POR CERCEAMENTO DE DEFESA. ASSISTENTE TÉCNICA IMPEDIDA DE PARTICIPAR DA PERÍCIA. Assiste ao assistente técnico das partes o direito de estar presente quando da realização da prova técnica, até mesmo em homenagem ao princípio da publicidade de que se devem revestir os atos processuais e, mais ainda, ao do amplo contraditório na sua produção, de molde a obter, com o diálogo entre magistrado e partes, a melhor decisão para a lide. No caso dos autos, considerando que a assistente técnica do reclamado foi impedida de acompanhar a realização da prova técnica, tem-se por cerceado o direito do réu, razão pela qual anula-se o processado, determinando-se o retorno dos autos à origem para reabertura da instrução processual, com a realização de nova perícia na presença dos assistentes técnicos.*

Independente da escolha do método para a realização da entrevista e coleta do material padrão, algumas considerações com relação a esses procedimentos devem ser observadas:

A) Solicitar ao investigado a realização de uma leitura: nem todos os suspeitos sabem ler ou têm boa leitura, o que comprometerá a análise se este material for a base para a realização da perícia,
B) Emissão de vogal prolongada: não há material igual para a comparação, já que na interceptação telefônica seria improvável que alguém o fizesse e, se fizer, será como uso de prolongamento de vogal para a organização do pensamento ou como marcador comunicativo, o que também acontecerá na fala espontânea durante a coleta do material padrão,
C) Repetição de frases ditas em gravações na interceptação telefônica: considerando que ninguém fala duas vezes a mesma coisa da mesma maneira, pois, uma vez dita uma sentença ou vocábulo, no momento seguinte, a situação de fala é outra, fica claro que não há forma de comparação. Também se deve considerar que, se o suspeito é culpado, ele fará de tudo para despistar a prova e, se for inocente, ela nunca será a mesma. Acredita-se que existe outra forma de se conseguir que o suspeito utilize vocábulos ou até mesmo frases ditas na gravação do material questionado se o entrevistador, por intermédio da conversa espontânea e conhecendo o conteúdo da história interceptada, souber direcionar o diálogo para que o indivíduo assim produza,
D) Uso da conversa espontânea como forma única de coleta: nesse caso, a única pontuação é que há necessidade de um profissional (perito) experiente para direcionar, estimular e manter a conversa por um tempo satisfatório para o exame posterior.

CONSIDERAÇÕES FINAIS

Considerando todo o exposto neste capítulo, buscou-se apresentar ao leitor o conceito de material questionado e padrão, bem como a metodologia para a obtenção de ambos para a perícia. Isso posto, torna-se evidente como a "construção" de cada um reflete diretamente na realização da perícia e a necessidade se buscar os melhores instrumentos e o conhecimento da área para que a justiça seja feita no seu verdadeiro sentido.

REFERÊNCIAS BIBLIOGRÁFICAS

1. Gialamas DM. *Criminalistics in the forensic sciences.* Encyclopedia Forensic Sciences. Amsterdan: Elsevier, 2000. p. 471-477.
2. Locard, Edmond. *Manuel de technique policière.* Paris: Payot,1934.
3. Aitken, Colin GG, Taroni F. *Statistics and the evaluation of evidence for forensic scientists.* Chichester: Wiley, 2004, vol. 10.

4. Calvo MP. Cálculo del peso de la evidencia forense utilizando sistemas biométricos. (2010). Dissertação (Mestrado) Escuela Politécnica Superior Madrid: Universid Autônoma de Madrid.
5. Braid ACM. *Fonética forense*. 2. ed. Porto Alegre: Luzzatto, 2003.
6. Gonçalves CS. *Taxa de elocução e de articulação em corpus forense do português brasileiro*. Tese de Doutorado, Porto Alegre, 2013.
7. Kirchhubel C. The acoustic and temporal characteristics of deceptive speech. Department of electronics the university of york submitted in fulfilment of the requirements for the degree of Doctor of Philosophy Submitted October, 2013
8. French JP, Harrison P. Position statement concerning use of impressionistic likelihood terms in forensic speaker comparison cases. *Int J Speech, Language and the Law* 2007;14:137-44.
9. Morrison GS. Likelihood-ratio forensic voice comparison using parametric representations of the formant trajectories of diphthongs. *J Acoustical Soc Am* 2009;125:2387-97.
10. Greco LG. Perícias em registros audiovisuais e fonética forense. In: *Ciências Forenses: uma introdução às principais áreas da criminalística moderna*. 2. ed. São Paulo: Millennium, 2012. p. 321-31.
11. Presidência da República Federativa do Brasil. Lei da Interceptação Telefônica – 9296/96, de 24 de julho de 1996.
12. Disponível em: <http://stf.jusbrasil.com.br/jurisprudencia/18806456/agreg-no-agravo-de-instrumento-ai-560223-sp>
13. Brasil. Constituição da República Federativa do Brasil. Brasília, DF: Senado Federal: Centro Gráfico, 1988. 292p.
14. Saraiva FR dos S. *Dicionário latino-português*. 10. ed. Rio de Janeiro: Garnier, 1993.
15. Coutinho IL. Pontos de gramática histórica. 5. ed. Rio de Janeiro: Acadêmica, 1962. p. 235.
16. Brasil. Código de Processo Penal. Diário Oficial da República Federativa do Brasil. Brasília, DF, 13 out. 1941. Acesso em: 18 Mar. 2012. Disponível em: <https://www.planalto.gov.br/ccivil_03/Decreto-Lei/Del3689.htm> Leia mais: <http://jus.com.br/artigos/21391/a-cadeia-de-custodia-e-a-prova-pericial#ixzz337hl7YOB>
17. Presidência da República Federativa do Brasil. Lei nº 11.690, de 09 de Junho de 2008.
18. I Conferência Nacional Cadeia de Custódia de Provas. Polícia Federal, Mato Grosso do Sul, 19 de Nov. 2010.
19. Santos JAG. Adeus à transcrição fonográfica: um estudo de caso. *Rev Perícia Federal* 2003 Nov./Dez.;IV(16):25-28.
20. Marcuschi LA. Análise da conversação. São Paulo: Ática, 2003.
21. Marcuschi LA. *Marcadores conversacionais no português brasileiro: formas, posições e funções*. Versão preliminar preparada para o XX Romanistentag. Freiburg: RFA,18-20 Set.1987.
22. Urbano H. Marcadores conversacionais. In: Preti D. (Ed.). *Análise e textos orais*. São Paulo: Edusp, 1993. p. 81-101.
23. Cunto M. *Gravação de voz um guia para pesquisadores*. São Paulo: Clube de Autores, 2009.
24. Disponível em: <http://www.campograndenews.com.br/politica/defesa-de-bernal-pede-pericia em-video-com-suposta-negociata>
25. Do mundo pré-histórico ao mundo virtual. Jornal da Unicamp. Acesso em: 1 Jun. 2014. Disponível em: <http://www.unicamp.br/unicamp/unicamp_hoje/ju/abril2007/ ju356pag9a.html>
26. Entrevista com Andreia Rauber: sobre carreira, linguística e tecnologia da fala. *In English in Brazil by Carina Fragozo*. Acesso em: 1 Jun. 2014. Disponível em: <http://www.carinafragozo.com.br/search?q=rauber>
27. Curso de Fonoaudiologia da Universidade Luterana do Brasil. Acesso em: 1 Jun. 2014. Disponível em: <http://www.ulbra.br/fonoaudiologia/infraestrutura/>

28. Drygajlo A. Statistical Evaluation of Biometric evidence in forensic automatic speaker recognition. In: Geralds ZJ, Franke KY, Veenman CJ. (Eds.). *Computational Forensics.* Berlin: Springer, 2013. p. 1-12.
29. Gonzalez-Rodriguez J, Rose P, Ramos D *et al.* Emulating DNA: rigorous quantification of evidential weight in transparent and testable forensic speaker recognition. *IEEE Trans Audio Speech Lang Procces* 2007;15(7):2104-15.
30. Diário Oficial – A tecnologia no combate ao crime. Acesso em: 1 Jun. 2014. Disponível em <http://www.ssp.sp.gov.br/noticia/lenoticia.aspx?id=24158#10>
31. Núcleo de Estudos da Violência da Universidade de São Paulo Semanário da Zona Norte: 13º aniversário da Polícia Técnico-Científica. Acesso em: 1 Jun. 2014. Disponível em: <http://www.nevusp.org/portugues/index.php?option=com_content&task=view&id=2364&Itemid=201>
32. Disponível em: <http://www2.camara.leg.br/atividade-legislativa/comissoes/comissoes-temporarias/parlamentar-de-inquerito/53a-legislatura-encerradas/cpiescut/notas/NT060508.pdf>
33. Disponível em: <http://www.somaovivo.org/artigos/escolhendo-o-melhor-microfone-dinamico-para-os-vocais-da-igreja)>
34. CONPEJ. Código de ética profissional e disciplinar do conselho nacional dos peritos judiciais da Republica Federativa do Brasil. Rio de Janeiro, 19 de Nov. de 2.010. Acesso em: 20 Mai. 2014. Disponível em: <http://www.conpej.org.br/codetica.pdf>
35. Anderson AH *et al.* The HCRC map task corpus. Edinburgh: HCRC, 1992, 22p.
36. Labov W. *Sociolinguistic patterns.* Pennsylvania: University of Pennsylvania, 1972.
37. Le Huche F, Allali A. *La voix: anatomie et physiologie des organes de la voix et de la parole.* Paris: Masson, 1984.
38. Jakobson R. Linguística e comunicação. São Paulo: Cultrix, 1969.
39. Campbell JPJ. Speaker recognition: a tutorial. *Proceedings IEEE* 1997 Sept.;85(9).
40. Bimbot F, Bonastre JF, Fredouille C *et al.* A tutorial on text-independent speaker verification. *EURASIP Journal on Applied Signal Processing* 2004;4:430-51.
41. Poza FT, Begault DR. *Voice identification and elimination using aural spectrographic protocols.* AES 26th International Conference, Denver, Colorado, USA, 2005 July 7–9
42. Morrison GS. Forensic voice comparison and the paradigm shift. *Sci Justice* 2009;49:298-308.

Capítulo

7

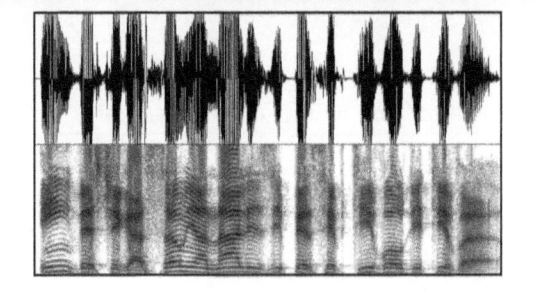

INVESTIGAÇÃO E ANÁLISE PERCEPTIVO-AUDITIVA

Maria Inês Rehder ▪ Lucilene Aparecida Forcin Cazumbá
Ana Paula Sanches

INTRODUÇÃO

Atualmente preconiza-se que a associação das análises perceptivo-auditiva e acústica é imprescindível no processo de Identificação de Falantes e que a perceptivo-auditiva precede a acústica. O uso de somente uma dessas abordagens foi legitimamente estudado e suas limitações reconhecidas (Rose, 2002)[1]. A abordagem combinada perceptivo-auditiva e acústica é necessária, uma vez que cada uma, isoladamente, pode apresentar deficiências significativas; por exemplo, a abordagem perceptivo-auditiva pode ser insuficiente porque o próprio mecanismo neural poderia reconhecer duas vozes como semelhantes, embora existam diferenças acústicas significativas (Nolan, 1990)[2].

Um estudo de revisão de literatura, objetivando verificar os métodos de identificação de falantes, compilou artigos científicos escritos publicados entre os anos de 1954 e 2013 e mostrou que os métodos mais apontados na literatura para a identificação de falantes foram a análise perceptivo-auditiva e a acústica, sendo a associação de ambas a mais recomendada. O predomínio das publicações está entre os anos de 2004 e 2012, com uma média de três publicações por ano neste período, mostrando um investimento científico relativamente recente na área (Gomes *et al.*, 2013)[3].

Estas análises são tão importantes para a identificação forense de falantes que optamos por tratá-las em capítulos separados nesta obra.

INVESTIGAÇÃO AUDITIVA

Todo processo de identificação de falantes tem início, impreterivelmente, com a audição do material a ser periciado, a fim de se verificar a possibilidade ou não de realizar a identificação. Esta audição busca, fundamentalmente, averiguar se a qualidade e a quantidade de áudios permite a análise, considerando a diversidade de materiais apresentados ao perito, como CDs, vídeos, *links* de *sites*, entre outros. É esta averiguação que permitirá ao perito ou ao assistente técnico responder sobre a possibilidade de realização de quaisquer outras solicitações, incluindo as repostas aos quesitos apresentados pelas partes. E, caso o material questionado não seja suficiente, o profissional pode pedir apontamento de outros ou responder "prejudicado" ao quesito relativo ao arquivo de áudio e/ou vídeo enviado para análise.

Independente do tipo de análise requisitada, se quanto ao conteúdo (análise de conteúdo), quanto à autenticidade (verificação de edição) ou quanto à autoria (verificação de locutor), é justamente essa primeira investigação que direcionará as próximas etapas a serem seguidas pelo analista (Greco, 2012)[4].

Isto posto, a investigação auditiva busca, em princípio, verificar a quantidade e a qualidade do material de áudio; destacar auditivamente os possíveis parâmetros a serem analisados e verificar a possibilidade de resposta aos quesitos frente ao material apresentado.

Qualidade e Quantidade de Material de Áudio

O ruído, presente especialmente nas amostras questionadas, apresenta desafios para todos os ouvintes, uma vez que afeta, excessivamente, a percepção da fala (Anderson e Kraus, 2010)[5]. Para identificar o som alvo entre os ruídos de fundo, o ouvinte necessita formatar um objeto auditivo, através de sinais espectrotemporais, a formação deste objeto é necessária no processo de extração da voz e seu significado em um ambiente com múltiplas fontes sonoras (Bronkhorst, 2000; Shinn-Cunninghan e Best, 2008)[6,7]. As características do sinal vocal que tornam possível sua extração do ruído de fundo por parte do ouvinte são o *pitch,* o ritmo do discurso, as transições entre os fonemas da fala e o timbre (Anderson e Kraus, 2010)[5]. Em um estudo sobre a percepção dos harmônicos e do ruído na voz, Kreinan e Gerrat observaram que a sensibilidade perceptiva do ruído está relacionada com a quantidade de harmônicos no espectro (Kreinan e Gerratt, 2012)[8]. Quanto à qualidade é preciso, neste momento, determinar se o ruído ambiental e/ou vozerio poderia comprometer a identificação. Uma premissa é que se não conseguimos entender o que foi dito, não é possível prosseguir com a análise. Por vezes, faz-se necessário separar as partes dos áudios passíveis de análise e, neste caso, também determinar se esta separação comprometeria a análise do discurso.

Quanto à quantidade de material de áudio, nesta primeira audição é essencial verificar se o tempo em segundos apresentado, especialmente no material padrão, é suficiente para análise. Ocasionalmente, nos são solicitadas identificações onde o tamanho do áudio padrão não oferece conteúdo suficiente e/ou não apresenta marcadores passíveis de serem analisados. É, também, a quantidade desse material e suas características acústicas e fonético/fonológicas que permitirão ao analista o planejamento do procedimento de coleta (Greco, 2012)[4] e posterior comparação entre os materiais, buscando similaridades e diferenças para o exame.

Destaque Auditivo de Parâmetros

A investigação auditiva determina uma primeira escolha de parâmetros que poderão ser utilizados subsequentemente na análise perceptivo-auditiva mais profunda e, em seguida, na análise acústica. Neste processo procedemos a audição de todo o material de áudio buscando peculiaridades sonoras que fundamentam o discurso e que sejam passíveis de análises mais profundas. Muitas vezes um parâmetro se sobressai por exemplo, numa ressonância vocal incomum, este então, vai ser qualificado para ser estudado profundamente.

Respostas aos Quesitos

Presentes as preposições acima citadas, buscamos verificar se o conteúdo do material de áudio contém elementos suficientes para que os quesitos sejam respondidos. No ambiente forense, quesito é toda pergunta ou questionamento elaborado pelas partes e ou autoridades do processo que devem ser respondidos pelo perito durante sua análise, restando prejudicados aqueles que, pela ausência de material, não podem ser atendidos. Por exemplo, se um quesito solicitar a resposta sobre a equiparação/coincidência da articulação em determinada palavra, esta palavra tem que estar, necessariamente, presente no material padrão e questionado para que seja passível de análise. Esta questão é abordada mais profundamente no capítulo sobre Amostras Padrão e Questionada.

ANÁLISE PERCEPTIVO-AUDITIVA

A atribuição de significados a estímulos sensoriais de diversas naturezas está relacionada com a experiência individual de exposição (Dahmen e King, 2007)[9].

> *A experiência sensorial está relacionada à plasticidade do córtex auditivo que se mantém durante toda a vida, revelando a notável natureza adaptativa do processamento sensorial através da reorganização de circuitos corticais que acompanham a aprendizagem perceptual, formando novas sinapses e eliminando antigas (Brasolotto e Rehder, 2011)[10].*

Apesar da natureza intuitiva e muitas vezes não mensurável, a análise perceptivo-auditiva é considerada "padrão-ouro" pela comunidade científica internacional nas avaliações da qualidade vocal (Dejonckere *et al.*, 2001)[11]. A percepção dos sons vocais muitas vezes é reduzida a quatro dimensões: *pitch, loudness*, consoantes e vogais, e qualidade vocal. O termo qualidade vocal inclui rouquidão, soprosidade, aspereza e nasalidade, que são percebidos, em escala proporcional ascendente, por ouvintes mais experientes (Titze, 1993)[12]. Em um estudo sobre *pitch* e timbre na categorização de vozes masculinas (Pernet e Belin, 2012)[13], há referência que a categorização pode ser realizada utilizando-se somente o *pitch*, porém, ele é utilizado somente quando as informações sobre o timbre são ambíguas, como no caso de vozes andrógenas.

Em dois experimentos sobre identificação de falantes através de amostras de fala não contemporâneas (Hollien e Schwartz, 2000; Hollien e Schwartz, 2001)[14,15] foram utilizadas gravações realizadas com intervalo de tempo de 4 semanas até 20 anos. A investigação apontou uma diminuição na identificação correta de 95% aproximadamente para amostras contemporâneas e de 70-85% para intervalos de 4 semanas a 6 anos. Para amostras de fala de 20 anos de intervalo, uma queda significativa no índice de identificação foi encontrada (menor que 35%). Os autores concluíram que a competência de um ouvinte em identificar amostras de fala não contemporâneas pode ser muito diminuída se os intervalos de tempo observados forem substanciais.

Considerando que nosso cérebro está mais preparado para a percepção de vozes disfônicas, faz-se necessário colocar que no caso de Análise Perceptivo-Auditiva voltada para as Ciências Forenses, novas adaptações sensoriais devem ser constituídas. Neste caso devem-se desenvolver novas normas internas de interpretação da qualidade vocal e suas variações, o que, consequentemente, nos leva à indispensabilidade de treinamento perceptivo-auditivo inter e intrafalantes, características vocais a serem julgadas e protocolos especificamente desenhados para fins de identificação de falantes.

> ... *Fica claro que a realização da Análise Perceptivo-Auditiva requer conhecimento técnico e experiência clínica em voz e fala, fato pelo qual apontamos a importância da presença do Fonoaudiólogo na equipe multiprofissional de perícia em Fonética Forense (Porto e Gonçalves, 2007)*[16].

Corroborando com o citado acima em um estudo recente (Sofranko e Prosek, 2012)[17] sobre os efeitos da experiência na classificação de vozes, os autores concluíram que ouvintes experientes demonstraram níveis de concordância mais elevados na classificação de vozes quando comparados a ouvintes inexperientes e, que Fonoaudiólogos demonstraram níveis superiores de concordância quando comparados a outros grupos de profissionais. Discorrendo sobre treinamento perceptivo-auditivo, o estudo de Iwarsson e Petersen vai ao encontro de outros que apontamos acima, uma vez que recomendam que seja realizado um treinamento específico por consenso incluindo o uso de amostras de voz como referência para calibrar, equalizar e estabilizar os padrões de percepção interna dos ouvintes (Iwarsson e Peterson, 2012)[18].

SOBRE PROTOCOLOS

A utilização de protocolos para a análise perceptivo-auditiva confere confiança ao perito na medida em que transforma dados qualitativos em quantitativos, embora a natureza subjetiva permaneça. Diferente da avaliação tradicional da voz, na identificação de falantes nem sempre todos os itens contidos nos protocolos são utilizados (Porto e Gonçalves, 2007)[16]. Sua utilização ou não depende da particularidade de cada caso, da relevância do dado, da possibilidade de responder aos quesitos, da presença de ruído de fundo, entre outros.

Depois da aplicação do protocolo, cabe ao perito fazer uma nova audição das amostras padrão e questionadas, verificando quais dados obtidos poderiam conferir a identidade de falante. Cabe ainda elencar os dados relevantes para a confecção do laudo.

PROTOCOLOS MAIS UTILIZADOS NA ANÁLISE PERCEPTIVO-AUDITIVA DA QUALIDADE VOCAL

Ao longo das últimas décadas, vários protocolos foram propostos para a análise perceptivo-auditiva, sendo que o foco principal é o diagnóstico de vozes disfônicas e que os estudos realizados tendo como base estes protocolos são estudos tradicionais, com foco em determinadas populações (Guimarães et al., 2007)[19]. Embora pouco estudados para fins forenses na Identificação de Falante, optamos por citá-los uma vez que no futuro podem servir como base para a elaboração de protocolos que possibilitem a obtenção de dados de variabilidade inter e intrafalantes.

Entre as escalas perceptivo-auditivas destacamos a Escala GRBAS, proposta por Hirano em 1981[20], modificada por Dejonckere et al. em 1996[21], denominando-a GIRBAS. Tendo como base a escala GRBAS, Pinho propôs a escala RASAT em 2002, modificada por Pinho e Pontes em 2008[22], denominando-a RASATI. A escala CAPEV, proposta por Kempster et al.[23] em 2009, foi resultado de um consenso entre cientistas da área de voz e percepção humana para o julgamento da qualidade vocal (Brasolotto e Rehder, 2011)[10]. As escalas acima citadas buscam, especialmente, dados da fonte sonora como grau de comprometimento, rouquidão, aspereza, soprosidade e instabilidade e tensão. Em 1980, Laver[24] propôs o Protocolo do Perfil Vocal considerando um modelo fonético para a descrição da voz, expandindo o conceito de qualidade vocal restrito pela atividade laríngea, para a descrição dos ajustes a longo prazo utilizados pelo indivíduo durante o ato da fala (Behlau *et al.*, 2001)[25]. O protocolo VPAS *(Vocal Profile Analysis Protocol)*, proposto por Camargo e Madureira, foi desenvolvido por consenso entre juízes com habilidades de percepção tanto das vozes como de combinações de ajustes complementares (Camargo e Madureia, 2008)[26]. Embora também não contemplem integralmente a identificação forense do falante, uma vez que não foram desenhados e nem são aplicados para este fim, os modelos com base no resultado vocal, considerando-se traços supralaríngeos, velofaríngeos e fonatórios, são hoje os que mais se aproximam das necessidades nesta área.

No Capítulo 15 os autores apresentam a metodologia para a identificação de locutor e também o protocolo utilizado para fins forenses considerando o âmbito dos Estados.

A partir de várias discussões sobre o tema, descreveremos os parâmetros que podem ser utilizados na prática forense para o exame de comparação de voz, fala e linguagem. É importante salientar que tais itens sempre serão analisados quanto à consistência e quanto à distintividade (French e Harrinson, 2007; French *et al.*, 2010)[27,28]. Entende-se que haverá consistência entre amostra padrão e questionada quando determinado parâmetro observado for compatível e a diferença, caso exista, possa ser explicada por modelos de variação acústica, fonética ou linguística (como: canais diferenciais ou ; diferenças no falante por fatores sociolinguísticos, psicológico e/ou físico). A consistência é quantificada e, caso seja positiva, passará pelo crivo da distintividade. Ou seja, só será analisada a distintividade se e somente se a consistência existir. Não é verdade que sendo consistente já será considerado que uma e outra amostra foram produzidas pela mesma pessoa, então, passando-se para a distintividade que é avaliada por 5 pontos a partir de traços distintivos ou incomuns aos de seu grupo.

Guardadas as prerrogativas de que os mesmos parâmetros têm que ocorrer no material padrão e questionado, e que não devem ser avaliados isoladamente, elaboramos o Quadro 7-1 com os principais parâmetros que podem ser verificados na análise perceptivo-auditiva na área forense. Apontamos que estes não têm como objetivo esgotar o assunto, mas, servir como guia para profissionais que estejam se introduzindo nesta área.

DEFINIÇÃO E MARCAÇÃO DOS PARÂMETROS

Por se tratar de parâmetros com os quais o fonoaudiólogo está familiarizado, optamos por defini-los de forma resumida. Com relação à marcação, recapitulamos que frequentemente as amostras padrão e questionadas são de fontes e qualidades diferentes e que, portanto, estes dados devem ser sempre considerados na marcação. Muitas vezes a comparação não será possível em razão do citado acima; neste caso marcamos como não avaliável.

Quadro 7-1. Principais parâmetros que podem ser analisados na identificação forense do falante (Fonte: autores)

FOCO	PARÂMETRO		MARCAÇÃO
VOZ	Estabilidade Fonatória		
	Qualidade Vocal		
	Loudness		
	Pitch		
	Ressonância		
	Prosódia	Ritmo	
		Melodia/Modulação	
		Pausas	
		Ênfase	
FALA	Articulação		
	Pronúncia		
	Velocidade		
	Desvios		
LINGUAGEM	Fluência		
	Sotaque	Dialeto	
		Socioleto	
		Idioleto	
	Elementos paralinguísticos	Interjeições	
		Risada/riso	
RESPIRAÇÃO	CPFA		
	Uso ar de reserva		
	Ruído		

Estabilidade Fonatória

Definição: A estabilidade da emissão da vogal prolongada requer um bom controle do sistema nervoso central, mas pode indicar falta de treinamento vocal, alterações emocionais até um início de manifestação de doenças neurológicas. Os atributos referentes à qualidade e duração do som emitido (consistência) auditivamente, quando a instabilidade reflete alterações a longo prazo, como quebras de sonoridade, quebras de frequência, bitonalidade, flutuação na frequência e na intensidade durante a sustentação do som, modificações globais na qualidade vocal e uso de ar reserva (Behlau *et al.*, 2001)[25].

Marcação: A marcação deste parâmetro é feita com o símbolo P quando a estabilidade está presente, e A quando está ausente.

Qualidade Vocal

Definição: Qualidade da voz é o termo utilizado para definir um conjunto de características vocais (Behlau e Pontes, 1995)[29], que dão identidade à voz humana. Os principais tipos de voz são: adaptada, rouca, áspera, soprosa, astênica, tensa, pastosa, trêmula, sussurrada, fluida, bitonal, diplofônica, monótona, infantilizada, presbifônica, hipernasal e hiponasal (Behlau *et al.*, 2001; Barros e Carrara de Angelis, 2002)[25,30].

Marcação: Com base nos tipos de voz propostos acima. É possível marcar mais de um tipo. Podemos utilizar o grau da alteração na medida em que houver necessidade no processo de identificação.

Loudness

Definição: *loudness* é a sensação perceptual ou psicofísica de intensidade da fala (Colton e Casper, 1996)[31]. Classifica-se *loudness* como: adequada, fraca ou forte (Barros e Carrara de Angelis, 2002; Pinho, 2001)[30,32].

Marcação: Normal, fraca ou forte. Por vezes é preciso descrever a fonte do áudio uma vez que sob ruído de fundo a intensidade se eleva automaticamente.

Pitch

Definição: *Pitch* é a sensação psicofísica da frequência. Classifica-se *Pitch* como grave, médio ou agudo.

Marcação: Grave, médio ou agudo. Este parâmetro pode-se deslocar para regiões mais agudas, acompanhando a elevação da intensidade e/ou em discursos mais inflamados, nestes casos fazemos também a descrição.

Ressonância

Definição: A ressonância é um conjunto de elementos do aparelho fonador que guardam relações inerentes entre si visando a moldagem e a projeção do som no espaço. Este sistema consta de uma série de estruturas e cavidades do aparelho fonador (Behlau *et al.*, 2001)[25] e está ligado à forma e tamanho de todas as estruturas adjacentes à laringe. Sendo assim, a ressonância é a amplificação e a filtragem da complexa estrutura do trato vocal, após o som ter sido produzido pela vibração das pregas vocais (Boone e McFarlane, 1994)[33]. Pode ser classificada como: equilibrada, posterior ou anterior, considerando o plano horizontal, e equilibrada, laringofaríngica ou hipernasal no plano vertical (Pinho, 2001)[32].

Marcação: Seguindo as definições dos autores citados anteriormente, incluindo os planos vertical e horizontal. Por vezes há necessidade de marcar a ocorrência de componentes hiponasais considerando que podem ser contingentes.

Prosódia

Definição: Os fenômenos prosódicos abrangem *pitch*, "altura" e duração (Couper-Kuhlen, 2001)[34]. A partir deles, estuda-se ritmo, curva melódica, pausas e as ênfases. Todos eles variam com relação aos três fenômenos citados. O ritmo é marcado por acentuação da palavra e da frase e tem a ver com a duração das sílabas nos enunciados. A curva melódica seria o desenho imaginário que uma fala faz com relação à descida ou à subida da altura tonal, bem como a duração dos segmentos. As pausas podem ser usadas tanto para a tomada de ar (pausas respiratórias) quanto para chamar atenção para algo a ser dito (pausa entonatória). E as ênfases são marcações para evidenciar algo na fala. Elas podem ser realizadas com mudança no *pitch*, na intensidade ou na duração de um vocábulo (Cagliari, 1992)[35].

Marcação: O ritmo pode ser caracterizado com acentual ou silábico, a depender da língua. No caso do ritmo silábico, o acento importante é na sílaba tônica mais evidente, ou seja, no acento frasal. A sensação do ritmo é marcada mais pelo padrão entoacional que pela duração silábica. Para a curva melódica, pausas e ênfase, basta observar como ocorrem e descrevê-las.

Articulação

Definição: A articulação diz respeito ao processo de ajustes motores dos órgãos fonoarticulatórios na produção e formação dos sons, e ao encadeamento destes na fala, o que é denominado coarticulação (Marcheson, 1999)[36]. A análise da articulação pode ser adequada, imprecisa, exagerada ou travada (Genaro *et al.*, 2009)[37].

Marcação: Seguindo os autores supracitados. Este parâmetro costuma ser menos suscetível às diferenças das amostras.

Pronúncia

Definição: A pronúncia refere-se ao uso de determinadas substituições de sons nas palavras ou variações articulatórias de um mesmo som, e é o resultado de um condicionamento fonológico pela exposição ao código linguístico de uma população em particular. O indivíduo pode, ainda, apresentar alterações de pronúncia que caracterizam um "regionalismo, ou um sotaque por aprendizado de segunda língua em período pós-aquisição de linguagem" (Lemos, 1999)[38], e serão descritos mais adiante.

Marcação: Descrever as ocorrências de desvios de pronúncia.

Velocidade de Fala

Definição: A velocidade de fala é o numero de palavras ditas por minuto. As alterações na velocidade de fala comprometem a efetividade da transmissão da mensagem. Do ponto de vista psicodinâmico, uma velocidade de fala lenta passa a impressão de lentidão de pensamento e falta de organização das ideias. Já uma velocidade de fala elevada, pode expressar vontade de omitir dados do discurso, além de não dar espaço para o interlocutor e, por fim, pode refletir ansiedade e tensão (Behlau et al., 2001)[25]. Os resultados de velocidade da fala são descritos como adequado, aumentado ou lentificado (Barros e Carrara de Angelis, 2002)[30].

Marcação: Seguindo a referência supracitada, marca-se adequada, aumentada ou lentificada. Sugerimos cuidado para que a marcação lentificada não seja confundida com voz pastosa, normalmente encontrada em indivíduos que fazem uso de drogas e álcool ou em pessoas com distúrbios neurogênicos.

Fluência

Definição: Entende-se por fluência o encadeamento do fluxo de fala. A análise da amostra de fala é baseada nos parâmetros de: tipologia das rupturas, velocidade (já descrita anteriormente) e pela frequência das rupturas (Andrade, 2000)[39].

Marcação: Disfluências comuns (interrupções no fluxo da fala encontradas em todos os falantes) – hesitações, interjeições, palavras não terminadas, repetição de palavras, repetição de segmentos e repetição de frases; disfluências (interrupções no fluxo da fala indicativas de gagueira) – repetição de sílabas, repetição de sons, prolongamentos, bloqueios, pausas (maiores que 2 segundos), intrusão de segmentos ou sons. Para a marcação da frequência das rupturas a medida é tomada em porcentagem para as descontinuidades de sílabas da fala (Andrade, 2000)[39].

Sotaque

Definição: Forma de utilização da língua. O dialeto é o modo de utilizar a língua em determinado lugar, província, região e pode ser considerada variação segundo a sociolinguística. O socioleto designa a variedade linguística de um determinado grupo de falantes com as mesmas preferências socioletais. Idioleto é caracaterizado pelo modo de falar do indivíduo, suas preferências vocabulares, modo de pronunciar as palavras e a sua construção frasal (Alvin et al., 2010)[40].

Marcação: Descrever ocorrências de regionalismo e sotaque para posterior confronto de região geográfica e utilização em determinados grupos.

Elementos Paralinguísticos

Definição: Entende-se por elementos paralinguísticos uma variação prosódica e que fornece ao ouvinte uma informação adicional sobre as intenções do falante (Cruz et al., 2010)[41] como: as interjeições, as hesitações, as pausas, o riso.

Marcação: Classificados de acordo com sua função e efeito de sentido no discurso. Por exemplo: Hum::: – marcando momento reflexivo; éh::: – marcando organização de ideias; pausa – marcando organização de ideias ou momento reflexivo; entre outros. É importante destacar que em alguns casos a risada pode ser um elemento forte para identificação forense, tanto no aspecto perceptivo-auditivo quanto no acústico.

Respiração (Coordenação Pneumofonoarticulatória – CPFA, Ar de Reserva e Ruído)

Definição: A CPFA é a coordenação de diferentes funções como respiração, fonação e articulação, acontecendo ao mesmo tempo, e pode ser classificada em adequada e inadequada e podemos classificá-la em: adequada e inadequada (Barros e Carrara de Angelis, 2002)[30]. Já o ar de reserva se define como a utilização do ar além da capacidade normal durante a expiração na emissão vocal. E a presença de ruído respiratório é destacada quando uma pessoa, ao fazer a tomada de ar para falar, inspira com ruído.

Marcação: Simples, com sim ou não, para coordenação pneumofonoarticulatória, uso de ar de reserva e ruído. É importante comentar que este parâmetro sofre modificações significativas de acordo com o momento emocional do indivíduo, mas também pode indicar hábitos individuais.

CONCLUSÃO

A seleção auditiva é o primeiro passo quando se fala em confronto de amostras de áudio para análises posteriores. A análise perceptivo-auditiva, apesar de sua inerente natureza subjetiva, é soberana e necessária uma vez que a partir dela é que se determina o rumo do trabalho a ser realizado e as análises necessárias para sua finalização.

REFERÊNCIAS BIBLIOGRÁFICAS

1. Rose P. *Forensic Speaker Identification*. London: Taylor & Francis, 2002. p. 364.
2. Nolan F. The limitations of auditory-phonetic speaker identification. In: Kniffka H. (Ed.). Texte zu theorie und praxis forensischer linguistik. Tübingen, 1990. p. 457-79.
3. Gomes RCV, Rehder MIC, Muniz JA. *Métodos para identificação de falantes*. [Poster]. 21º Congresso Brasileiro de Fonoaudiologia, 2013. Disponível em: <www.sbfa/fono2013/anais>

4. Greco LG. Perícias em registros audiovisuais e fonética forense. In: Velho JA, Geiser GC, Espindula A. *Ciências Forenses: uma introdução às principais áreas da criminalística moderna*. São Paulo: Millennium, 2012.
5. Anderson S, Kraus N. Sensory-cognitive interaction in the neural encoding of speech in noise: a review. *J Am Acad Audiol* 2010 Oct.;21(9):575-85.
6. Bronkhorst A. The cocktail party phenomenon: a review of research on speech intelligibility in multiple-talker conditions. *Acta Acustica* 2000;(86):117-28.
7. Shinn-Cunningham BG, Best V. Selective attention in normal and impaired hearing. *Trends Amplif* 2008;(12):283-99.
8. Kreinan J, Gerratt BR. Perceptual interaction of the harmonic source and noise in voice. *J Acoust Soc Am* 2012;131(1):492-500.
9. Dahmen JC, King AJ. Learning to hear: plasticity of auditory cortical processing. *Curr Opin Neurobiol* 2007;(17):456-64.
10. Brasolotto AG, Rehder MI. Diagnóstico Vocal Fonoaudiológico. In: Rehder MI, Branco A. *Disfonia e disfagia: interpelações, atualização e prática clínica*. Rio de Janeiro: Revinter, 2011. p. 1-37.
11. Dejonckere PH, Bradley P, ·Clemente P et al. A basic protocol for functional assessment of voice pathology, especially for investigating the efficacy of (phonosurgical) treatments and evaluating new assessment techniques. *Eur Arch Otorhinolaryngol* 2001;(258):77-82.
12. Titze IR. *Principles of voice production*. New Jersey: Prentice Hall, 1993. p. 354.
13. Pernet CR, Belin P. The role of pitch and timbre in voice gender categorization. *Perception Science* 2012;3(23):1-11.
14. Hollien H, Schwartz R. Aural-perceptual speaker identification: problems with noncontemporary samples. *Forensic Linguistics* 2000;(7):199-211.
15. Hollien H, Schwartz R. Speaker identification utilizing noncontemporary speech. *J Forensic Sciences* 2001;(46):63-67.
16. Porto AC, Gonçalves CS. Proposta de análise perceptivo-auditiva de voz e fala para uso em fonética forense. *Rev IGP* 2007;3(3):23-25.
17. Sofranko JL, Prosek RA. The effect of experience on classification of voice quality. *J Voice* 2012;26(3):299-303.
18. Iwarsson J, Petersen RN. Effects of consensus training on the reliability of auditory perceptual ratings of voice quality. *J Voice* 2012 May;26(3):304-12.
19. Guimarães MF, Behlau MS, Panhoca I. Análise perceptivo-auditiva da estabilidade vocal de adolescentes em diferentes tarefas fonatórias. *Pro Fono* 2010;22(4):455-58.
20. Hirano M. *Clinical examination of voice*. New York: Springer-Verlag, 1981. p. 81-84.
21. Dejonckere P, Remacle M, Freznel-Elbaz E. Reability and relevance of differentiated perceptual evaluation of pathological voice quality. In: Clemente MP. (Ed.). *Voice update*. Amsterdam: Elsevier, 1996. p. 321-24.
22. Pinho SMR, Pontes P. Escala de avaliação perceptivo auditiva de fonte glótica: RASAT. *VoxBrasilis* 2002;(3):11-13.
23. Kempster GB, Gerratt BR, Abbot KV et al. Consensus auditory-perceptual evaluation of voice: development of a standardized clinical protocol. *Am J Speech-Language Pathol* 2009;(18):124-32.
24. Laver J. *The phonetic description of voice quality*. Cammbridge: Cambridge University, 1980.
25. Behlau M, Madazio G, Feijó D et al. Avaliação da voz. In: Behlau M. *Voz o livro do especialista I*. Rio de Janeiro: Revinter, 2001. p. 85-245.
26. Camargo Z, Madureira S. Avaliação vocal sob a perspectiva fonética: investigação preliminar. *Distúrb Comun* 2008;20(1):77-96.

27. French JP, Harrison P. Position statement concerning use of impressionistic likelihood terms in forensic speaker comparison cases. *Int J Speech, Language and the Law* 2007;14(1):137-44.
28. French P, Nolan F, Foulkes P et al. The UK position statement on forensic speaker : a rejoinder to Rose and Morrison. *Int J Speech, Language Law* 2010;(17):143-52.
29. Behlau MS, Pontes PAL. *Avaliação global da voz*. São Paulo: Paulista Publicações Médicas, 1995.
30. Barros APB, Carrara de Angelis E. Avaliação perceptivo –Auditivo da voz. In: Dedivitis RA, Barros APB. *Métodos de avaliação e diagnóstico de laringe e voz*. São Paulo: Lovise, 2002.
31. Colton RH, Casper JK. *Understanding voice problems: a physiological perspective for diagnosis and treatment*. 2nd ed. Baltimore: Williams & Wilkins, 1996.
32. Pinho SMR. *Tópicos em voz*. Rio de Janeiro: Guanabara Koogan, 2001.
33. Boone DR, McFarlane SC. *A voz e a terapia vocal*. Porto Alegre: Artes Médicas, 1994.
34. Couper-Kuhlen E. Intonation and discourse: current views from within. In: Shiffrin D, Tannen D, Hamilton H. (Eds.). *The handbook of discourse analysis*. Maldon, MA: Blackwell, 2001. p. 13-34.
35. Cagliari LC. Prosódia: algumas funções dos suprasegmentos. *Cad Est Ling Campinas* 1992 Jul./Dez.;(23):137-51.
36. Marchesan IQ. *Motricidade oral: visão clínica do trabalho fonoaudiológico integrado com outras especialidades*. 2. ed. São Paulo: Pancast, 1999. p. 93.
37. Genaro KF, Berretin-Felix G, Rehder MI et al. Avaliação miofuncional orofacial: protocolo MBGR. *Rev CEFAC* 2009;11(2):237-55.
38. Lemos G. *O processamento auditivo central nos distúrbios articulatórios*. [Monografia de especialização em motricidade oral]. Fortaleza, CEFAC, 1999.
39. Andrade CRF. Protocolo para avaliação da fluência da fala. *Pró-Fono* 2000 Set.;12(2):131-34.
40. Alvim AFD, Rodrigues B, Oliveira CR et al. O falar carioca, paulista e caipira: análise fonética e fonológica. [Anais do VII Seminário de Iniciação Científica Só Letras]. Estudos Linguísticos e Literários. Universidade Estadual do Norte do Paraná – UEPN, Centro de Letras Comunicação e Artes. Jacarezinho, 2010, p. 234-240. Acesso em: 25 Jun. 2014. Disponível em: <http://www.cj.uenp.edu.br/files/Eventos/soletras/2010/anais/Posters_digitais/soletras-2010-109.pdf>
41. Cruz RCF, Campos JC, Bulhões JSU. *Características acústicas e discursivas dos elementos paralinguísticos da fala espontânea: proposta preliminar de uma anotação padrão*, 2006. Acesso em: 5 Mar. 2010. Disponível em: <http://www.letras.ufmg.br/labfon/congresso_2006/3Caracteristicas_Acusticas_e_Discursivas_dos_Elementos.pdf>

Capítulo

8

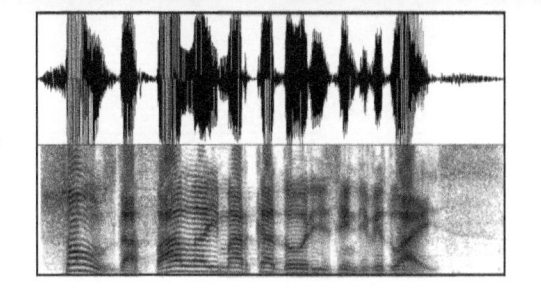

SONS DA FALA E MARCADORES INDIVIDUAIS

Irene Queiroz Marchesan

INTRODUÇÃO

A fala é um ato motor que expressa a linguagem e é adquirida até, no máximo, 6 anos, sendo que em média em torno dos 4 anos e meio aos 5 anos e meio os sons da fala já estão totalmente adquiridos.

Normalmente encontramos várias referências sobre os problemas da fala, principalmente em crianças. Com relação aos adultos, observamos que os problemas da fala, apontados na literatura, descrevem mais a gagueira e as alterações decorrentes de problemas neurológicos como, por exemplo, as alterações ocorridas após um acidente vascular encefálico, conhecido popularmente como "derrame". Nem sempre existe o conhecimento sobre as diferenças entre as alterações da linguagem, da fala e da voz, o que dificulta, quem não é especialista nesse campo, compreender exatamente o que a pessoa está fazendo de "diferente" quando fala. É por essa razão que muitas pessoas com alterações específicas de linguagem, sem alterações de fala, são denominadas como possuindo alterações de fala e não de linguagem.

Sabemos que quando um adulto fala "errado", o que faz, na maioria das vezes, é distorcer algum som. Dificilmente adultos omitem sons ou os trocam por outros. Ainda podemos lembrar que maneiras típicas de falar em diferentes regiões de um país também podem ser identificadas como alterações, quando não o são. Todos os seres humanos, apesar de falarem a mesma língua em cada país ou região, apresentam particularidades que facilmente os identificam como sendo esse ou aquele sujeito. Essas particularidades podem ocorrer por interferências pessoais dele mesmo, como por exemplo: tipo facial, oclusão dentária, tônus muscular, dentre outros, ou pela interferência da maneira de falar de sua família ou das pessoas com quem convive.

A maneira de falar é um dos aspectos da comunicação que marca e identifica cada indivíduo. Em qualquer relação que cada pessoa tenha, seja ela pessoal ou profissional, a fala, a voz e a linguagem são marcadores indeléveis do indivíduo, como se fossem as "impressões digitais" da comunicação. Alterações da fluência, da voz, da audição, da linguagem e da fala são alguns dos aspectos que podem identificar e também comprometer em graus variados a qualidade da comunicação (Marchesan, 2010)[1].

Aproximadamente 6% das crianças têm problemas de fala e linguagem, das quais a maioria não apresenta nenhuma outra dificuldade de desenvolvimento. Ao ingressar na escola, essas dificuldades poderão trazer problemas com relação à capacidade de ler e escrever, socialização, comportamento e até no desempenho escolar (Felsenfeld *et al.*, 1994)[2].

As pessoas com alterações de fala apresentam maior dificuldade para se comunicar e serem compreendidas, permanecendo, muitas vezes, isoladas. Quase sempre a autoestima e a autoimagem ficam afetadas. Pessoas que não falam bem sofrem constrangimentos com "gozações" constantes, ficando mais inibidas e retraídas (Rvachew *et al.*, 2007; Schuele, 2004; Silva, 2008)[3-5].

Há inúmeros estudos realizados com indivíduos que falam errado, os quais analisam o impacto das alterações da fala durante a vida escolar e profissional. Esses estudos mostram que a fala alterada influencia negativamente a qualidade de vida, interferindo no desempenho acadêmico e nos relacionamentos com os professores e colegas de classe, diminuindo, futuramente, as oportunidades de emprego e as chances de promoção ou aumento de salário (Ichikawa *et al.*, 1995; Leitão e Fletcher, 2004; Lindsay e Dockrell, 2000; Perkins, 1971)[6-9].

A Organização Mundial de Saúde (OMS) estima que 10% da população tem alguma dificuldade que interfere na aprendizagem escolar. Quantas, desse percentual, não seriam crianças portadoras de alterações de fala e que poderiam ser identificadas, encaminhadas e tratadas, evitando que suas dificuldades venham a se avolumar e tenham um efeito cascata sobre suas possibilidades futuras (McKinnon, 2007)[10]. Não somente as crianças são afetadas, mas também os adultos que têm qualquer tipo de dificuldade para se expressar (Gonçalves, 2000; Marchesan, 2005)[11-12].

Existem alterações de fala que "aparentemente", não são tão graves, mas que interferem fortemente em vários aspectos da vida do sujeito que apresenta a alteração (Felício, 2001; Folha e Felício, 2009; Marchesan, 2008)[13-15].

Muitas causas podem prejudicar a articulação da fala, dentre elas destacamos as seguintes: músculos alterados em seu tônus; falta de controle sobre os movimentos da língua; alterações dentárias ou oclusais; alterações do espaço intraoral em contraste com o tamanho da língua; frênulo lingual alterado, limitando a livre movimentação da língua; distúrbios do sistema respiratório ou, até mesmo, uma imaturidade geral relacionada com a produção da fala (Barros *et al.*, 2006; García-Pola *et al.*, 2002; Guedes, 2005; Marchesan, 2004a; Marchesan, 2004b; Messner e Lalakea, 2002; Weiss *et al.*, 1980; Wright, 1995)[16-23].

As interferências mais frequentes nas alterações de fala de origem musculoesqueletais, ou seja, que ocorrem em consequência de alterações nos músculos ou ossos que produzem a fala, ou mesmo das funções orais de mastigar, engolir ou respirar, são as seguintes: alterações estruturais da face; alterações dentárias e oclusais; próteses dentárias mal ajustadas; disfunções temporomandibulares; tonsilas hipertróficas; alterações na produção da saliva, para mais ou para menos; frênulo da língua alterado, dentre outras (Marchesan, 2010; Marchesan, 2008)[1,15].

Podemos afirmar que falar de forma diferente nem sempre é falar de forma alterada. Falar de maneira diferente do que a usual pode ser uma boa maneira de o indivíduo se diferenciar dos demais, ou pode ser uma excelente maneira de se tornar identificável facilmente, ou ainda, de poder pertencer a um grupo específico de falantes.

É por essa razão que ao se estudar a fala do ponto de vista daquilo que se considera normalidade, do que interfere na sua produção, das diferentes possibilidades das estruturas que a produzem, de como são produzidos cada um dos sons de cada língua, quais as estruturas que participam dessa produção e de como são classificados esses sons, poderá tornar muito mais fáceis as tarefas dos profissionais que trabalham com identificação de falantes, ou daqueles profissionais que lidam com a modificação da forma de falar, ou mesmo dos fonoaudiólogos que tratam da produção da fala, quando inadequada, ou treinam o falante para a melhora da produção articulatória.

ESCLARECENDO CONCEITOS IMPORTANTES DE FORMA SIMPLIFICADA

Linguagem, fala, voz – é tudo a mesma coisa?
Não é!
É fundamental diferenciar a linguagem da fala e da voz para saber onde está o problema de quem fala. Quem fala "errado" não obrigatoriamente também tem problema de linguagem ou de voz, e vice- versa.

De forma simplificada podemos dizer que a linguagem, seja ela oral ou escrita, é aquilo que o indivíduo quer comunicar, é o que se tem em mente para dizer. Existem pessoas que apresentam suas ideias de forma clara e objetiva, o que nos permite compreender com facilidade o que querem dizer mesmo quando falam alguns sons de forma errada. Já existem outras que, ao comunicar oralmente algo, vão e voltam muitas vezes na ideia central, ou misturam a ideia central com outras ideias que se lembram naquele instante e, mesmo falando todos os sons bem articulados, o ouvinte acaba por não entender direito o que o falante quer informar.

Quanto à fala em si, poderíamos começar a dizer que é uma forma de expressar oralmente as ideias que estão na cabeça. A fala é composta por sons que, ao se juntarem, permitem transmitir uma ideia, como por exemplo, ao dizer – faca e vaca – todos podem compreender que a primeira é um objeto que serve para cortar e a outra é um animal que dá leite. Mas, se a pessoa falar – *a faca deu o leitxi para o pesserro tela hoxe cedo* – vamos compreender perfeitamente que a vaca deu leite para o filho no período da manhã, mas também vamos perceber, auditivamente, que ocorreram trocas de sons quando essa informação foi dada, ou seja, o conteúdo da informação foi compreendido de maneira correta, porém a forma de emitir os sons não foi adequada. Esse exemplo mostra que a produção da fala não foi boa, embora a linguagem do que se quis expor estivesse clara.

Voz é o que classificamos como rouca, fina, grossa, esganiçada etc., sendo algo que basicamente é produzido pela laringe. Ou seja, podemos dizer assim – *aquela moça fala muito bem, tem conteúdo muito bom para ensinar, mas aquela voz infantil que ela tem é horrível*. Ou seja, muitas vezes até não se presta atenção ao conteúdo do que está sendo dito pelo fato da pessoa ter uma voz ruim, ou porque a fala apresenta alterações. É muito mais chamativo aquilo que se percebe como inadequado ou errado. Sendo assim, ao ouvir ou ver uma pessoa falando, e algo de diferente chama a atenção, é importante que em primeiro lugar, tente-se identificar se o que chama a atenção é o conteúdo do que está sendo dito, ou a voz, ou a maneira como as palavras estão sendo pronunciadas.

A fonologia e a fonética estudam a aquisição da linguagem e da fala. A fonética estuda os sons da língua em sua realização concreta, independente de sua função linguística (ou seja, na comunicação). De forma mais geral podemos dizer que a fonética se divide em fonética articulatória e fonética acústica. A articulação consiste em uma rápida produção sonora que envolve mudanças de ação e posição dos órgãos fonoarticulatórios para a produção dos fones. Em adultos saudáveis, que apresentam formas diferentes de falar, é necessário compreender a razão da diferença, sem, necessariamente, considerar como sendo uma alteração. Não se pode esquecer que existem diferenças na fala por regionalismo. Sendo assim, não devemos confundir a forma variante e a forma desviante: a variante é normal – tipo sotaque e variações linguísticas, e a desviante seriam aquelas consideradas patológicas. Os desvios fonéticos, geralmente, estão relacionados com comprometimentos nas estruturas envolvidas na fala propriamente dita: centros da fala, vias e terminações nervosas, músculos e ossos.

Na produção da fala, que é o assunto desse capítulo, estão envolvidas muitas estruturas, vamos nos ater àquelas mais evidentes e conhecidas: língua, lábios, bochechas, dentes, mandíbula, palato mole, dentre outros. Também interferem na produção da fala algumas funções, principalmente a respiração. Foram selecionados dez fatores que podem interferir de forma negativa na maneira de articular os sons da fala.

1. **Dentes:** a língua, ao produzir os sons da fala, toca em diferentes estruturas da boca, dentre elas, os dentes. Sons como o [t], [d], [l] e [n] ocorrem com o toque da parte anterior da língua contra o arco superior anteriormente, muito próximo aos dentes, ou mesmo tocando-os. São os sons chamados linguodentais. Se, por ventura, os dentes estão mais à frente, mais acima, ou inclinados para dentro da boca, os espaços criados serão diferentes. Isso fará com que a língua, para produzir um determinado som, mude seu posicionamento mais para frente, mais para cima ou mais para trás, o que leva a uma pequena variação na produção do som que está sendo produzido. Variações desse tipo, quando pequenas, não são notadas e tampouco causam distorções na fala. Porém, quando as mudanças de posicionamento da língua ficam maiores, pode ocorrer uma distorção no som que está sendo produzido. Para completar, alguns dentes podem estar faltando, permitindo que a língua projete-se nos espaços vazios, o que também acarreta modificações nos sons da fala.

2. **Oclusão dentária:** não só o posicionamento e a ausência dos dentes interferem na produção dos sons. Devemos considerar o conjunto todo, ou seja, a oclusão dos dentes também interfere fortemente na produção dos sons da fala. Como a arcada superior e a inferior se encaixam? Deixam espaço entre si na vertical ou na horizontal? A superior está estreitada, não articulando bem com a inferior? A inferior é maior do que a superior, parecendo estar projetada para frente? Dentistas têm relatado, desde a década de 1960, problemas de fala em pacientes que os procuram para corrigir a oclusão (Pena *et al.*, 2008)[24]. É muito comum encontrar a afirmação de que, após a correção ortodôntica dessas más oclusões, os problemas de fala desaparecem ou são minimizados (Pereira *et al.*, 2005)[25]. Fica evidenciado, dessa forma, que o formato das arcadas, assim como a relação da arcada superior com a inferior, interfere fortemente na produção da fala.

Sabemos que os sons do português brasileiro que mais apresentam distorções em adultos são os fones [s] e [z], uma vez que sofrem grande interferência da oclusão dentária e do estado e posicionamento dos dentes. Tem sido constatado que as alterações dentárias e oclusais têm aumentado muito e, por esse motivo, muitas pessoas, sejam elas crianças ou adultos, apresentam distorções nesses sons. Quando tais distorções são discretas, não chegam a interferir na comunicação. As alterações de fala, que envolvem os sons fricativos alveolares anteriores [s] e [z], são conhecidas como ceceio (anterior ou lateral) e podem interferir na comunicação (Marchesan, 2010; 2008)[12,15].

Na Figura 8-1A a L é possível notar diferentes modificações dentárias e oclusais que podem interferir na produção da fala. Na Figura 8-1B, C, E e J podemos observar mordidas abertas que costumam favorecer a saída da língua para anterior, causando o ceceio chamado de anterior, por causa da protrusão da língua. Na Figura 8-1I pode-se ver um *overjet* que leva a anteriorização da mandíbula. Na Figura 8-1A, D e K notamos que existe sobremordida, ou seja, os dentes de cima cobrem os dentes de baixo, diminuindo o espaço oral interno. Isso dificulta a movimentação da língua e faz com que, no geral, a língua vá mais para trás, elevando o seu dorso. Assim, o espaço interno posterior fica diminuído podendo causar o ceceio chamado de lateral, no qual a distorção do [s] e do [z] é bem maior do que no ceceio anterior. A Figura 8-1F e I mostra mordidas cruzadas unilaterais que modificam a mastigação e que podem levar a desvios de mandíbula durante a produção da fala.

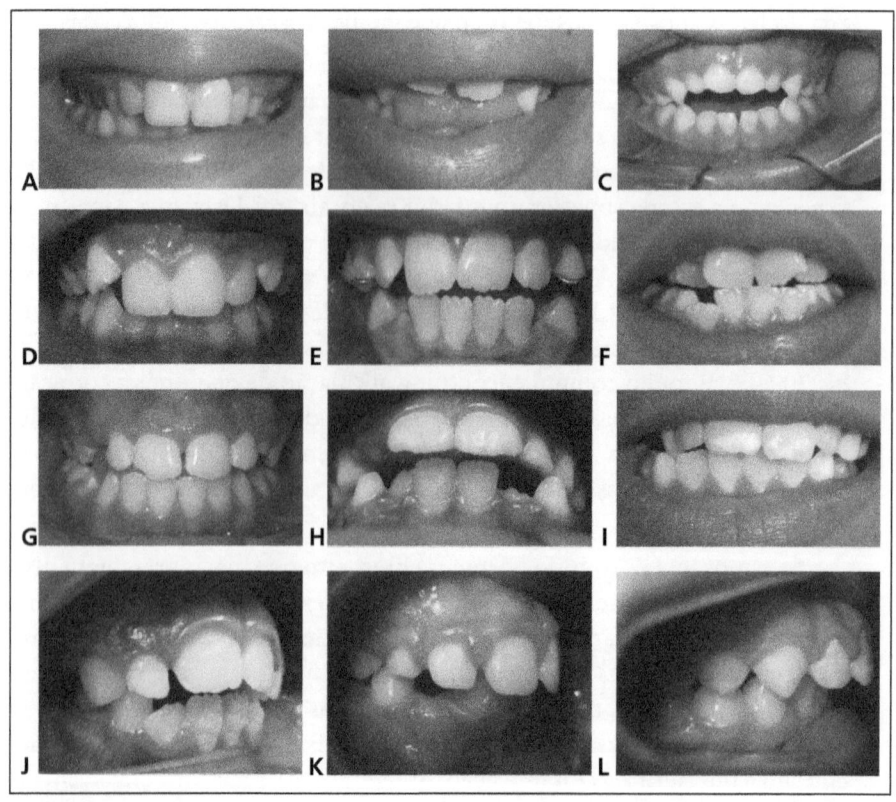

Figura 8-1.

3. **Alterações respiratórias:** sejam as alterações da respiração causadas por problemas mecânicos, como tonsilas aumentadas e septo desviado, ou por problemas funcionais, como rinites e alergias, elas podem interferir na produção articulatória dos sons da fala (Dil Francesco, 2004; Reilly e Moore, 2003; Valera et al., 2003)[26-28]. Não importa a causa do problema respiratório, o fato de uma pessoa respirar pela boca leva a alterações musculares, ou de posição da mandíbula, que podem gerar a perda de tônus, alterações da arcada dentária, posicionamento inadequado da língua dentro da cavidade oral, boca seca, diminuição do tempo de deglutição da saliva, dentre outros. Essas alterações levam, com frequência, a uma fala imprecisa, dificultando a compreensão do que é dito (Marchesan, 2008)[15].

Na Figura 8-2A a K é possível notar as características típicas de uma face quando a respiração ocorre predominantemente pela boca como: tônus diminuído, olheiras e lábios abertos. Na Figura 8-2I podemos verificar tonsilas aumentadas, que podem levar a língua para frente, causando o ceceio anterior. Na Figura 8-2J e K observamos consequências da respiração pela boca, como atresia do arco superior e eversão do lábio inferior.

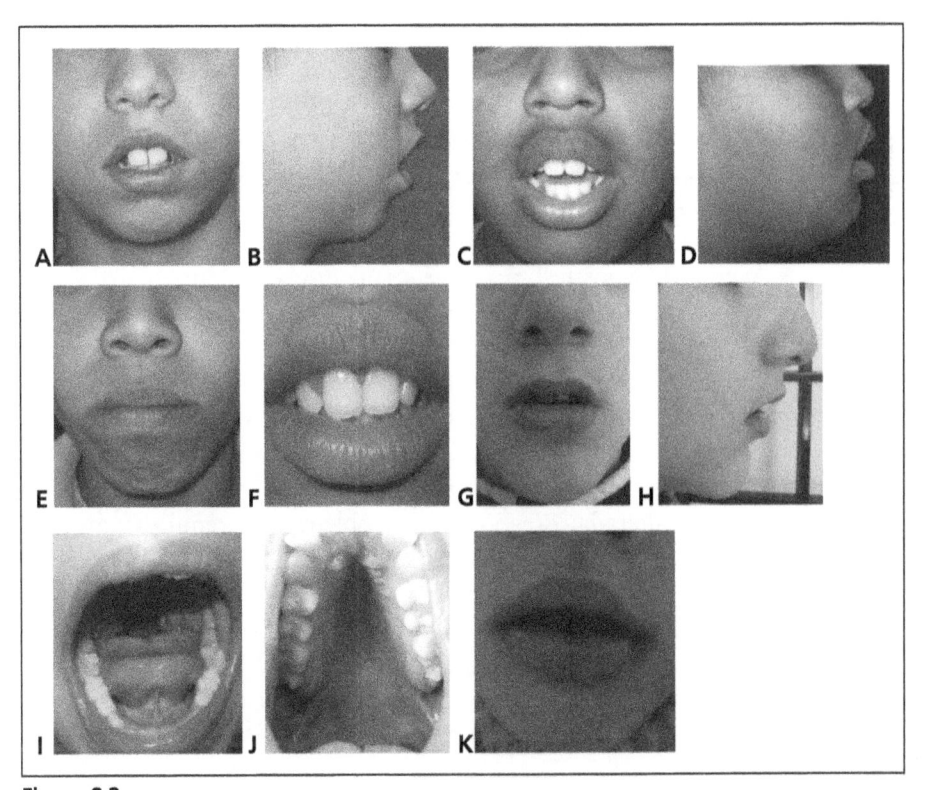

Figura 8-2.

4. **Língua e frênulo lingual:** o tamanho da língua e seu posicionamento, a língua geográfica, a língua fissurada e o frênulo da língua curto ou anteriorizado, geralmente interferem na produção da fala. Afinal, é a língua que, ao se mover dentro da cavidade oral, produz os diferentes fones de cada língua. Se a língua toca o arco superior com sua ponta produz o [t], se ela toca o arco superior com o seu dorso produz o [k], se ela vibra seu ápice contra o arco superior, anteriormente, produz o vibrante simples alveolar, que é conhecido como [r] fraco. Cada movimento realizado pela língua produz um som. Se a língua possui alguma alteração, haverá grande risco de que a fala seja produzida de forma imprecisa. O maior problema da fala quanto à produção do [r], chamado de fraco ([r] de barata, careca, trave, dragão, prato, por exemplo), ocorre quando o frênulo lingual (também conhecido como freio) não é normal, isto é, limita os movimentos da língua. Nesse caso, ele dificulta ou impede os movimentos corretos da língua: seria a famosa "língua presa", no dito popular (Marchesan, 2003)[29].

Vimos, anteriormente, que os fones [s] e [z] são os sons mais comprometidos no indivíduo adulto. O frênulo alterado causa o segundo problema mais frequente na fala dos adultos, os quais, evidentemente, iniciaram-se na infância, mas não foram detectados e resolvidos. O frênulo alterado causa diferentes problemas. O mais comum é com relação à movimentação da língua, dificultando, inicialmente, a amamentação e, posteriormente, dificultando outras funções orais como a mastigação e a deglutição corretas dos alimentos. Também afeta a limpeza da boca, a forma de beijar e a fala. Nem sempre a fala se altera a ponto de o ouvinte perceber que os movimentos da língua são precários, já que o ser humano é capaz de fazer grandes adaptações no sentido de tentar falar o melhor possível, para que seja compreendido.

Muitas pesquisas já realizadas mostram a interferência do frênulo lingual na produção da fala. Dentre esses trabalhos, um deles evidencia que, em casos de fala alterada, é fundamental examinar o frênulo da língua (Marchesan *et al.*, 2009)[30]. Esse estudo mostra que, dentre os sujeitos com frênulo alterado, 48,9% tinham problemas de fala, reforçando a ideia das relações entre fala e frênulo. Porém, o mais interessante desse trabalho foi que, dos sujeitos com fala alterada, 77,5% tinham problemas de frênulo, o que evidencia uma grande coocorrência entre fala e frênulo, levando-nos a pensar que, sempre que houver alteração de fala, é importante avaliar o frênulo da língua (Marchesan *et al.*, 2006)[31]. Na Figura 8-3A-G é possível observar diferentes alterações do frênulo da língua, as quais acabam por interferir de alguma maneira na produção da fala. Por último, na Figura 8-3H, observamos uma língua extremamente longa que também pode interferir na produção da fala.

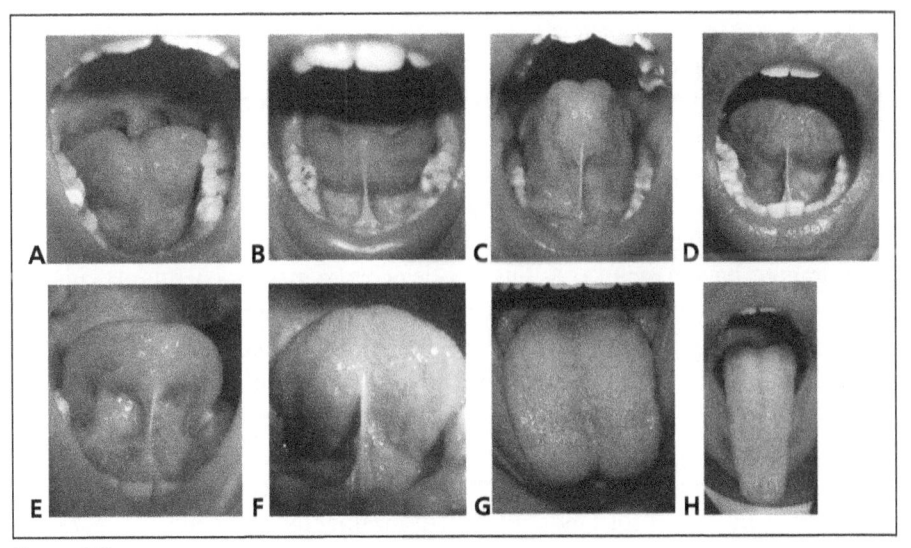

Figura 8-3.

5. **Disfunção temporomandibular:** segundo Bianchini (1998)[32], pacientes com disfunção da articulação temporomandibular tenderão a apresentar: redução da amplitude do movimento mandibular; aumento da atividade da musculatura perioral; lateralização da mandíbula nos fones [s] e [z]; diminuição da velocidade da fala e, ainda, alterações de voz. Estudos sobre a fala e a dor por alterações musculares ou ósseas também estão presentes na literatura (Pahkala e Laine-Alava, 2000; 2002)[33,34].

6. **Movimentos mandibulares:** os movimentos mandibulares inadequados durante a fala como deslizes mandibulares frontais ou laterais, assim como menor abertura de boca ou movimentos exagerados da mandíbula, são encontrados em sujeitos com: respiração oral; Classe II de Angle divisão 1ª; excessiva sobressaliência; mordida cruzada lateral ou aberta anterior, assim como nas disfunções da articulação temporomandibular (Pahkala e Laine-Alava, 2002)[34]. Provavelmente estes movimentos inadequados de mandíbula ocorram como forma de compensação para encontrar melhor possibilidade de correta articulação dos fones a serem produzidos.

7. **Saliva:** a quantidade e a qualidade da saliva interferem na produção da fala. Quando há excesso na produção, esta tenderá a se acumular nas comissuras e será expelida durante a fala. Para que isto não aconteça há, instintivamente, a diminuição do espaço entre os maxilares durante a fala, evitando este escape. No entanto, esta manobra de compensação para conter a saliva leva a uma imprecisão da fala. Quando existe pouca saliva, a língua aumenta seus movimentos na tentativa de buscar mais saliva. Este movimento causa um

ruído característico, produzido também pelos idosos que têm menos saliva, e que acompanha a fala o tempo todo (Marchesan, 1998)[35].

8. **Alterações estruturais da face:** o crescimento craniofacial se dá durante a infância e a adolescência, havendo diferentes classificações, como por exemplo, mostra a Figura 8-4A-C. Quando o crescimento não ocorre de maneira adequada, pode terminar com grandes desproporções maxilomandibulares, sejam elas no sentido horizontal, vertical ou transversal. Se isso ocorre, provavelmente, haverá maior possibilidade de ocorrerem alterações na articulação dos fones, e as modificações da fala serão totalmente dependentes do tipo de alteração estrutural encontrada. Faces mais longas, em oposição às faces curtas, apresentam comportamento antagônico da musculatura, assim como os espaços internos são distintos. Nas faces longas observamos maior flacidez da musculatura, propiciando abertura da boca mais frequentemente, com consequente posicionamento baixo de língua. Nas faces curtas, o espaço intraoral é menor, propiciando maiores deslizamentos da mandíbula, para anterior ou lateral, com a finalidade de possibilitar a correta articulação dos fones fricativos anteriores [s] e [z], por exemplo. As faces médias são consideradas ideais por serem proporcionais.

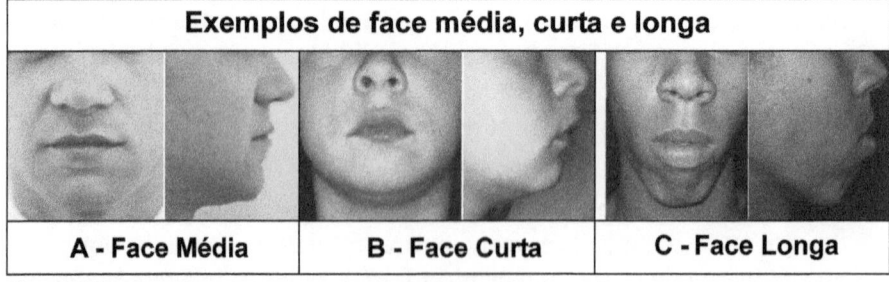

Exemplos de face média, curta e longa

| A - Face Média | B - Face Curta | C - Face Longa |

Figura 8-4.

Vamos encontrar ainda alterações estruturais na face decorrentes de traumas ou de cirurgias, como por exemplo, nos casos de câncer. Estas alterações estruturais são acompanhadas por modificações musculares adaptadas à estrutura. Observamos o mesmo fenômeno, quando ocorre má formação da face, em síndromes que afetam a face e em fissuras labiopalatinas, além de outros. Em cada uma destas alterações poderá haver compensações durante a produção da fala para que ela se torne mais clara. As estruturas que produzem a fala passam a utilizar os pontos mais favoráveis para a produção de cada som. Compensações são realizadas para que a fala mantenha as características, o mais próximo possível do que se espera como normal. As modificações da fala sofrem influência de cirurgias, de malformações, de síndromes e mesmo de variações ósseas e/ou musculares.

9. **Próteses:** algumas próteses dentárias causam problemas para que a articulação do som possa ser realizada com perfeição, principalmente quando não são bem construídas e/ou adaptadas. As próteses também podem ser confeccionadas para a melhora da fala como se usa, com frequência, nos indivíduos com fissuras labiopalatinas ou nos indivíduos com doenças neurológicas evolutivas, que causam perda da mobilidade do palato mole. Em geral, a prótese dentária, quando não está bem adaptada, leva o indivíduo a falar com a boca mais fechada para não perder a estabilidade da mesma, e isto acaba por causar imprecisão articulatória. A diminuição dos movimentos mandibulares também fica evidente, assim como aparecem movimentos alterados da mandíbula e de lábios, em uma tentativa de compensar e melhorar a precisão da fala.
10. *Piercing:* a inserção de objetos de metal na boca como o piercing, parece ser moda, principalmente entre os jovens. No entanto, esta nova mania pode trazer numerosas complicações orais e dentais. Nem sempre são observadas alterações de fala, mastigação e deglutição em quem usa este adorno. Os *piercings* utilizados na língua são os que mais frequentemente podem interferir na articulação da fala. É fundamental que os jovens, assim como seus pais, sejam alertados para as possíveis interferências que podem ocorrer pelo uso deste metal. A simples retirada do objeto em geral já é suficiente para que a alteração da fala, ou de outras funções orais desapareça (De Moor *et al.*, 2000)[36].

Em adultos sem doenças neurológicas ou alterações mentais, as alterações mais comumente encontradas na produção da fala são as que seguem:

- *Distorções:* são as mais frequentes e ocorrem quase sempre nas alterações musculoesqueletais afetando os sons:
    - fricativos alveolares [s] e [z], sendo a alteração mais frequente, o chamado de "ceceio anterior", realizado com a ponta da língua projetada anteriormente.
    - [r] vibrante simples alveolar e ou [l] líquido lateral, sendo a causa mais comum dessas distorções as alterações do frênulo da língua, principalmente do frênulo fixado próximo ao ápice da língua.
- *Imprecisão:* são mais comumente encontradas em casos neurológicos (um bom exemplo do que é a imprecisão articulatória seria a fala do indivíduo após a ingestão de bebidas alcoólicas em excesso).
- *Omissões e substituições (pouco frequentes em adultos):* omissão ou substituição de sons ocorre com mais frequência durante a aquisição dos sons de qualquer língua e podem ter causas diversas. Também ocorrem em casos de cirurgias realizadas na cavidade oral com retirada de parte da língua, por exemplo, como ocorre em casos de câncer de boca.

É importante saber a diferença entre distorção e imprecisão. A distorção é uma alteração em um determinado som, ou em um grupo específico de sons, como por exemplo, distorção dos fricativos anteriores [s] e [z], ou dos líquidos, seja a distorção no flape alveolar – [r] ou no líquido lateral [l], ou em ambos. A distorção se difere da imprecisão articulatória, pois na imprecisão é mais difícil determinar os sons e/ou grupo de sons alterados, em geral a imprecisão afeta a fala como um todo.

É fundamental saber quais as causas mais frequentes das distorções:

- *Fricativos alveolares [s] e [z]*: alterações da oclusão/mordida; alteração de tônus; tamanho da língua; posicionamento da língua na cavidade oral; tamanho da cavidade oral; falar com a boca mais fechada. O [s] e [z] podem apresentar, por exemplo, ruído nasal; projeção da língua para anterior; posteriorização da língua na cavidade oral elevando o dorso da língua, produzindo o som com ruído semelhante aos fricativos posteriores como [x] ou [j]; assobio associado à produção do som, dentre outros.
- *Vibrante simples alveolar [r] e líquido lateral [l]*: alterações do frênulo da língua; alterações de tônus; alterações de mobilidade do terço anterior da língua.

Os adultos, quando falam de forma incorreta, procuram outras maneiras de articular os sons inadequados para falar melhor e, dessa forma, criam compensações.

As compensações mais frequentes encontradas em adultos são, por ordem de ocorrência:

A) Lateralização ou anteriorização da mandíbula.
B) Falar com a boca mais fechada.
C) Falar muito rápido ou baixo.
D) Desviar o olhar do ouvinte durante a fala.

As causas dos movimentos não esperados da mandíbula durante a fala podem ser de origem dentária, alterações da articulação temporomandibular ou ajustes para melhor produção de um determinado som. Falar com a boca mais fechada pode ter como possíveis causas: alterações da articulação temporomandibular; alterações oclusais; ausência de dentes; mau hálito; alteração do frênulo da língua, dentre outras. Falar muito rápido ou baixo, ou desviando o olhar do ouvinte, pode ser pela consciência do falante de suas alterações. Sendo assim, busca disfarçar ou esconder a alteração, usando esses ou outros artifícios.

As alterações de fala nos adultos ocorrem, fundamentalmente, por problemas neurológicos ou por problemas mecânicos, como: tipo de face, oclusão dentária, tipo de músculo, tônus, posicionamento da língua na cavidade oral, disfunções da articulação temporomandibular, frênulo da língua e *piercing*.

FINALIZANDO

Falar de forma diferente da usual não quer dizer falar com alterações. Conhecer as diferentes e possíveis maneiras de falar cada um dos sons de uma língua, entender as diferenças regionais das formas de falar da mesma língua, saber que a fala durante a sua produção é afetada pelos dentes, pelas cavidades da face, pela largura e altura do pescoço, pelo tipo facial do indivíduo, pelo tipo de língua e fixação do seu frênulo, pela postura da cabeça e tantas outras causas pode ajudar o profissional a reconhecer particularidades em um falante que o auxilie no tratamento e/ou na identificação de quem fala.

Nesse capítulo, muitos fatores interferentes da fala foram apontados. Sabemos que existem outros além dos aqui mencionados, porém, procuramos nos ater àqueles encontrados com maior frequência e que mais facilmente identificam quem os produz. Apontamos, acima de tudo, as alterações cuja causa decorre das alterações musculares ou esqueléticas, já que as mesmas quase sempre são identificadas pela visão e audição.

O mais importante é que as modificações e ou alterações de fala têm diferentes origens e o conhecimento da origem, vai trazer pistas sobre quem está falando, e, em caso de fonoterapia, o que deve ser feito para que o tratamento seja mais bem dirigido e, portanto, eficaz, assim como saber quais são as limitações do indivíduo.

Muitas alterações que causam as modificações da fala precisam ser tratadas anteriormente do que a "fala" em si, pois a produção articulatória na presença das alterações pode ser apenas uma adaptação ou compensação daquilo que é possível produzir. Claro fica que, tratar uma alteração de fala cuja causa não vai ser corrigida, não quer dizer que não se pode melhorar a produção da mesma. É necessário lembrar que "tratar" não quer dizer sempre, "curar", e isto significa que ao tratar, é possível criar novas adaptações ou compensações melhorando significativamente a fala, embora a "causa" da alteração ainda esteja presente. Evidentemente o diagnóstico correto mostrará o melhor caminho para a terapia. Lembrar que tratar é mais do que a terapia em si, é um conjunto de fatores que deve ser levado em consideração sempre (Marchesan, 2008)[15].

A fala é a melhor forma de comunicação, é com a fala que construímos ou destruímos relações. O poder da fala é imenso e estar privado deste poder é terrível. Nunca devemos considerar como problema menor as pequenas alterações de fala; e nunca devemos considerar como impossíveis de serem resolvidas as grandes alterações de fala. Tanto problemas pequenos como grandes podem ter, para o sujeito que fala, significados totalmente diferentes daquela impressão e julgamento que fazemos sobre a alteração que ele tem.

REFERÊNCIAS BIBLIOGRÁFICAS

1. Marchesan IQ. Crianças falando errado: não deixe seu filho crescer com medo de falar. In: Zorzi JL. *Falando e escrevendo – Desenvolvimento e distúrbios da linguagem oral e escrita*. Pinhais – Paraná: Melo, 2010. p. 145-69.
2. Felsenfeld S, Broen PA, Macgue M. A 28-year follow-up of adults with a history of moderate phonological disorder: educational and occupational results. *J Speech Lang Hear Res, Rockville,* 1994 Dec.;37(6):1341-53.
3. Rvachew S, Chiang PY, Evans N. Characteristics of speech errors produced by children with and without delayed phonological awareness skills. Lang. *Speech Hear Serv Sch,* United States 2007 Jan.;38(1):60-71.
4. Schuele CM. The impact of developmental speech and language impairments on the acquisition of literacy skills. Mentjavascript: AL_get(this, 'jour', 'Ment Retard Dev Disabil Res Rev.'). *Retard Dev Disabil Res Rev,* United States, 2004;10(3):176-83.
5. Silva MR. *Alterações de fala em escolares: ocorrência, identificação e condutas adotadas.* Dissertação (Mestrado) – Programa de Pós-Graduação em Educação, Universidade Estadual de Campinas, Faculdade de Educação. Campinas, SP: Unicamp, 2008.
6. Ichikawa J, Komoda J, Horiuchi M et al. Influence of alterations in the oral environment on speech production. *J Oral Rehabil* 1995;22(4):295-99.
7. Leitão S, Fletcher J. Literacy outcomes for students with speech impairment: long-term follow-up. *Int J Lang Commun Disord,* Johnson City, 2004 Apr./Jun.;39(2):245-56.
8. Lindsay G, Dockrell J. The behaviour and self-esteem of children with specific speech and language difficulties. *Br J Educ Psychol* 2000;4:583-601.
9. Perkins WH. *Speech pathology: an applied behavioral science*. St. Louis: CV Mosby, 1971.
10. McKinnon DH, McLeod S, Reilly S. The prevalence of stuttering, voice, and speech-sound disorders in primary school students in Australia. *Lang Speech Hear Serv Sch, United States* 2007 Jan.;38(1):5-15.
11. Gonçalves CS, Cielo CA. Desvios fonéticos e fonológicos em paciente adulto: análise de um caso. *Rev Fonoaudiol Bras,* Brasília 2000 Dez.;(4):25-29.
12. Marchesan IQ. O que são e como tratar as alterações de fala de origem fonética. In: Britto ATO. (Ed.). *Livro de fonoaudiologia.* São José dos Campos, SP: Pulso, 2005.
13. Felício CM, Bortolon JB. Fala e dor em condições orais variadas: aplicação da psicofísica. *Pró-fono* 2001;13:78-82.
14. Folha GA, Felicio CM. Relações entre idade, porcentagem de consoantes corretas e velocidade de fala. *Pró-Fono* 2009;21:39-44.
15. Marchesan IQ. Definição e tratamento das alterações de fala de origem fonética. In: Cézar AM, Maksud SS. *Fonodiologia com saber*. Rio de Janeiro: Revinter; 2008. p.71-97.
16. Barros FC, Felicio CM, Ferreira CLP. Controle motor da fala: teoria e provas de avaliação. *Rev Soc Bras Fonoaudiologia, São Paulo* 2006;11:163-69.
17. García-Pola MJ, González-García M, García-Martín JM et al. A study of pathology associated with short lingual frenulum. *ASDC J Dent Child* 2002;69(1):59-62.
18. Guedes ZCF. Atuação fonoaudiológica nos distúrbios articulatórios. In: Lopes-Filho O. (Ed.). *Tratado de fonoaudiologia*. Ribeirão Preto: Tecmedd, 2005. p. 663-74.
19. Marchesan IQ. Alterações de fala de origem músculoesquelética. In: Ferreira LP, Befi-Lopes DM, Limongi SCO. *Tratado de fonoaudiologia*. São Paulo: Roca, 2004a. p. 292-303.
20. Marchesan IQ. Alterações de fala músculo-esqueléticas: possibilidades de cura. In: Comitê de Motricidade Orofacial. *Motricidade orofacial – Como atuam os especialistas.* São José dos Campos, SP: Pulso, 2004b. p. 243-49.
21. Messner AH, Lalakea ML. The effect of ankyloglossia on speech in children. *Otolaryngol Head Neck Surg* 2002;127(6):539-45.

22. Weiss CE, Lillywhite HS, Gordon ME. *Clinical management of articulation disorders.* St. Louis: CV Mosby, 1980.
23. Wright JE. Tongue-tie. *J Paediatr Child Health* 1995;31(4):276-7
24. Pena CR, Pereira MB, Bianchini EMG. Características do tipo de alimentação e da fala de crianças com e sem apinhamento dentário. *Rev CEFAC* 2008;10(1):58-67.
25. Pereira AC, Jorge TM, Ribeiro JRPD et al. Características das funções orais de indivíduos com má oclusão classe III e diferentes tipos faciais. *Revista Dental Press de Ortodontia e Ortopedia Facial*, Maringá -PR 2005;10(6):111-19.
26. Dil Francesco RF, Passerotti G, Paulucci B et al. Respiração oral na criança: repercussões diferentes de acordo com o diagnóstico. *Rev Bras Otorrinolaringol* 2004;70(5):665-70.
27. Reilly KJ, Moore CA. Respiratory sinus arrhythmia during speech production. *J Speech Lang Hear Res* 2003;46(1):164-77.
28. Valera FC, Travitzki LV, Mattar SE et al. Muscular, functional and orthodontic changes in pre-school children with enlarged adenoids and tonsils. Int *J Pediatr Otorhinolaryngol* 2003;67(7):761-70.
29. Marchesan IQ. Frênulo de língua: classificação e interferência na fala. *Rev CEFAC* 2003;5:341-45.
30. Marchesan IQ, Rehder MIBC, Martinelli RLC et al. *Fala e frênulo da língua. Existe alguma relação?* In: XVII Congresso Brasileiro de Fonoaudiologia, 2009, Salvador. Revista da Sociedade Brasileira de Fonoaudiologia – Suplemento Especial. São Paulo: Sociedade Brasileira de Fonoaudiologia, 2009.
31. Marchesan IQ, Oliveira LR, Araújo RLT et al. *Alterações de fala e de frênulo lingual.* In: XIV Congresso Brasileiro de Fonoaudiologia, 2006, Salvador. Revista da Sociedade Brasileira de Fonoaudiologia – Suplemento Especial. São Paulo: Sociedade Brasileira de Fonoaudiologia, 2006.
32. BianchinI EMG. *Disfunções da articulação temporomandibular: relações com a articulação da fala* [dissertação]. São Paulo: Pontifícia Universidade Católica de São Paulo, 1998.
33. Pahkala RH, Laine-Alava MT. Changes in TMD signs and in mandibular movements from 10 to 15 years of age in relation to articulatory speech disorders. *Acta Odontol Scand* 2000;58(6):272-78.
34. Pahkala RH, Laine-Alava MT. Do early signs of orofacial dysfunctions and occlusal variables predict development of TMD in adolescence? *J Oral Rehabil* 2002; 29(8):737-43.
35. Pahkala RH, Qvarnström MJ. Mandibular movement capacity in 19-year-olds with and without articulatory speech disorders. *Acta Odontol Scand* 2002;60(6):341-45.
36. Marchesan IQ. Distúrbios da motricidade oral no idoso. In: Russo ICP. *Intervenção fonoaudiológica na terceira idade.* Rio de Janeiro: Revinter, 1998. p. 83-100.
37. De Moor RJ, De Witte AM, De Bruyne MA. Tongue piercing and associated oral and dental complications. *Endod Dent Traumatol* 2000;16(5):232-37.

Capítulo

9

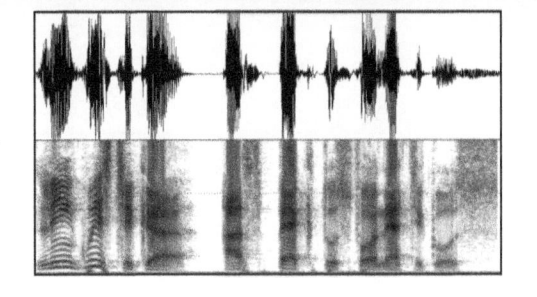

LINGUÍSTICA: ASPECTOS FONÉTICOS

Zinda Maria Carvalho de Vasconcellos
Renata Vieira Gomes ▪ Mônica Azzariti

INTRODUÇÃO

Falar sobre Linguística neste livro nada mais é do que apresentar a ciência que possui conhecimentos e métodos que possibilitam as análises sobre o uso da linguagem. Em contexto forense a linguística aplicada nos fornece elementos para analisar a comunicação como um todo, e este capítulo trata do ramo da linguística mais relacionado com o exame comparativo de identificação de falantes, a Fonética. Segundo Braid (2003)[4], *"a fonética forense não se encerra na identificação de falantes, mas incide em todos os misteres criminalísticos que envolvam aspectos da fala ou, extrapolando, de sons em geral"*. A fonética forense tem sido usada como metodologia para análise de gravações em áudio com fins de identificação, e tem-se desenvolvido através de pesquisas durante as últimas décadas em todo o mundo. A Associação Internacional para Fonética forense e Acústica, cuja sede é na Inglaterra, promove conferências anuais onde são apresentados trabalhos desenvolvidos pelos pesquisadores mais importantes na área, dentre eles destacamos: professor Dr. Francis Nolan do Departamento de Linguística da Universidade de Cambridge e o professor Dr. Anders Eriksson da Universidade de Estocolmo, na Suécia (Cukier, 2006; Nolan, 1983)[2,3].

No Brasil, no âmbito da perícia oficial, os institutos de criminalística que são capacitados a realizar o exame para identificação dos falantes possuem laboratórios de fonética forense. Mas não é só dos conhecimentos de fonética que o profissional necessita para realização do exame em questão. Para Foulkes e French (Mateus, 2005)[4], a combinação de uma análise fonética com a sociolinguística pode auxiliar no estabelecimento do perfil de um falante, e as estratégias apropriadas para a aplicação de conhecimentos de fonética e sociolinguística vêm sendo refinadas, expandidas e tendo sua credibilidade testada.

Como dito, este capítulo se dedica aos aspectos sonoros da linguagem. Os demais aspectos linguísticos considerados importantes são abordados no outro capítulo destinado a linguística.

Nesse *tour* que faremos pelos aspectos fonéticos da língua, os tópicos não serão desenvolvidos em profundidade por se tratar de um livro introdutório. Dividimos o capítulo em três tópicos principais. O primeiro distingue a fonética da fonologia, além de apresentar as suas subdivisões, a saber: fonética articulatória, perceptiva e acústica. Depois disso, discorremos sobre a variabilidade de fala, apresentando um exemplo extraído de caso real.

Na segunda parte do capítulo, caracterizaremos a parte da fonética chamada Prosódia, suas propriedades, os constituintes prosódicos, e a qualidade de voz, que são parâmetros de grande importância para o exame pericial.

No final do capítulo apresentamos breves colocações sobre um dos fatores que podem prejudicar a tarefa do perito em fonética forense, o disfarce.

SOM NA LINGUAGEM

Como dissemos acima, este tópico se dedica aos aspectos articulatórios, perceptivos e acústicos da produção da fala que entendemos primordiais para uma análise forense. Para tal, iremos, inicialmente, distinguir os conceitos de fonética e fonologia para, em seguida, apresentarmos as divisões da fonética e suas contribuições para a identificação de falantes.

A FONÉTICA é a ciência que nos fornece a metodologia para descrever e classificar os sons da fala, bem como analisar suas particularidades acústicas e perceptivas independentemente do seu valor significativo e comunicativo. Para Mateus, Falé e Freitas (Mateus et al., 2005)[4], a Fonética *"se ocupa do estudo dos sons da fala, da sua produção à sua percepção. Nesta área são desenvolvidos métodos para a identificação, a análise, a descrição e a classificação desses sons"*. Já a FONOLOGIA estuda o sistema sonoro, ou seja, como os sons se organizam como fonemas dentro de uma língua, levando em conta a sua capacidade de distinguir significados. De acordo com Cagliari (2002)[5], a Fonologia tem a função de descrever a organização do sistema de sons da língua do falante, preocupando-se com o valor desses sons na língua. Para o autor, enquanto a fonética descreve os eventos de fala de um sujeito, a fonologia interpreta estes resultados. Mateus, Falé e Freitas (2005)[4], ainda acrescentam que os sistemas de sons das línguas têm *"correspondência no conhecimento intuitivo e mental que os falantes possuem da sua língua"*. Este estudo pode ser aplicado a uma única língua ou a um grupo, de acordo com o modelo teórico adotado para tal.

O fonema, de acordo com Callou e Leite (2009)[6]:

> *O fonema é um som que, dentro de um sistema fônico determinado, tem um valor diferenciador entre dois vocábulos. A realização fônica e si vai interessar à fonética, à fonologia interessa a oposição dos sons dentro do contexto de uma língua dada.*

Na língua portuguesa existem 26 fonemas – sendo 7 vogais e 19 consoantes, que podem ser realizados na fala de maneiras variadas.

A fonética articulatória é o segmento da fonética que demonstra como o falante produz os sons da língua, chamados de fones ou segmentos. Esses sons são classificados em consoantes, vogais e semivogais (ou glides). Não nos cabe aqui discorrer sobre o aparelho fonador, mas sim pontuar sobre os instrumentos que nos permitem estudar os sons da linguagem oral (Fig. 9-1).

Os fones que representam um mesmo fonema são denominados variantes ou alofones, por exemplo: o fonema [t] tem duas variantes no português brasileiro (PB). A variante oclusiva [t], como em tatu e a variante fricativa [ʧ], como nas realizações do [t] seguido de [i] no Rio de Janeiro.

Os sons produzidos sem obstrução no trato vocal são chamados de vogais. Estes segmentos vocálicos são classificados levando-se em consideração: posição da língua (altura, anterioridade ou posterioridade), arredondamento labial e nasalidade/oralidade (Fig. 9-2).

Os sons produzidos com algum tipo de obstrução no trato vocal, onde há impedimento total ou parcial da passagem de ar são chamados de consoantes. São classificados de acordo com os seguintes critérios: modo e ponto de articulação, vozeamento/desvozeamento, nasalidade/oralidade (Fig. 9-3).

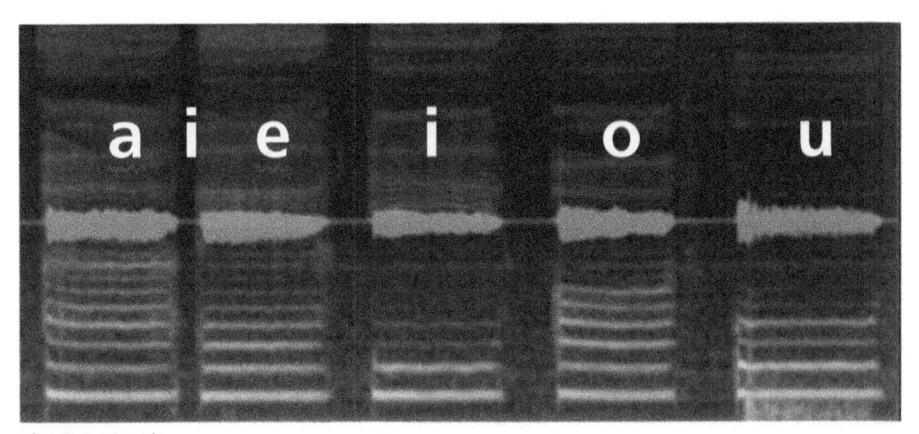

Fig. 9-1. Vogais.

VOGAIS
Orais
[a] [ə] [ɛ] [e] [i]
[ɪ] [ɔ] [o] [ʊ] [u]
Nasais
[ã] [ẽ] [ĩ] [õ] [ũ]

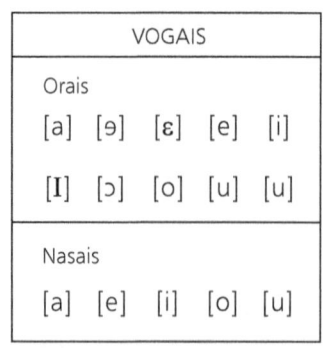

Fig. 9-2. Representação fonética das vogais.
(Fonte: http://www.fonologia.org/fonetica_vogais.php.)

Essa classificação, escolhida por entendermos ser a de maior aplicação prática, nos permite analisar as pistas articulatórias existentes nas amostras de fala dos sujeitos, possibilitando a descrição no laudo das características dos sons produzidos por eles, a fim de se apontar as similaridades ou diferenças entre os tipos de produção. Como dissemos antes, os mesmos fonemas podem ter várias realizações e os falantes tendem por optar por uma delas. Vejamos o exemplo abaixo.

Os espectrogramas abaixo mostram duas realizações diferentes do mesmo fonema, o chamado "r forte" do Português Brasileiro (PB), na palavra "porta" (Fig. 9-4).

A fonética perceptiva, também conhecida como fonética auditiva, é a subdivisão dos estudos fonéticos que se preocupa com a percepção das ondas sonoras pelo do ouvinte, estudando o modo como a fala é ouvida e interpretada. No exame de identificação de falantes, esse estudo não tem relação com a amostra de fala analisada, mas com a capacidade perceptiva do perito que pode ser aprimorada a partir do treinamento auditivo.

CONSOANTES			
	Oclusivas	Fricativas	Africadas
Desvozeadas	[p] [t] [k]	[f] [s] [ʃ] [x] [h]	[tʃ]
Vozeadas	[b] [d] [g]	[v] [z] [ʒ] [ɣ] [ɦ]	[dʒ]

Nasais	Laterais	Tepe [ɾ]	Glides	Róticos
[m] [m̥]	[l] [ɫ]	Vibrante [ ]	[w]	[ɣ] [ɦ] [r] [ɹ]
[ ]	[ʎ] [lʲ]	Retroflexa [ɻ]	[j]	[x] [h] [ ]

Fig. 9-3. Representação fonética das consoantes. (Fonte:http://www.fonologia.org/fonetica_consoantes.php.)

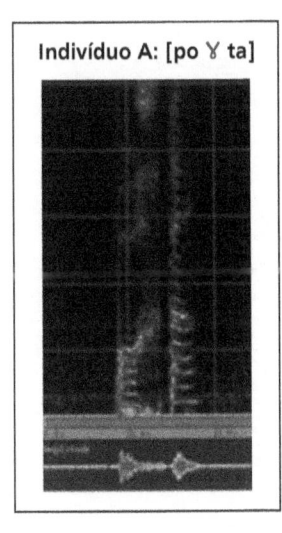

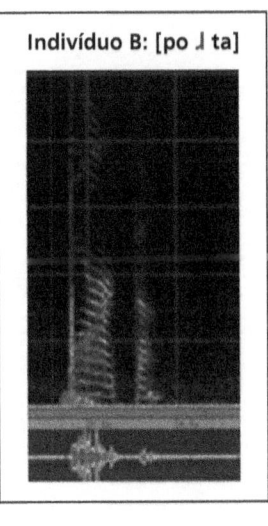

Fig. 9-4. Espectrograma com imagem da emissão da palavra porta com diferentes realizações do fonema.

Indivíduo A: [po ɣ ta]

Indivíduo B: [po ɹ ta]

A fonética acústica traz informações sobre as propriedades físicas do som através de técnicas instrumentais de investigação. Devido ao seu caráter objetivo, é frequentemente utilizada paralelamente para apoiar uma análise feita em termos fonéticos articulatórios ou perceptivos. Utiliza-se de um gráfico denominado espectrograma. O espectrograma é a representação tridimensional do sinal acústico da fala, contendo informações relativas aos parâmetros do som, ou seja, intensidade, duração e frequência. A análise acústica se dá de duas maneiras, pelo espectrograma de banda estreita e pelo espectrograma de banda larga. Através da banda estreita é possível visualizar os harmônicos através de estrias horizontais. Harmônicos são ondas estacionárias, frequências múltiplas do tom fundamental. Já a banda larga é formada por estrias verticais onde se visualizam os formantes. Formantes são zonas de frequência reforçadas. As Figuras 9-5A e B e 9-6 demonstram a diferença entre os gráficos.

A estrutura formântica das vogais é um parâmetro acústico importante na fonética forense. Os primeiros formantes (F1 e F2) apontam as tendências articulatórias do falante com relação à posição lingual, informação valiosa acerca da identificação de um falante. F1 e F2 são os formantes responsáveis pela qualidade vocálica, sendo que o primeiro formante (F1) está relacionado com a posição da língua no plano vertical, ou seja, pela elevação de abaixamento de língua, e o segundo formante (F2) se relaciona com a posição da língua no plano horizontal, isto é, pelo avanço e recuo de língua. As vogais mais baixas têm por característica o F1 alto e as vogais mais altas apresentam F1 baixo, portanto, a relação do primeiro formante com o movimento vertical da língua é proporcionalmente inversa. As vogais anteriores apresentam o segundo formante em valores altos, enquanto as vogais posteriores possuem valores baixos de F2.

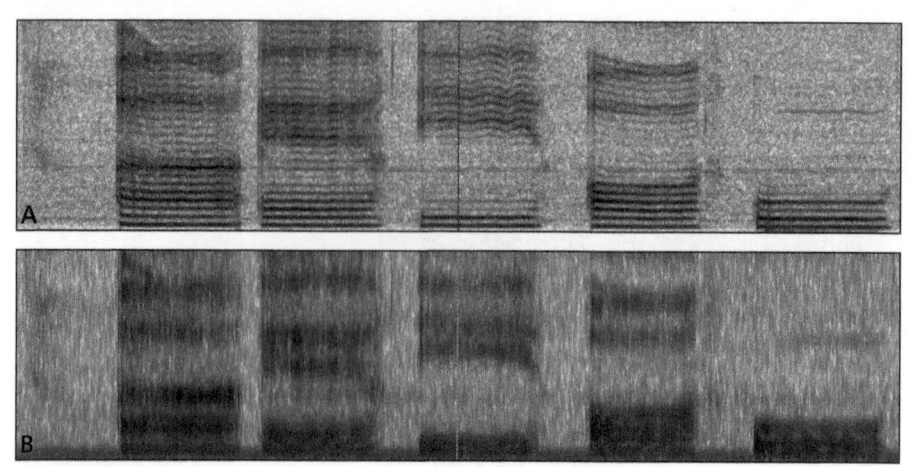

Fig. 9-5. Exemplo de gráfico de: (**A**) Banda estreita. (**B**) Banda larga.

Os formantes 3 e 4 nos apresentam características do trato vocal do falante, e por isso também são considerados parâmetros robustos para o exame de identificação pela fala. Apesar disso, nem sempre é possível utilizar estes dados pelo fato de estes formantes serem diretamente afetados pelas características da gravação **como a restrição da banda telefônica ou a má qualidade do áudio** (Fig. 9-7).

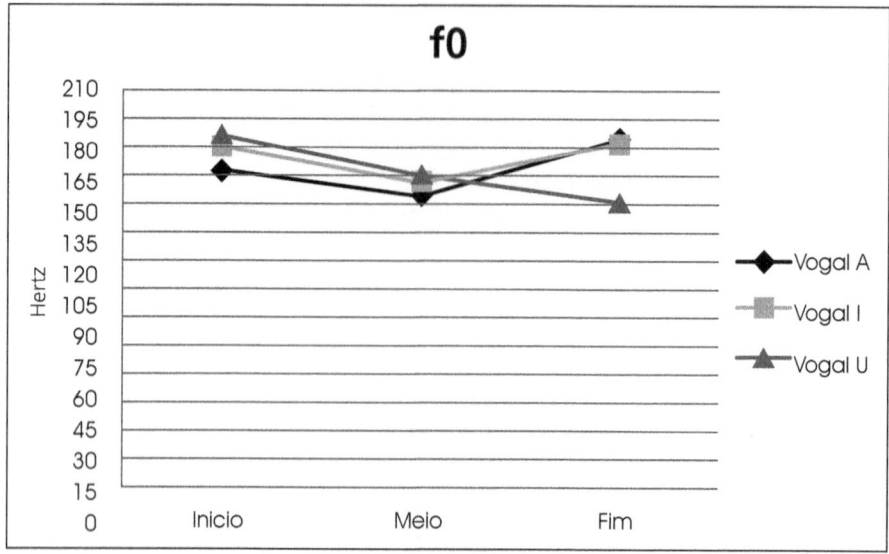

Fig. 9-6. Frequência fundamental no início, meio e final das vogais (exemplo de voz feminina adulta).

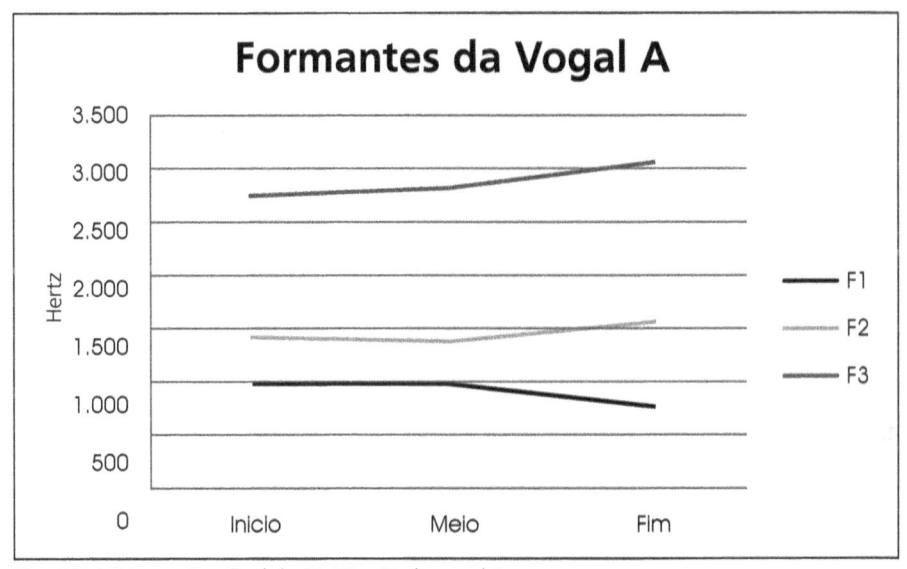

Fig. 9-7. Início, meio e final de F1, F2 e F3 da vogal A.

Através do espectrograma também é possível observarmos o VOT *(Voice Onset Time)*, que é o intervalo de tempo estudado nas investigações sobre vozeamento dos sons oclusivos. O VOT pode ocorrer de duas formas: positiva e negativa. O VOT positivo ocorre entre o início da plosão e o início do vozeamento seguinte nos sons oclusivos não vozeados. Já o VOT negativo acontece no intervalo entre o início da plosão e o final do vozeamento anterior nos sons oclusivos vozeados.

São muitas as pistas fonéticas úteis à perícia. Entre elas: VOT, a média da frequência fundamental, os traços articulatórios, a duração dos segmentos, as marcas de hesitação, as frequências dos formantes das vogais e aspectos da qualidade da voz. Tais pistas, quando somadas aos demais elementos linguísticos (morfológicos e sintáticos), contribuem para a segurança do resultado, tendo em vista que não existe um conjunto de parâmetros definido para a realização do exame e que a escolha dos mesmos é, na maioria dos casos, ditada pela especificidade de cada caso.

VARIABILIDADE DA FALA

O que se busca no exame pericial de identificação de falante é se determinar se as diferenças encontradas entre o padrão de voz do sujeito e a amostra cuja autoria está sendo questionada são esperadas dentro de um mesmo falante, confirmando a identificação. Ou, em caso negativo, tais diferenças comprovam que se trata de indivíduos diferentes.

A variabilidade da fala é o que distancia a identificação pela voz de outras técnicas de identificação, como a realizada pela impressão digital. O termo *voiceprint* foi proposto como sendo uma forma gráfica que representava a voz de maneira individual e exclusiva, mas hoje sabemos que a tarefa de caracterizar um falante é mais delicada, devido a essa imensa gama de variação possível dentro da fala de uma mesma pessoa. Uma impressão digital – *fingerprint* – é uma representação gráfica direta de características anatômicas, os sulcos na pele. Para os que leem em francês, sugerimos a leitura de *Le mythe de L'empreinte vocale* de D. Meuwly, que fornece uma excelente visão geral da controvérsia sobre o *voiceprint*.

Mesmo que um indivíduo queira, é praticamente impossível repetir a mesma sentença de forma igual, e assim duas amostras de um mesmo falante sempre terão diferenças, que podem ser mensuráveis e quantificadas. A voz não tem propriedades fixas e inalteráveis. A variação intrafalante provocada por fatores como o contexto social, o contexto situacional, a intenção comunicativa, as dimensões e condições do trato vocal individual, a familiaridade com o interlocutor, o estado emocional, e até o nível de ruído de fundo, ou seja, dependendo da situação de comunicação, da intenção e das condições físicas ou psicológicas do orador no momento em que produz as amostras de fala, o grau de variabilidade intrafalante pode ser considerável. Essa variabilidade é, sem dúvida, um fator relevante que pode dificultar a realização do exame, podendo levar o perito a concluir que se trata de pessoas diferentes quando este não é o caso.

Na Figura 9-8 temos a análise de um determinado segmento da fala, a palavra "não". A gravação foi realizada durante o depoimento de um suspeito de ter cometido um homicídio. O primeiro "não" foi proferido no momento em que o

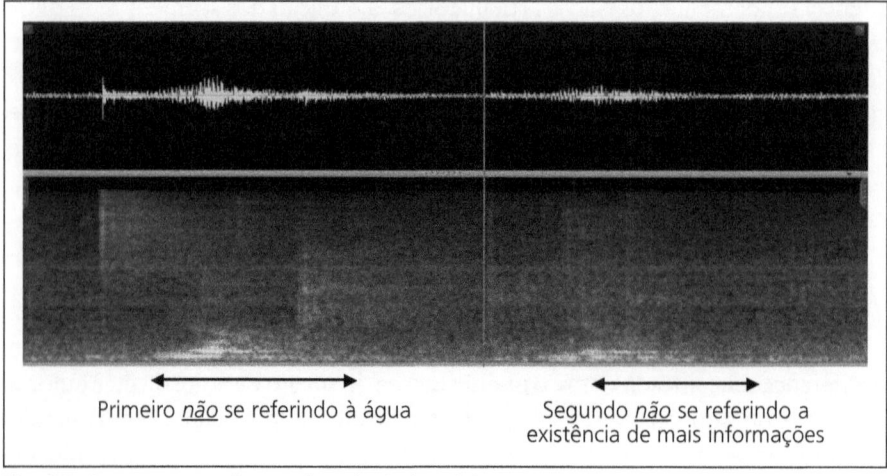

Primeiro *não* se referindo à água   Segundo *não* se referindo a existência de mais informações

Fig. 9-8. Espectrograma ilustrando variação intrafalante.

delegado pergunta ao suspeito se ele quer beber água. O segundo, dito apenas oito segundos depois, foi em resposta à pergunta do delegado sobre se o suspeito teria algo mais a contar sobre o fato ocorrido.

Como vemos, um mesmo falante, sendo gravado pelo mesmo equipamento e respondendo ao mesmo locutor falou a mesma palavra de maneira diferente. Apesar da existência dessa variação intrafalante e de ela dificultar a tarefa de comparação entre duas amostras de fala, isso não impossibilita a identificação, já que o pressuposto de base é o de que a variação interfalante é superior à variação intrafalante como diversos estudos atuais inferem. Para um perito, comparar e concluir que duas amostras de fala foram produzidas pela mesma pessoa é importante que este profissional se atenha ao grau de variabilidade intrafalante que pode existir entre os materiais de fala investigados. Espera-se que o grau de variação entre sujeitos seja sempre maior que entre um mesmo sujeito.

A escolha dos parâmetros a serem pesquisados depende da natureza do material de fala a ser analisado. São critérios para a escolha de um bom parâmetro: ter alta variabilidade interfalantes e baixa variabilidade intrafalante; ser facilmente observado (independente do tamanho da amostra de fala) e mensurável, além de ser robusto a diferenças de transmissão e ser resistente à tentativa de disfarce.

Podemos afirmar que o sinal de fala é, principalmente, determinado pela mensagem linguística e em razão do caráter variável das emissões de fala que dependerão, dentre outros aspectos, do contexto social e situacional de sua produção, é certo inferir que a variação intrafalante é um elemento que deve ser cuidadosamente analisado. No entanto, ainda temos poucos estudos relacionados ao PB.

Com relação às diferenças do canal de transmissão é preciso estar atento a uma das limitações técnicas mais frequentes no contexto forense. Na atualidade, com a grande utilização do recurso de interceptações telefônicas nas investigações, o perito se confronta com a árdua tarefa de confrontar amostras de diferentes naturezas. Na maioria dos casos, é necessária a comparação das amostras originadas a partir de ligações telefônicas com gravações diretas (quando se grava a voz diretamente pelo microfone). A banda telefônica tem um limite de frequências mais restrito, onde parte da amostra de fala que se situa fora dessas frequências, ou seja, certos sons não são transmitidos, apesar de poderem ser reconstituídos mentalmente pelos ouvintes. Observando a Figura 9-9, gráfico proposto por Russo e Behlau (1993)[7], percebemos que, no caso de uma empresa de telefonia que ofereça transmissão de dados limitada a uma faixa de frequências entre 250 e 4.000 Hz, os fonemas [t], [z], [s], [v], [f], situados entre 4.000 e 8.000 Hz não serão transmitidos e não poderão ser analisados.

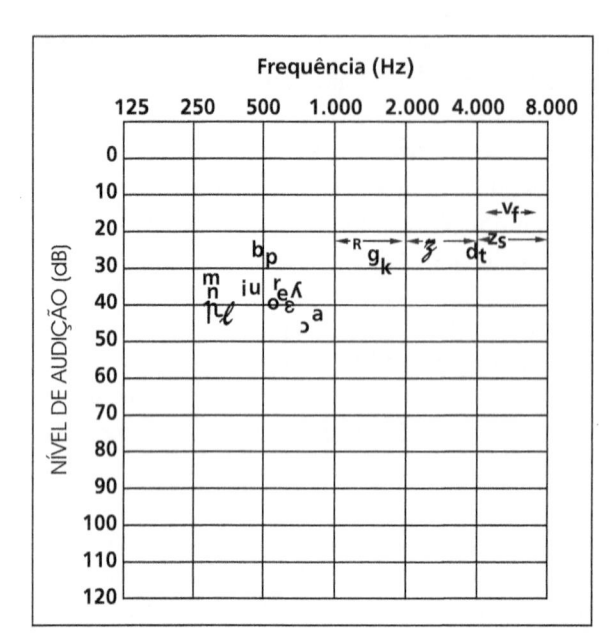

Fig. 9-9. Audiograma dos sons da fala proposto por Russo e Behlau[32].

PROSÓDIA

A prosódia é o estudo das chamadas propriedades suprassegmentais, ou seja, as que acompanham os fonemas no decorrer do enunciado. É do campo da prosódia investigar como estas características se comportam nas línguas em geral e em uma língua em particular. A prosódia estuda o ritmo e a entoação que são elementos muito importantes na medida em que expressam as atitudes do falante. Semanticistas, pragmaticistas e analistas do discurso reconhecem a importância da prosódia na construção do significado. Ela analisa a organização temporal (ritmo, tempo de sílabas/segmentos e tempo/localização de pausas), sua organização melódica (movimentos melódicos, tessitura, registro), bem como a intensidade.

Para o exame de identificação de falantes, a análise prosódica é um elemento robusto na caracterização do sujeito, na medida em que não se altera mesmo em condições variadas. Mudanças melódicas e a distinção entre as medidas de duração dos segmentos trazem informações valiosas ao perito. Assim, é nossa intenção expor resumidamente as propriedades prosódicas, os constituintes prosódicos, além de tratar da qualidade de voz, item fundamental em qualquer exame de identificação de falantes.

PROPRIEDADES DA PROSÓDIA

As propriedades intrínsecas do som da fala são: duração, intensidade e frequência fundamental (F0). A seguir trataremos destas propriedades sob o ponto de vista fonético.

No nível fonético, o parâmetro duração está relacionado com o tempo de articulação de um som, seja ele, um fone, sílaba ou sentença. Este parâmetro está diretamente ligado à velocidade da fala, pois quanto mais veloz é a produção do enunciado, menor será a duração dos segmentos. A duração está associada ao ritmo da fala, que trataremos mais adiante.

O parâmetro intensidade se relaciona com o conceito de proeminência e é responsável pelas diferenças de tonicidade entre as sílabas do enunciado. Quanto mais intensidade a sílaba possui, mais proeminente se torna. A proeminência costuma vir acompanhada de maior duração nos elementos mais tônicos. É importante ressaltar que a proeminência é relativa, ou seja, precisa ser definida através de comparação com as demais sílabas da palavra e/ou da frase.

A frequência fundamental (ou tom) é o resultado da vibração das pregas vocais de acordo com a velocidade da vibração, as pregas vocais produzirão sons acusticamente mais altos (maior rapidez na vibração) ou mais baixos (menor rapidez na vibração). A entoação, ou seja, o contorno melódico dos enunciados, é determinada sobretudo pelas diferenças da frequência.

Podemos identificar duas maneiras pelas quais a entoação é utilizada como recurso linguístico: nas línguas tonais e para a diferenciação dos tipos de enunciados. Entendemos por línguas tonais os idiomas em que a variação de frequência fundamental é utilizada no nível do léxico para distinguir os significados linguísticos, ou seja, as diferenças de tom diferenciam uma palavra da outra. Este recurso é característico em diversas línguas chinesas e africanas. No que se refere à diferenciação de enunciados, Sosa (1998)[8] distingue dois tipos de significados que podem ser transmitidos pela entoação: um denominado "lógico", com implicações semânticas nas orações; e outro "emocional", com base nos estados emocionais do falante.

Segundo Cagliari (2007)[9], *"o ritmo é um tipo de simetria, uma harmonia resultante de certas combinações e proporções regulares"*. O ritmo é um dos componentes mais importantes da análise prosódica. Está relacionado, em especial, com o parâmetro duração – visto que a noção de ritmo não pode ser separada da ideia de *"repetição de um evento em um período de tempo"*[26], sendo determinado pelas proeminências encontradas ao longo do enunciado. Com relação ao ritmo nas línguas, Abercrombie (1967)[10] as divide em: ritmo silábico e ritmo acentual. Nas línguas de ritmo silábico, as sílabas tendem a ter duração semelhante, como no caso da língua francesa. Nas línguas de ritmo acentual, os acentos tendem a aparecer em intervalos iguais de tempo, ou seja, nos intervalos entre duas sílabas acentuadas, a duração das sílabas não acentuadas diminui de acordo com a quantidade de sílabas existentes dentro deste intervalo.

Cagliari (1982)[11] com relação ao PB classifica-o como sendo de ritmo acentual. Porém, ao realizarem um estudo instrumental de um mesmo enunciado pronunciado por doze falantes do Português do Brasil, Cagliari & Abaurre (1986)[12] chegaram à conclusão de que alguns dos falantes possuem um ritmo acentual, enquanto outros possuem um ritmo silábico, porém, todos apresentavam flutuações rítmicas. Major (1981)[13] atenta para o fato de que o PB está em pleno processo de mudança, de ritmo silábico para ritmo acentual. Temos entre as regiões brasileiras variações de ritmo bem acentuadas, como por exemplo: baianos e gaúchos apresentam um ritmo mais silábico, a região sudeste, em especial o mineiro, possui o ritmo mais acentual. Outro detalhe importante é que homens têm o ritmo mais acentual que as mulheres. Como podemos ver, apesar de, a princípio, a classificação dos tipos de ritmo linguístico se referir às línguas, encontramos variações entre os falantes de mesma língua, o que nos mostra que a análise do ritmo também pode trazer informações relevantes sobre o falante.

CONSTITUINTES PROSÓDICOS

A definição técnica dos constituintes prosódicos nos obrigaria a um nível de complexidade teórica incompatível com nossos objetivos. O mais importante a saber sobre os eles é que as propriedades prosódicas de intensidade, duração e frequência se manifestam hierarquicamente nos enunciados e são responsáveis pela divisão desses em diferentes níveis ou partes, e tais partes são denominadas de constituintes prosódicos. Os constituintes prosódicos auxiliam na organização do enunciado. Outro aspecto relevante é que eles representam "domínios de aplicação" de processos fonológicos.

São constituintes prosódicos: sílaba, pé, palavra fonológica, grupo cíclico, frase fonológica, frase entoacional, enunciado (Fig. 9-10).

É importante ressaltar que, no exame de identificação de falante, para analisarmos os constituintes prosódicos, as amostras de fala devem ter uma duração suficiente. Quanto maior a duração da amostra e maior quantidade de pistas articulatórias e prosódicas, mais aspectos poderão ser analisados, o que torna a análise mais sedimentada. É especialmente relevante que o perito saiba identificar os constituintes prosódicos dos trechos de fala analisados. A seguir apresentaremos sucintamente os constituintes prosódicos que entendemos mais importantes para o exame pericial. São eles: sílaba, palavra fonológica, grupo cíclico, frase fonológica, frase entoacional e enunciado.

- *Sílaba: é a* menor categoria da hierarquia prosódica. Sua parte dominante, ou cabeça, é sempre constituída por vogal na língua portuguesa e seus domina-

```
                    Enunciado
        U
       / \
      I   (I)        Frase entoacional
     / \
    φ   (φ)          Frase fonológica
   / \
  C   (C)            Grupo cíclico
 / \
ω   (ω)              Palavra fonológica
/ \
Σ  (Σ)               Pé
/ \
σ  (σ)               Sílaba
```

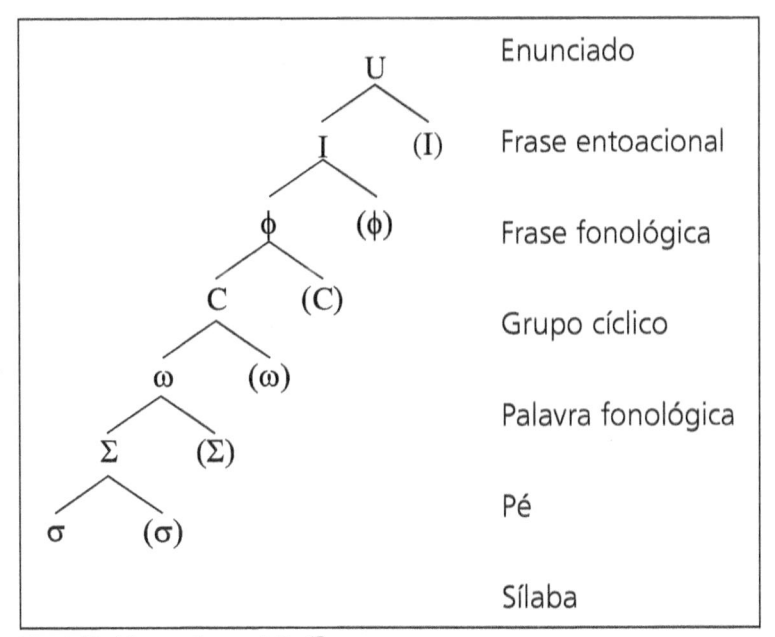

Fig. 9-10. Hierarquia prosódica[17].

dos são as consoantes e semivogais. Por se tratar de um livro introdutório, optamos por apresentar aqui somente o modelo linear de sílaba, dada a complexidade dos modelos não lineares. O padrão silábico básico do português é CV (consoante-vogal). De acordo com Simões (2005)[14], além das sílabas simples que apresentam apenas uma vogal, temos sete tipos de sílabas complexas, que são os tipos: VC, como na palavra *ir*; CV (o básico), como na palavra *na*; CVC, como na palavra *nós*; CVV, como na palavra *sei*; CCVC, como na palavra *três*; CVVV*, como na palavra *Paraguai*; e CVVVC, como na palavra *quais*. Como visto anteriormente, a sílaba é uma unidade de extrema importância no ritmo da fala e é o constituinte que determina se o ritmo da fala é silábico ou acentual.

- *Palavra Fonológica*: sua característica principal é o fato de não possuir mais de um acento primário. Apresenta um bom grau de correspondência com a palavra definida do ponto de vista morfossintático – aquela que é separada por espaços na escrita –, mas essa correspondência não é absoluta, por causa da existência de palavras compostas, como guarda-chuva e couve-flor, por exemplo, que correspondem a mais de uma palavra fonológica.

---

*Na verdade, à medida que se defina a sílaba não apenas em termos fonéticos, mas em termos fonológicos, ou seja, como núcleo de sílaba, só pode haver uma vogal por sílaba; as outras letras V nesses símbolos dados aos padrões silábicos se referem a semivogais.

- *Grupo Clítico:* constituinte hieraquicamente superior à palavra fonológica. Bisol (1996)[15], define grupo clítico "*como a unidade prosódica que contém um ou mais clíticos e uma só palavra de conteúdo*". A autora aponta que autores importantes, como Câmara Jr. (1986)[16], defendem que o grupo clítico coincide com a palavra fonológica. Ela explica que existem dois tipos de clíticos: os que se unem à palavra de maneira dependente e que formam uma unidade fonológica apenas; e os que se comportam de forma independente da palavra de conteúdo, podendo ser identificados como palavras fonológicas separadas.

- *Frase Fonológica:* constituinte que agrega grupos clíticos e/ou palavras fonológicas. Bisol (1996)[15] salienta que "não há *a priori*, nenhuma relação de isomorfismo entre a frase fonológica e a sintática* (...), embora possam vir a coincidir". Em outros termos, a "frase fonológica é constituída das unidades imediatamente mais baixas: o grupo cíclico, que tanto pode ser uma locução (a casa) quanto apenas uma frase fonológica (casa)".

- *Frase Entonacional:* segundo Nestor e Vogel (1986)[17]: "a frase entonacional é o domínio de um contorno de entoação e que os fins de frases entonacionais coincidem com posições em que pausas podem ser introduzidas".

- *Enunciado:* o maior constituinte prosódico, que pode ser identificado por uma linha melódica clara e pausa final. Coincide, geralmente, com a unidade sintática de sentença.

A análise dos enunciados como local de materialização das características de um falante será abordada no outro capítulo sobre linguística onde falaremos sobre os aspectos discursivos.

As diferenças de entoação também são utilizadas no nível frásico, como recurso nos diversos tipos de enunciados, relacionando-se de acordo com Cagliari (2007)[9]:

> "*com as noções de modo (tipo de orações declarativas, interrogativas...), com a noção de modalidade (asserção de possibilidade, probabilidade, validade, relevância... do que se está dizendo), com os atos de fala (ordem, pedido, sugestão...) e com as atitudes do falante, seu comportamento protocolar linguístico, como: polidez, indiferença, surpresa etc.*

A entoação também pode ser variável de acordo com o falante, sendo, neste caso, um fator característico do seu estilo (Fig. 9-11).

---

*O que Bisol chama de "frase sintática" é um dos sintagmas em que se dividem as frases – aquilo que a Gramática Tradicional chama de "termos de frase".

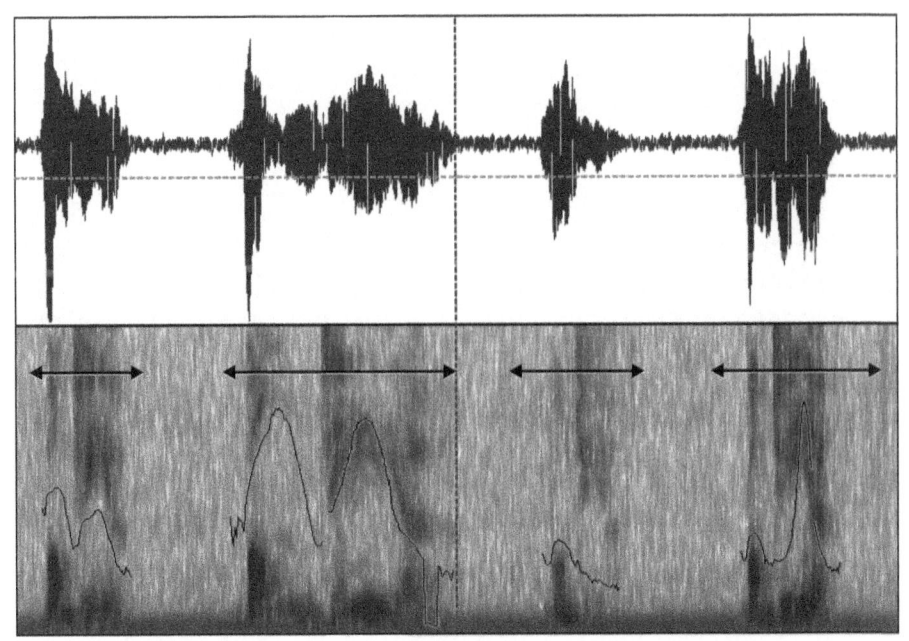

Fig. 9-11. Análise da frase "bom dia" no Praat, em quatro entoações diferentes.

QUALIDADE DE VOZ

Jean Abitbol diz que foi graças à passagem de *homo sapiens* para *homem vocalis* que o homem evoluiu (Abitbol, 2005)[18]. A voz permitiu ao homem se comunicar e se desenvolver. O instrumental vocal do ser humano é composto por uma fonte de energia, os pulmões, uma fonte vibratória, a laringe com as pregas vocais, e uma caixa ressoadora formada pela faringe, a boca e o nariz. A voz é o som produzido a partir do ar dos pulmões, que passa pelas pregas vocais e vai sendo modificado nas cavidades de ressonância e pelas estruturas articulatórias. Esse som adquire características próprias que chamamos de qualidade vocal.

A qualidade de voz é um parâmetro da análise perceptivo-auditiva que pode nos fornecer indícios para a identificação de voz. De acordo com Camargo (2002)[19], "*a qualidade vocal veicularia informações de características físicas, psíquicas e sociais do falante*". A qualidade vocal é produzida por fatores de ordem intrínseca e extrínseca. Os fatores intrínsecos estão relacionados a uma série de características anatômicas que individualizam a produção do falante. Os fatores extrínsecos se baseiam nos ajustes *(settings)* que evidenciam a tendência muscular individual da configuração de trato vocal. Através destes fatores é possível obter informações acerca de características vocais que podem ser utilizadas na investigação de identidade. No Modelo Fonético de Descrição da Qualidade Vocal de Laver, a qualidade vocal é entendida como resultado de um conjunto de ajustes fonatórios e articulatórios utilizados pelo falante e que mostram a tendência muscular individual de configuração do trato vocal. Laver descreve qualidade da voz fazendo distinção entre os *settings* supralaríngeos e os *settings* fonatórios, entendendo *settings* como "desvios" da configuração neutra do trato vocal (Laver, 1980)[20].

O ajuste neutro está relacionado com uma gama de ajustes que acontecem de forma sincrônica em vários pontos do trato vocal. Camargo e Madureira (2008)[21] descrevem as condições do ajuste neutro como (Laver, 1980)[20]: *"a extensão do trato vocal não deve ser modificada pela ação da musculatura; o trato vocal não deve sofrer perturbações em qualquer ponto por ação de lábios, mandíbula, língua ou faringe e as pregas vocais devem vibrar regularmente, sem ruídos decorrentes de escape de ar ou irregularidades vibratórias"*. As alterações do ajuste neutro do trato vocal supralaríngeo resultam em mudanças de três tipos: longitudinais, latitudinais ou velofaríngeas (Cukier, 2006)[2].

Settings longitudinais resultam em quatro tipos de deslocamento dos órgãos da sua posição neutra, são eles os movimentos verticais da laringe de levantamento e abaixamento; além da protrusão labial e da retração do lábio inferior.

Settings latitudinais envolvem a tendência à manutenção de efeito de constrição ou expansão na seção transversal em algumas posições ao longo do comprimento do trato vocal. Essas tendências são ocasionadas pelos lábios, língua, faringe e queixo.

Settings velofaríngeos são responsáveis pela nasalidade. Laver diferencia dois *settings* que resultam na voz nasal e na voz não nasal.

Settings fonatórios são responsáveis por comportamentos da laringe que produzem cinco tipos de vibração (falsete, sussurro, *creak*, *harshness* e *breathiness*), além da voz modal.

Diante do exposto, consideramos a análise da qualidade vocal um elemento de extrema importância na investigação de identidade, visto que os fatores intrínsecos e extrínsecos carregam informações acerca das características vocais do falante. Para tal avaliação, acreditamos que a análise perceptivo-auditiva da qualidade vocal seja um recurso de grande valia apesar de sua natureza subjetiva, considerando que este instrumental enriquece e complementa as informações acústicas que o perito poderá extrair das amostras investigadas, facilitando a identificação de falantes.

DISFARCE

Nesta terceira parte do capítulo consideramos pertinente trazer noções acerca de um fato que na prática forense que é capaz de causar dificuldades para o exame. Trata-se de quando o falante tenta disfarçar a sua voz.

De acordo com Gillier (2011)[22], disfarce é *"a ação deliberada de um falante que altera a sua voz, discurso ou língua com o propósito de esconder a sua identidade"*. O disfarce pode ser entendido como a imitação de um sotaque ou estilo de fala com o objetivo de dificultar a identificação da voz de um sujeito. Em casos forenses, o disfarce é algo que pode ocorrer, principalmente, em casos de sequestros, extorsões, assédio e trotes telefônicos. Podendo ser realizado no momento da gravação questionada como mencionado anteriormente, ou quando o suspeito sabe que será submetido ao exame para identificação, durante a gravação do padrão de voz para confronto.

Embora a pesquisa sobre o disfarce seja ainda pouco abrangente, alguns estudos, como os de Reich *et al.,* (1976)[23] Rose e Simmons (2002; 1996)[24,25] Künzel[26,27] Zhang e Tan (2008; 2006)[28,29] apontam que parâmetros acústicos como a frequência fundamental, a banda formântica ou a duração dos segmentos são alterados na presença do disfarce. Já o estudo de Jonhson *et al.,* (1984)[30], aponta que os parâmetros temporais são mais resistentes ao disfarce. Podemos, assim, perceber que ainda existem muitas questões em aberto com relação a este tema.

Para o disfarce da fala, podem ser utilizadas manipulações eletrônicas sofisticadas, como vocoders ou comunicação via de síntese de voz, mas a maioria dos disfarces é de natureza rudimentar. Os disfarces no nível de fonação mais comuns são o sussurro e o aumento ou diminuição da frequência fundamental. Os disfarces no nível da articulação mais utilizados são a imitação de dialeto ou sotaque. Künzel classificou os tipos de disfarce mais frequentes no contexto forense em quatro tipos (Künzel, 1994)[26]:

1. Alterações de voz (levantamento e abaixamento da frequência fundamental, voz chiada, rouquidão e sussurro),
2. Características de ressonância (objeto no trato vocálico, ressonador adicional – ex. caneca perto da boca, hipernasalidade e lenço à frente da boca),
3. Língua (mudança de dialeto e simulação de sotaque estrangeiro),
4. Forma de falar (redução ou exagero na variação da frequência fundamental e mudanças no tempo de fala).

A presença do disfarce é um dos fatores que pode dificultar a investigação do linguísta/foneticista forense, visto que cada tipo de disfarce é capaz de produzir grande variabilidade em diversos parâmetros acústicos, como frequência fundamental, frequência dos formantes, banda formântica e duração dos segmentos. Desta forma, consideramos fundamental a ampliação dos estudos de fonética e acústica forense sobre os tipos de disfarce e suas consequencias para a identificação do falante.

CONSIDERAÇÕES FINAIS

O objetivo deste capítulo foi o de fornecer conhecimentos de nível básico sobre os aspectos fonéticos envolvidos na identificação de falantes para os iniciantes no assunto, na medida em que os conhecimentos aqui abordados fornecem elementos que uma vez analisados auxiliam na sedimentação da conclusão e devem ser descritos no laudo pericial. Também foi a intenção dos autores deste capítulo demonstrar que a fonética forense é uma área de estudo e atuação da Linguística de caráter nobre e peculiar, que necessita de profissionais que busquem o conhecimento linguístico, que compreendemos ser a base para a árdua tarefa do perito em identificação de falantes. A fonética analisa uma série de parâmetros acústicos com o objetivo de obter o máximo de informações acerca de uma voz analisada, podendo compará-la a uma determinada gravação questionada a fim de se identificar o sujeito. Apesar de não ter sido o foco do presente capítulo, cumpre ressaltar que é necessária a aplicação de técnicas de análise perceptivo-auditiva aliada aos dados acústicos, permitindo um detalhamento rigoroso da voz submetida a exame, visto que alguns parâmetros, como o dialetal e o da qualidade vocal podem ser mais bem analisados a partir do enfoque perceptivo-auditivo, enquanto que outros parâmetros como a frequência fundamental, por exemplo, são descritos a partir de seus dados acústicos.

REFERÊNCIAS BIBLIOGRÁFICAS

1. Braid ACM. *Fonética forense*. 2. ed. Campinas: Millennium, 2003.
2. Cukier S. *Qualidade vocal em indivíduos asmáticos com e sem disfunção paradoxal de pregas vocais: correlatos perceptivo-auditivos, acústicos e fisiológicos*. Dissertação (Mestrado em Linguistica Aplicada e Estudos da Linguagem). PUC/SP. São Paulo, 2006.
3. Nolan FJ. *The phonetic bases of speaker recognition*. Cambridge: CUP, 1983.
4. Mateus MHM, Falé I, Freitas MJ. *Fonética e fonologia do português*. Lisboa: Universidade Aberta, 2005.
5. Cagliari LC. *Análise fonológica – Introdução à teoria e à prática, com especial destaque para o modelo fonêmico*. Campinas, SP: Mercado das Letras, 2002.
6. Callou D, Leite Y. *Iniciação à fonética e à fonologia*. Rio de Janeiro: Jorge Zahar, 2009.
7. Russo ICP, Behlau M. Percepção da fala: análise acústica do português brasileiro. São Paulo: Lovise, 1993. 57p.
8. Sosa JM. *La entonación del español: su estructura fónica, variabilidad y dialectología*. Madrid: Cátedra, 1999.
9. Cagliari LC. *Elementos de fonética do português brasileiro*. São Paulo: Paulistana, 2007.
10. Abercrombie D. *Elements of general phonetics*. Edinburgh: University, 1967.
11. Cagliari LC. *Elementos de fonética do português brasileiro*. Tese de livre-docência. Campinas: Unicamp, 1982.
12. Cagliari LC, Abaurre MB. *Elementos para uma investigação instrumental das relações entre padrões rítmicos e processos fonológicos no português brasileiro*. Cadernos de Estudos Linguísticos 10. Campinas: Unicamp/IEL, 1986.
13. Major RC. Stress-timing in Brazilian Portuguese. *J Phonetics* 1981;9(3):343-52.
14. Simões D. *Fonologia em nova chave*. Rio de Janeiro, HP, 2005. p. 26, 27.

15. Bisol L. *Introdução aos estudos da fonologia do Português Brasileiro*. Edipucs, 1996. p. 252-55.
16. Câmara JR. *Dicionário de Linguística e gramática: referente à língua portuguesa*. 13. ed. Petrópolis: Vozes, 1986.
17. Nespor M, Vogel I. *Prosodic phonology*. Dordrecht-Holland: Foris Publications, 1986. p. 188.
18. Abitbol J. *Odyssey of the voice*. San Diego/Oxford/Brisbane: Plural, 2005.
19. Camargo ZA. *Análise da qualidade vocal de um grupo de indivíduos disfônicos: uma abordagem interpretativa e integrada de dados de natureza acústica, perceptiva e eletroglotográfica vocal e disfagia pós-acidente vascular cerebral: aspectos acústicos, fisiológicos e perceptivos*. Tese (Doutorado em Linguística). PUC/SP. São Paulo, 2002.
20. Laver J. *The phonetic description of voice quality*. Cambridge: Cambridge University, 1980.
21. Camargo ZA, Madureira S. Avaliação vocal sob a perspectiva da fonética: investigação preliminar. *Rev Distúrb Comun*, São Paulo 2008;20(1):77-96.
22. Gillier R. *O disfarce da voz em fonética forense*. Dissertação(Mestrado em Linguística). Universidade de Lisboa, 2011.
23. Reich A *et al*. Effects of selected voice disguises upon spectrographic speaker identification. *J Acoustical Society of America* 1976;60(4):919-25.
24. Rose P. *Forensic speaker identification*. London: Taylor & Francis, 2002.
25. Rose P, Simmons A. *F-pattern variability in disguise and over the telephone – comparisons for forensic speaker identification*. Proceedings of the 6th Australian International Conference on Speech Science and Technology, 10-12 December, Adelaide, 1996.
26. Künzel H. *Current approaches to forensic speaker recognition*. ESCA Workshop on Automatic Speaker Recognition, Identification, and Verification Martigny, Switzerland, April 5C7, 1994, ISCA Archive. Disponível em: <http://www.isca-speech.org/archive>
27. Künzel, H. (2000). *Effects of voice disguise on speaking fundamental frequency*. Forensic Linguistics 2000;7:149-79.
28. Zhang C, Tan T. Voice disguise and automatic speaker recognition. *Forensic Science International* 2008;175(2):118-22.
29. Zhang C, Weijer J, Cui J. *Intra- and inter-speaker variations of formant pattern for lateral syllables in Standard Chinese*. China: Forensic Science International, 2006. p. 117-24.
30. Johnson CC, Hollien H, Hicks JW. Speaker identification utilizing selected temporal speech features. *J Phon* 1984;12:319-26.

Capítulo

10

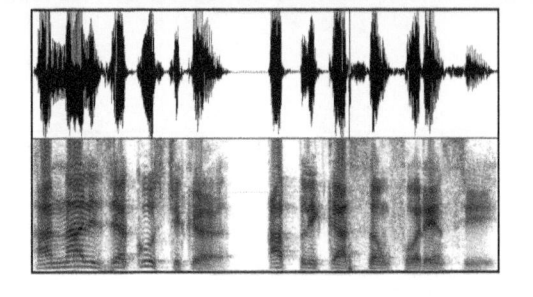

ANÁLISE ACÚSTICA: APLICAÇÃO FORENSE

Maria Inês Rehder ■ Ana Paula Sanches

INTRODUÇÃO

É de consenso internacional que a Análise Acústica é fundamental no processo de identificação de falantes, tanto por sua natureza quantitativa quanto pela possibilidade de associação auditiva e visual. A natureza quantitativa se traduz na objetividade dos valores referentes a diversos parâmetros, valores estes passíveis de serem analisados tanto inter, quanto intrafalantes. As associações auditiva e visual, possibilitadas por espectrogramas de banda estreita e larga, conferem credibilidade à análise (Rose, 2002)[1].

Na década de 1950, Kersta (Mattos, 2008)[2] utilizava somente um tipo de análise, que era a espectrográfica (também chamado de método puramente visual) e, desde aquela época, outros grandes estudiosos já o questionavam sobre esse assunto, não só por utilizar um só método, mas também por não utilizar informações estatísticas. Já em 1972, estudos de Tosi indicavam como "falsa identificação" aquela onde o perito utilizava somente um tipo de comparação, como proposto por Kersta.

Sabe-se então que:

> *Por meio da impressão auditiva, é possível se analisar as realizações fonéticas, linguísticas e fonológicas do falante, percebendo-se suas características e peculiaridades. Assim, a audição de uma fala, buscando determinar suas particularidades, representa um eficiente método de análise para comparações relacionadas à verificação de locutor (Braid, 2003)[3].*

Desta forma, o método combinado usando as análises perceptivo-auditiva e acústica, em dias atuais, tem sido a estratégia mais utilizada nas perícias de voz (Gold e French, 2011)[4].

No capítulo Linguística: Aspectos fonéticos, Vasconcellos, Gomes e Azzariti nos apresentaram os sons do Português, a variabilidade da fala, prosódia e aspectos da qualidade vocal. A partir dele, apresentaremos a significância forense da análise acústica dos sons da fala, isolados e/ou combinados.

ANÁLISE ACÚSTICA

A análise espectrográfica acústica tem sido utilizada para a Identificação de Falantes desde os anos 1970, na época com uso de um dos primeiros espectrógrafos, o VI-700 (Tosi, 1979; Tosi e Behlau, 1983)[5,6]. Os primeiros estudos e análises sobre o assunto já trabalhavam com o conceito de texto-dependente, ou seja, a voz conhecida, que hoje denominamos padrão, teria que reproduzir exatamente o texto das vozes desconhecidas, que hoje denominamos questionadas. O capítulo sobre Amostras Padrão e Questionadas mostra a evolução deste conceito no cenário contemporâneo.

A análise acústica possibilita: maior compreensão do sinal vocal; associações à análise perceptivo-auditiva; padronização de dados normativos de diferentes realidades; documentação visual dos parâmetros da voz e da fala; e assimilação e identificação de semelhanças e diferenças de cada som tanto inter quanto intrafalantes.

PROGRAMAS COMPUTADORIZADOS

Os parâmetros acústicos são extraídos por meio de programas computadorizados específicos para análises de voz e fala. Existem programas gratuitos utilizados no meio científico mundial, como é o caso do Praat, criado por Paul Boersma and David Weenink da Universidade de Amsterdam (Boersma e Weenick, 2006)[7]. Programas comerciais também são empregados em pesquisas e análises. É comum o perito ou o assistente técnico possuir mais de um, uma vez que o conteúdo de um único programa muitas vezes não supre todas as necessidades das análises a serem realizadas. Faz-se necessário comentar que o programa VoxMetria da CTS informática, deve ser considerado em análises especificas, visto que possui data base brasileira na sua confecção.

O perito tem liberdade na escolha do programa de maior familiaridade de manejo e aquele que oferece os dados necessários para a realização da perícia. O Quadro 10-1 mostra os *softwares* gratuitos e pagos, bem como os *hardwares* que podem ser utilizados na identificação de falantes (Mendes et al., 2012)[8].

Os programas computadorizados fornecem dados acústicos, portanto, cabe ao perito interpretá-los e ainda estabelecer a significância forense dos dados. Neste processo, a habilidade, a formação acadêmica e a experiência neste tipo de análise são fundamentais.

Quadro 10-1. *Softwares* gratuitos e pagos e *hardwares*

Softwares		Hardwares
Gratuitos	**Pagos**	**Pagos**
Audacity 2.0.0	**Dr. Speech, versão 4**	**KayPENTAX**
EMU Speech Database System 2.3.0	Vocal Assessment	Computer Speech Lab Modelo, 4150B
WaveSurfer 1.8.5	Real Analysis	Visi-Pitch IV, Modelo 3950B
Praat 5.3.04	Speech Training	
Speech Filing System (SFS) 4.8	Scope View	
SFS/WASP 1.51	Phonetogram	
SIL International	Speech Therapy 4	
Speech Analyser 3.0.1	**FonoTools**	
	KayPENTAX	
	Multi-Speech, Modelo 3700	
	Voice Range Profile (VPR), Modelo 4326	
	Multi-Dimensional Voice Program (MDVP), Modelo 5105	
	Motor Speech Profile (MSP), Modelo 5154	
	LingWAVES Voice Clinic Suite Pro Seegnal	
	MasterPitch Pro	
	VoiceStudio	
	SingingStudio	
	Estill Voice International	
	VoicePrint	
	Estill Voiceprint Plus	
	Time Frequency Analysis Software – TF32	
	Video Voice Sppech Training System 3.0	
	VoxMetria	
	Vocalgrama	

SINAL DIGITAL DO PROCESSAMENTO DA FALA

Com o avanço tecnológico na área computacional e com o auxílio de programas específicos, como mencionamos anteriormente, a onda sonora pode ser exibida, mensurada e editada. A primeira análise espectral do som tornou-se possível a partir do Teorema de Fourier, em 1982. Na época atual, a análise espectrográfica pode ser obtida de forma rápida e automática. Tal análise baseia-se na transformação de Fourier – FFT – produção de espectro com amplitude de cada harmônico a partir da frequência fundamental e no LPC – método de predição linear: mostra a frequência dos formantes. O resultado é um gráfico denominado espectrograma, que apresenta o tempo no eixo horizontal e dados sobre a frequência fundamental no eixo vertical. O grau de escurecimento das barras no registro representa a intensidade em espectrogramas com fundo branco (Fig. 10-1).

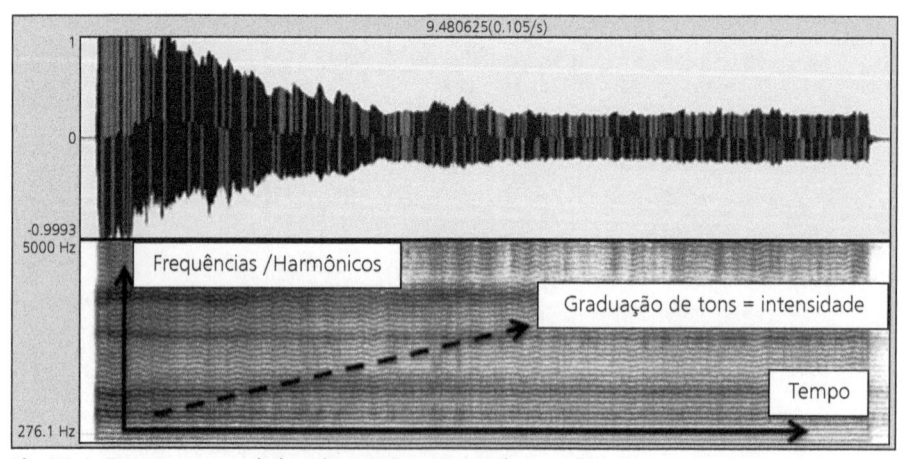

Fig. 10-1. Espectrograma de banda estreita mostrando o oscilograma na parte superior e na parte inferior: frequência, intensidade e tempo. **Programa de análise acústica utilizado:** Praat. (Fonte: arquivo pessoal dos autores.)

A espectrografia nos fornece dados da fonte glótica e dos ressonadores do trato vocal, além de gerar dados das características temporais, como: regularidade do traçado; definição da frequência e intensidade; formantes das vogais e regiões de incrementos das energias das consoantes. Além do descrito, entende-se que o emprego da espectrografia também oportuniza melhor análise para a fala encadeada, aspectos prosódicos; evidencia dimensões temporais da emissão; características de coarticulação e correlação entre fonte e filtro.

Reforçando o que foi discutido no primeiro capítulo deste livro, a identificação de falantes deve ser realizada através do resultado de análises múltiplas. Na acústica pontuamos que os parâmetros que apresentam resultados médios para a população devem ser considerados com cautela e em conjunto. Os parâmetros que não têm resultados populacionais médios podem ser considerados mais significantes, mesmo assim dentro de multiparâmetros.

Para elucidar o uso da análise acústica, apresentamos a orientação da Associação dos Peritos Federais, APCF, com relação a esta análise. A instituição descreve que a análise acústica deve ser realizada entre frases, palavras, unidades silábicas e unidades sonoras semelhantes, quando trechos questionados estiverem dentro de contextos semelhantes. Os espectrogramas devem ser analisados tanto em banda larga, quanto em banda estreita de frequência. Os fonemas a serem analisados devem estar dentro de contextos semelhantes sob os aspectos temporais e de posicionamento semântico em cada amostra. Os espectrogramas precisam destacar os formantes e suas transições, e os de banda estreita devem conter a reestruturação dos harmônicos da fala. Devem-se destacar os sons de turbulência nas fricativas e nas africadas. Nos formantes, devem-se determinar as similaridades nos valores frequenciais.

Conforme o mencionado acima sobre a análise em banda larga ou banda estreita, há possiblidade de análise espectrográfica nos dois tipos de filtros, sendo que cada um possui sua aplicabilidade específica na análise dos sons da fala.

ESPECTROGRAMA DE BANDA ESTREITA

O espectrograma de banda estreita utiliza filtros de 45 ou 60 Hz, que evidenciam especialmente os harmônicos do som (Behlau, 2001)[9], Com o auxílio deste gráfico podemos analisar a frequência, a intensidade, os harmônicos, quebra de frequência, instabilidade da frequência fundamental e tremor. Parâmetros estes passíveis de definição mais exata através da emissão de vogais sustentadas. O espectrograma de banda estreita pode ainda nos trazer dados sobre as consoantes, *Voice Onset Time* (VOT) e constituintes prosódicos (Fig. 10-2).

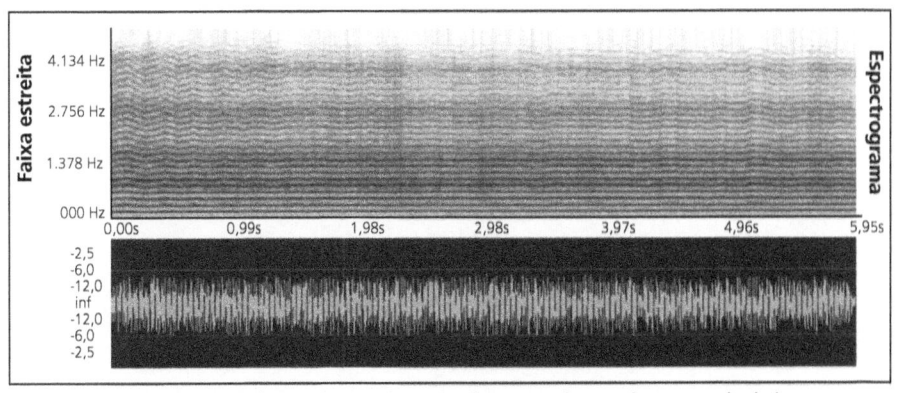

Fig. 10-2. Espectrograma de Banda Estreita e Oscilograma de vogal sustentada /a/.
Programa utilizado: VoxMetria. (Fonte: arquivo dos autores.)

ESPECTROGRAMA DE BANDA LARGA

A modalidade banda larga é um gráfico gerado a partir do filtro de faixa de frequência entre 200 a 500 Hz (Murdoch, 2005)[10]. O espectrograma é disposto por estrias verticais, mostrando as regiões de energia do sinal e, desta forma, é possível identificar as frequências de ressonância, formantes; as zonas de concentração de ruído das consoantes; zonas de sonorização; pausas respiratórias; início e fim de vocábulos. Segundo Souza (2010)[11] os formantes são identificados por regiões escurecidas, têm relação com a configuração do trato vocal durante a fala e variam de acordo com o comportamento articulatório (Fig. 10-3).

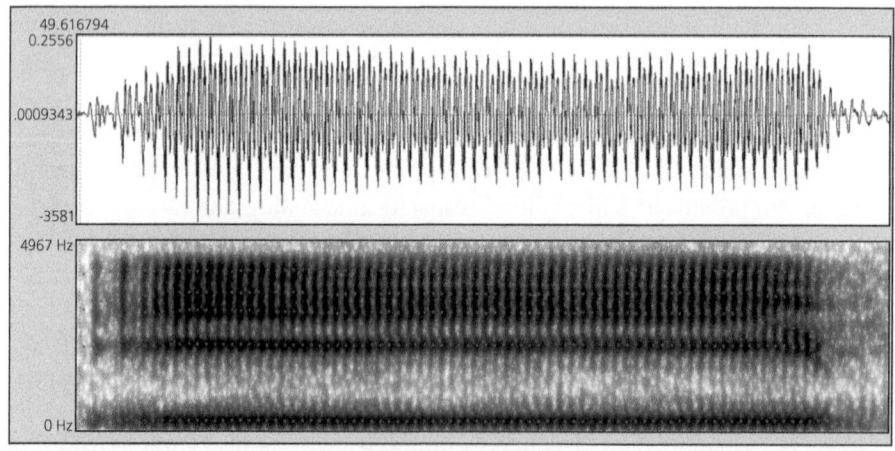

Fig. 10-3. Espectrograma de banda larga com vogal sustentada /i/ e marcação dos formantes. **Programa utilizado:** Praat. (Fonte: arquivo pessoal dos autores.)

A seguir apresentaremos os principais parâmetros que podem ser obtidos em análises espectrográficas, tanto de banda estreita, quanto de banda larga e, após a definição de cada parâmetro apresentaremos, em negrito, sua aplicação forense.

Frequência fundamental

É definida pelo número de ciclos vibratórios em um segundo. Por sua característica fisiológica, relacionada ao comprimento das pregas vocais, é um parâmetro que nos traz valores médios populacionais. É importante ter as seguintes medidas de frequência fundamental: média, modal, *baseline*, desvio-padrão (Gold e French, 2011)[12]. **Caso as amostras de áudio padrão e questionada apresentem valores dentro da variabilidade esperada para idade e sexo, os dados devem ser considerados com cautela** (Fig. 10-4).

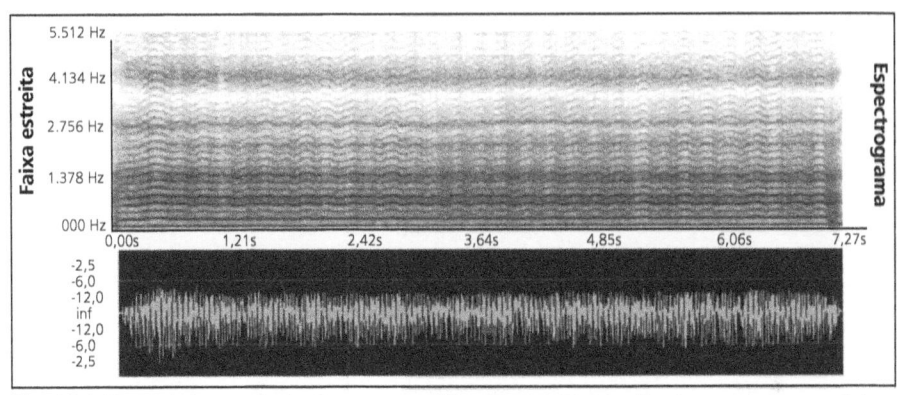

Fig. 10-4. Vogal /a/ sustentada. **Programa utilizado:** Vox Metria. (Fonte: arquivo pessoal dos autores.)

Formantes

Os formantes possibilitam informações sobre a ressonância do trato vocal, revelando o modo de articulação do som e a fisiologia do falante. É caracterizado por sua frequência central e largura de banda (Braid, 2003)[3]. Os formantes são determinados pela forma e comprimento do trato vocal, desta forma, quando o trato vocal está alongado, todas as frequências dos formantes diminuem e quando encurtado, aumentam. Se houver alguma alteração a nível transversal no trato vocal, poderá ocorrer mudança nas frequências dos formantes individuais. O primeiro formante possui uma localização mais baixa (F_1), tendendo a elevar-se quando a mandíbula está aberta. O segundo formante (F_2) é influenciado pela forma do dorso da língua, enquanto o terceiro formante (F_3) sofre influência da posição do ápice da língua (Zemlin, 1998)[13]. Os formantes F_1, F_2 e F_3 possuem valores médios populacionais. **Este parâmetro pode nos trazer dados importantes sobre o falante, tanto em termos numéricos quanto visuais, e destaca-se por sua de aplicabilidade forense** (Fig. 10-5).

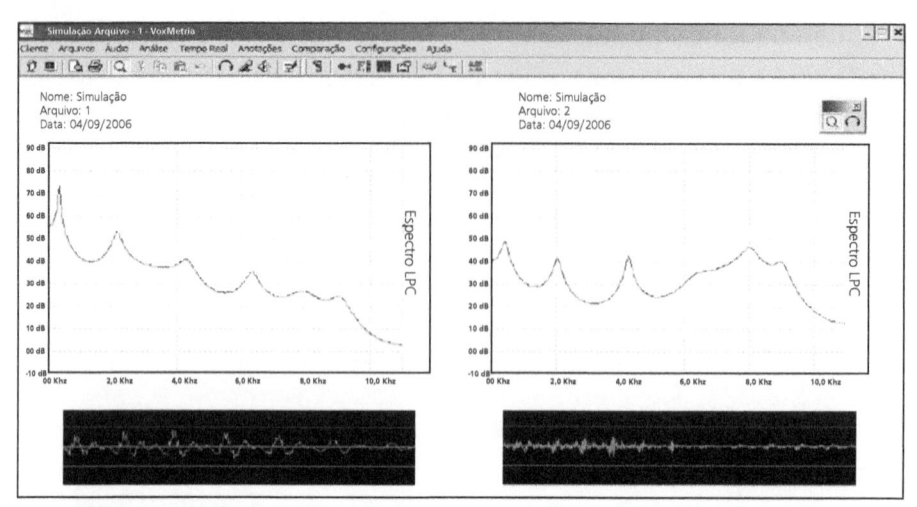

Fig. 10-5. Curva LPC (formantes) mostrando duas vozes de uma mesma pessoa, sendo uma voz habitual e outra disfarçada. **Programa utilizado**: VoxMetria. (Fonte: arquivo dos autores.)

Intensidade

É o resultado vocal sonoro dependente das vias aéreas inferiores e da ação muscular torácica e laríngea. A resultante é marcada em dB, podendo ser média, fraca ou forte (Colton e Casper, 1996)[14]. Como a frequência fundamental também fornece as medidas de valores médios populacionais. **Além de apresentar também valores médios populacionais devendo desta forma ser considerada com cautela, seus valores obtidos através de fontes diferentes como: tipos de equipamento de captação, telefone, coleta, modelo de microfone e distância do microfone até a boca modificam os resultados da análise espectrográfica. Além disso, sinais ambientais e do próprio equipamento de coleta serão lidos como ruído.**

Distribuição dos Harmônicos

Os harmônicos são múltiplos inteiros da frequência fundamental e vão perdendo sua amplitude em 12 dB por oitava, aproximadamente. Devemos lembrar que quanto mais rígida for a estrutura vibrante, menos harmônicos serão produzidos (Pinho, 2003; Behlau e Pontes, 1995)[15,16]. **Tem melhor definição em emissões vocálicas sustentadas, o que raramente acontece em amostras padrão e questionada para a identificação de falantes. Desta forma sugerimos que também sejam avaliados com cautela. Sendo possível avaliar este parâmetro, a falha dos harmônicos no traçado poderia ser utilizada nas análises forenses** (Fig. 10-6).

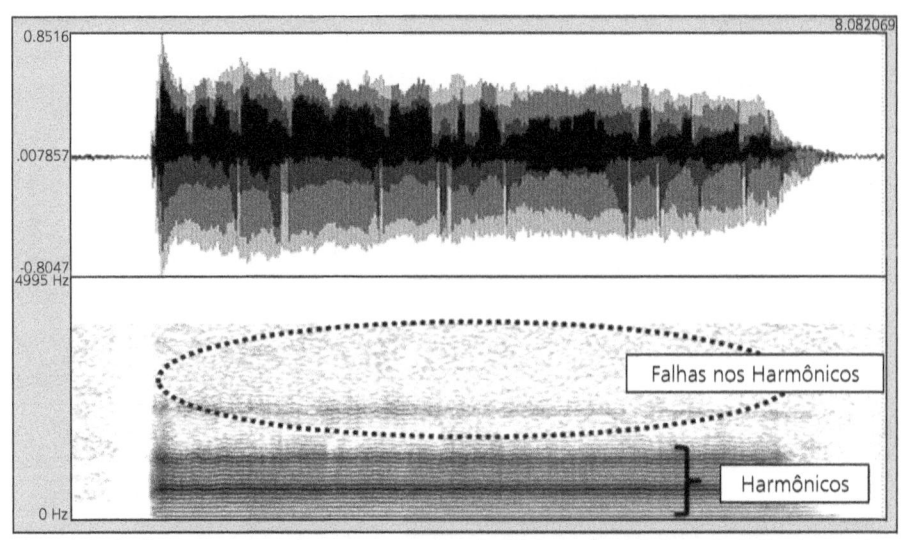

Fig. 10-6. Oscilograma e espectrograma mostrando falha nos harmônicos. Emissão da vogal sustentada /a/. **Programa utilizado:** Praat. (Fonte: Arquivo dos autores.)

Medidas de Ruído

É uma perturbação da forma da onda, com registro de formantes substituído por ruído, podendo haver cancelamento total de harmônicos. Na presença do ruído, há decomposição evidente dos formantes superiores. **Normalmente não se calcula ou se analisa as medidas de ruído em razão de as amostras serem captadas por canais divergentes (telefone ou ambiente *versus* ambiente controlado) seu uso poderia gerar conflito na análise forense.**

Quebras de Frequência

A quebra de frequência caracteriza-se por mudanças de frequências inesperadas e descontroladas, tanto em direção ascendente como descendente, que são prontamente percebidas mesmo pelos ouvintes com ouvido não treinado. Geralmente está associada à muda vocal ou a patologias laríngeas decorrentes de condições que envolvam alguma perda de controle neural da fonação. **Por poderem ser características de uma patologia vocal persistente ou permanente, se apresentado em duas amostras, pode ser mais um parâmetro para auxiliar na identificação do falante. Neste caso, deve-se analisar o comportamento da quebra de frequência e ocorrência** (Fig. 10-7).

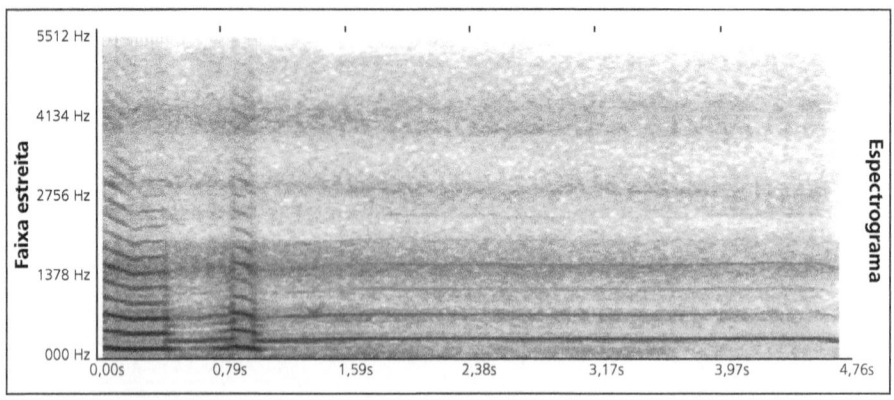

Fig. 10-7. Espectrograma mostrando quebra de frequência. Emissão da vogal sustentada /a/.
Programa utilizado: VoxMetria. (Fonte: arquivo dos autores.)

Estabilidade, Consistência e Regularidade do Traçado

A estabilidade da emissão da vogal prolongada requer um bom controle do sistema nervoso central. A simples observação auditiva da qualidade vocal sustentada de uma vogal fornece-nos subsídios para avaliar a inter-relação das forças mioelásticas da laringe e aerodinâmicas da corrente aérea pulmonar. A não sustentação adequada pode indicar desde falta de treinamento vocal e alterações emocionais até um início de manifestação de doenças neurológicas.

Os atributos referentes à qualidade e à duração do som emitido (consistência) podem ser observados pela avaliação acústica, por meio das medidas de perturbação ou quando a instabilidade reflete alterações a longo prazo, como quebras de sonoridade, quebras de frequência, bitonalidade (emissão concomitante de dois tons), flutuação na frequência e na intensidade durante a sustentação do som, modificações globais na qualidade vocal e uso de ar reserva (Behlau, 2001)[9].

Segue, na figura abaixo, uma das formas de se analisar consistência vocal por meio de espectrograma, mostrando áreas com prejuízo da estabilidade durante emissão de uma vogal sustentada. Neste caso o traçado espectrográfico se apresenta irregular, com espaçamento assimétrico entre os harmônicos. **Pela possibilidade de atribuição deste parâmetro a sujeitos com vozes alteradas, sua contribuição também deveria ser utilizada com cautela, entendendo que a instabilidade poderia ocorrer, por exemplo, como resultado temporário diante de uma laringite** (Fig. 10-8).

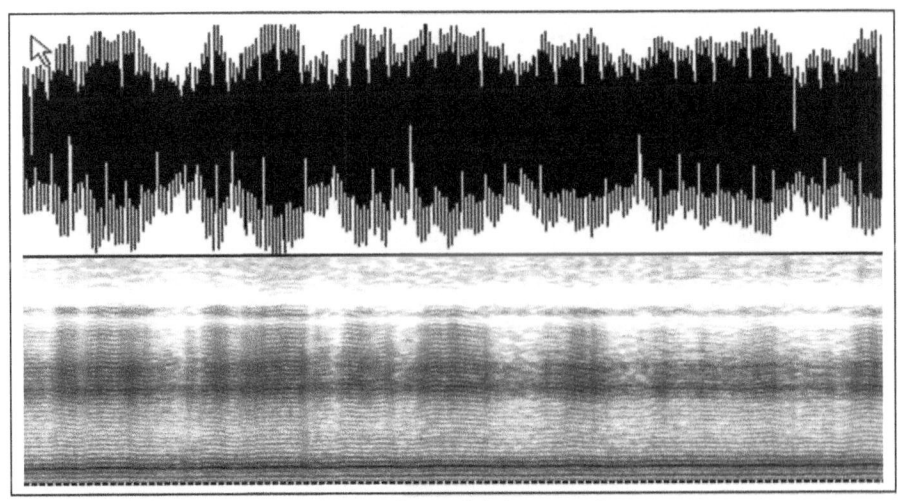

Fig. 10-8. Oscilograma e Espectrograma de vogal /ɛ/ sustentada.
Programa utilizado: Praat. (Fonte: arquivo dos autores.)

Tremor

É caracterizado por variações regulares ou irregulares ao redor da frequência fundamental. Pode estar relacionado com circunstâncias emocionais ou com alterações neurológicas. **Pela dificuldade de solucionar a ambivalência causal sugerimos cautela na aplicação forense** (Fig. 10-9).

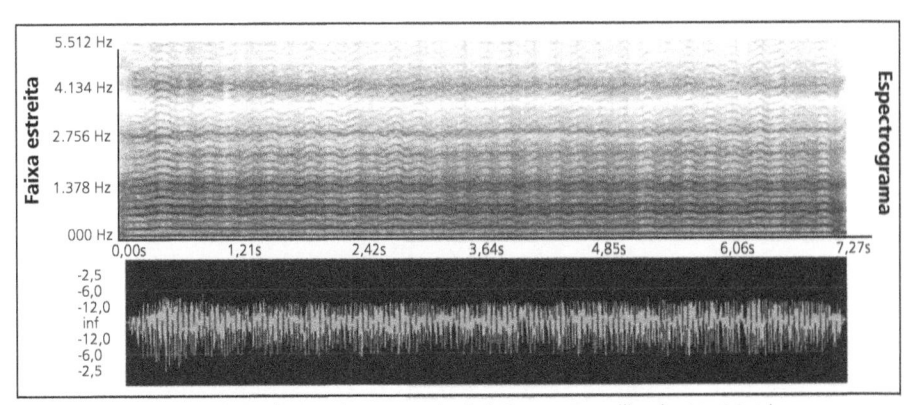

Fig. 10-9. Tremor. Emissão da vogal sustentada /a/. Programa utilizado: VoxMetria. (Fonte: arquivo dos autores.)

Identificação das Consoantes

Sons Plosivos

São caracterizados por bloqueio total da passagem do ar em algum ponto da cavidade oral. No Português Brasileiro constituem seis sons, três surdos /p/, /t/, /k/ e três correspondentes sonoros /b/, /d/, /g/. Behlau (2001)[16] definiu as características destes sons.

São os de maior ocorrência em todas as línguas, inclusive no Português. Possuem múltiplas pistas de diferenciação:

- *Força de articulação: maior nos surdos.*
- *Grau de aspiração da consoante: maior nos surdos, presente no Português apenas no /k/.*
- *Transição dos formantes das vogais adjacentes: mais marcadas nos sonoros, por influência da fonte glótica.*
- *Duração da vogal precedente à consoante plosiva: vogais que precedem consoantes sonoras são 40% mais longas.*
- *O tempo de início da sonorização – voice onset time – o VOT é positivo nos sons surdos, é negativo (pré-sonorização) nos sonoros.*
- *Os sons /t/ e /d/ são os plosivos mais agudos, com zona principal em 4 kHz e secundária em 500 Hz.*
- *Os sons /p/ e /b/ são os plosivos mais graves, com zona difusa de 500 a 1.500 Hz.*
- *Os sons /k/ e /g/ são plosivos intermediários, com zona difusa de 1.500 a 4.000 Hz, sendo os mais fortes desta categoria.*
- *A intensidade dos plosivos varia de 25 a 32 dBNA.*

Definidos os sons plosivos e suas propriedades peculiares, **assinalamos serem de aplicação forense, especialmente na ocorrência e nos intervalos de tempo do VOT. Valores em Hz que fujam aos padrões também podem ser considerados** (Fig. 10-10).

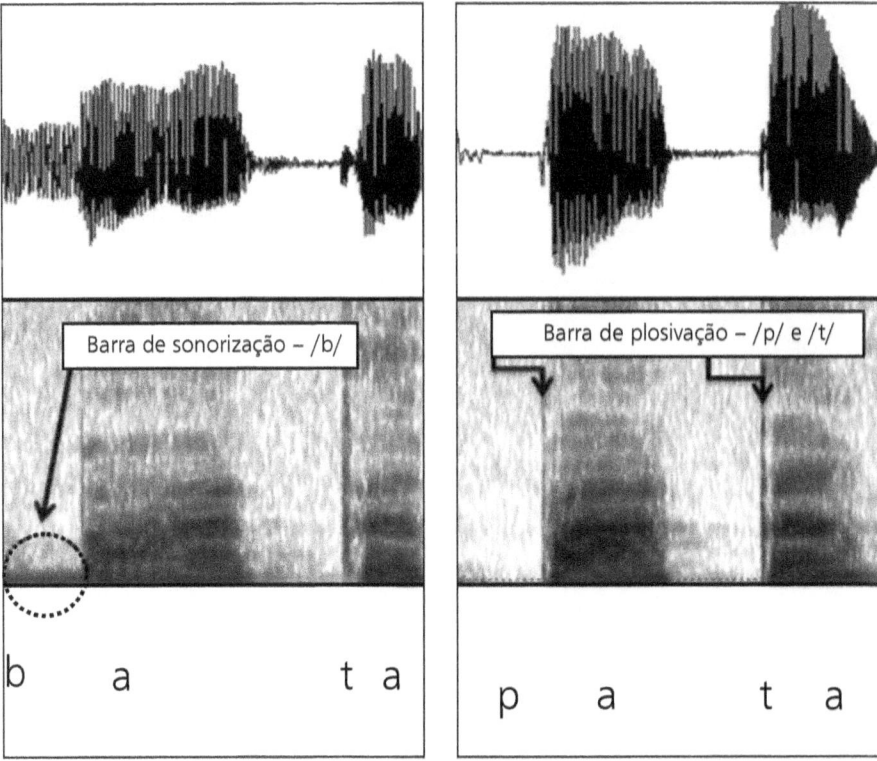

Fig. 10-10. Exemplo de sons plosivos nas palavras bata e chata, no espectrograma de banda larga.**(A)** Onda periódica com fonte de ruído transiente + fonte de voz em /b/, portanto com presença de barra de sonorização; fonte de voz /a/ e fonte de ruído transiente sem barra de sonorização em /t/. **(B)** Onda aperiódica com fonte de ruído transiente /p/, portanto, ausência de barra de sonorização; fonte de voz nas vogais /a/ e fonte de ruído transiente sem barra de sonorização em /t/. **Programa utilizado**: Praat. (Fonte: arquivo dos autores.)

Sons Nasais

Compostos por três sons/m/,/n/ e /ɲ/, são caracterizados pelo componente nasal na configuração da zona articulatória. Descreve-se tais sons da seguinte forma (Behlau, 2001)[9]:

- *Sons muito graves, com zona de incremento de energia em 300 Hz, chamada murmúrio nasal.*
- *Os sons/m/ e /n/ têm caixa de pós-oclusão muito grande, com muita interferência nos formantes nasais, com intensidade bastante reduzida.*
- *O som /ɲ/ possui oclusão muito posterior, tubo praticamente nasal.*
- *Os sons nasais são identificados pela perturbação no espectro da vogal adjacente.*

Delimitando as características dos sons nasais, pontuamos que estão sujeitos a variabilidades regionais em razão do acoplamento das vogais, mais ou menos abertas de acordo com a localidade geográfica onde são produzidas. **Podem ser úteis na área forense respeitando-se as variabilidades citadas acima** (Fig. 10-11).

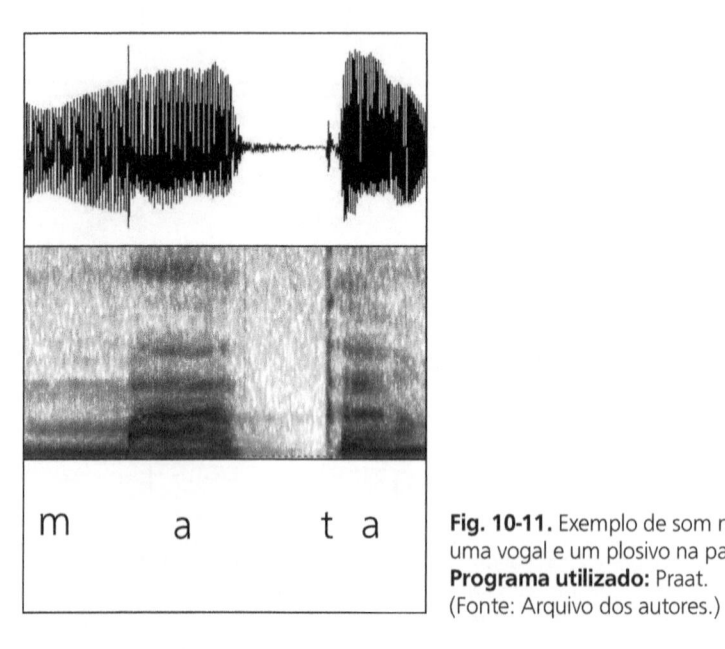

Fig. 10-11. Exemplo de som nasal seguido de uma vogal e um plosivo na palavra mata.
Programa utilizado: Praat.
(Fonte: Arquivo dos autores.)

Sons Fricativos

São chamados de fricativos os sons cujo fluxo aéreo sofre um estreitamento na boca, produzindo turbulência aérea. Consistem em seis sons, sendo três surdos /f/, /s/, /ʃ/ e seus correspondentes sonoros /v/, /z/, /ʒ/. Verificamos a descrição destes sons (Behlau, 2001)[9]:

- Quanto mais próxima dos lábios situa-se a fonte friccional, mais agudo é o som.
- Os sons x e j são os mais graves, com zonas entre 2.500 e 6.000 Hz.
- Os sons s e z são os mais agudos, com zona acima de 4.500 Hz, chegando a 8.000 Hz.
- Os sons f e v apresentam faixa de frequências muito amplas, indo de 1.200 a 7.000 Hz, com região entre 6 e 7 kHz um pouco aumentada.
- Sugere-se considerar os sons f e v, devido às suas reduzidas intensidades, como um ruído branco de ampla extensão de frequências.

- *A duração da fricção e maior nos fricativos posteriores, seguidos pelos mediais e pelos anteriores.*
- *Sons fricativos surdos são em média 40 ms mais longos que os sonoros.*
- *A sonoridade dos fricativos é diferenciada pela fonte glótica e pela duração, maior nos surdos.*
- *Os sons fricativos são os mais fracos do português, com valores entre 15 e 25 dBNA.*

Além das características apontadas, a presença do fluxo de ar faz com que os sons fricativos sejam facilmente detectados. Estes podem apresentar distorções, especialmente o ceceio, amplamente discutido no capítulo de Sons da Fala e Marcadores Individuais apresentado neste livro. **Por apresentarem estas especificidades, podem ser de grande aplicação na área forense** (Figs. 10-12 e 10-13).

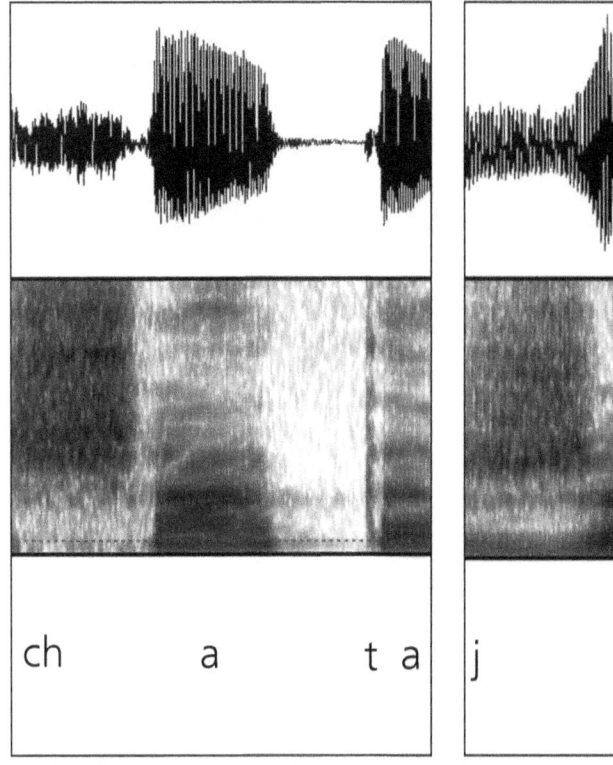

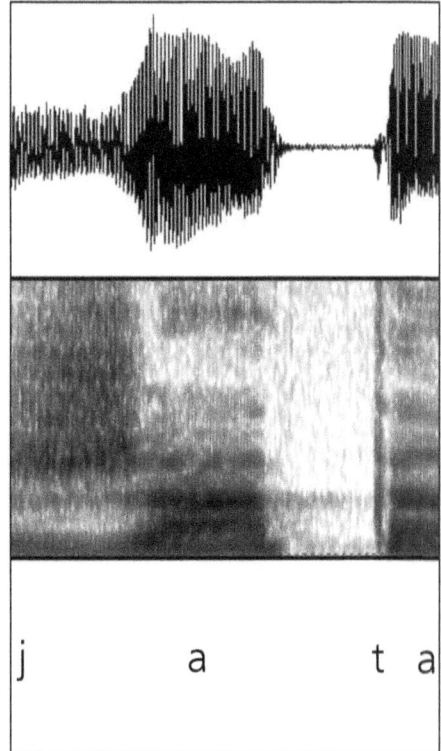

Fig. 10-12. Exemplo de sons fricativos seguidos de plosivos nas palavras chata e jata.
Programa utilizado: Praat. (Fonte: Arquivo dos autores.)

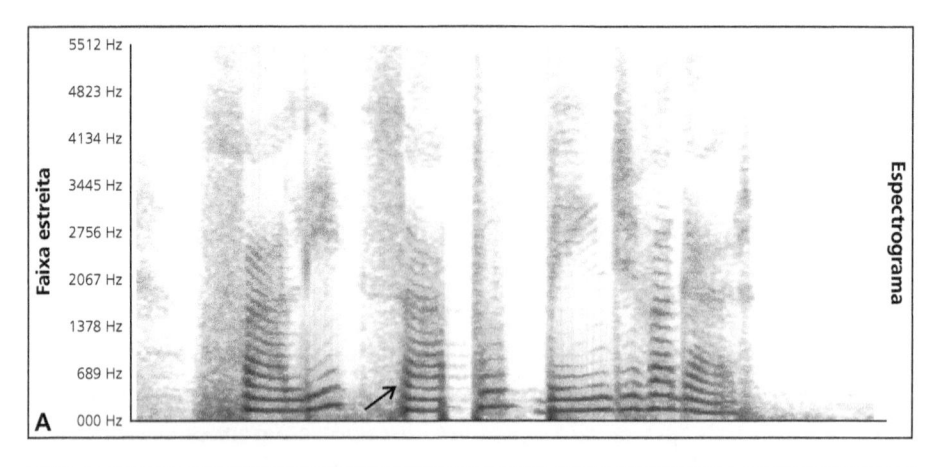

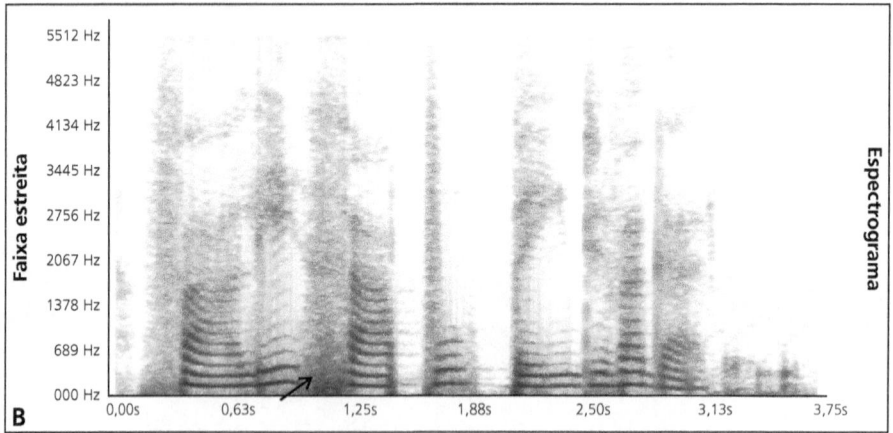

Fig. 10-13. Emissão da frase "Fale **sapo** bem devagar". (**A**) Com a consoante /s/ em emissão normal. (**B**) Com a consoante /s/ em emissão com ceceio. Note o incremento de energia nas frequências mais baixas no exemplo emitido com ceceio. **Programa utilizado:** Vox Metria. (**Fonte:** arquivo dos autores.)

Sons líquidos: laterais e vibrantes

Nos sons líquidos e vibrantes o obstáculo à passagem de ar se restringe a um ponto. São subdivididos em laterais e vibrantes, nos laterais l e lh o obstáculo ao ar se mantém e a saída do ar é pela lateral; nos vibrantes r e R o obstáculo é em um ponto onde a língua se movimenta para realizar o som. Segue definição (Behlau, 2001)[16]:

- A primeira zona das consoantes líquidas é determinada pelo volume da área posterior à articulação do som.
- A líquida l tem o trato vocal mais longo, a primeira ressonância em 350 Hz, a segunda em 800 Hz e a terceira em 1.500 Hz.

- *A vibrante r, flape, apresenta o trato vocal ligeiramente mais curto que na líquida l, o que produz ressonâncias mais agudas, em 550, 1.100 e 1.800 Hz.*
- *O som r, flape, tem a duração da oclusão quatro vezes menor que l, o que é uma importante característica na diferenciação destes sons.*
- *O som lh tem o trato vocal mais curto. É o som mais agudo desta categoria, com zonas de incremento de energia em 600, 2.700 e 4.000 Hz.*
- *O som líquido lh tem oclusão linguopalatal parcial, em uma área mais larga que l, com um tempo de produção duas vezes maior.*
- *O som vibrante posterior R, produzido aspirado, como na cidade de São Paulo: é quase um fricativo e com constrição pouco acentuada, excitando todo o tubo de ressonância; apresenta vários picos de energia em uma faixa de 800 a 6.500 Hz, com maior intensidade entre 1 e 2 kHz.*
- *A vibrante posterior R é a menos intensa, com valores em torno de 25 dBNA, enquanto os outros sons dessa categoria estão entre 35 e 43 dBNA.*
- *A duração encurtada dos sons vibrantes dificulta sua discriminação.*

As consoantes líquidas e vibrantes também compõe os grupos consonantais, passíveis de diversas regionalidades e distorções, também discutidas no capítulo de Sons da Fala e Marcadores Individuais apresentado neste livro. **Por apresentarem estas especificidades, podem ser aplicadas à área forense** (Fig. 10-14).

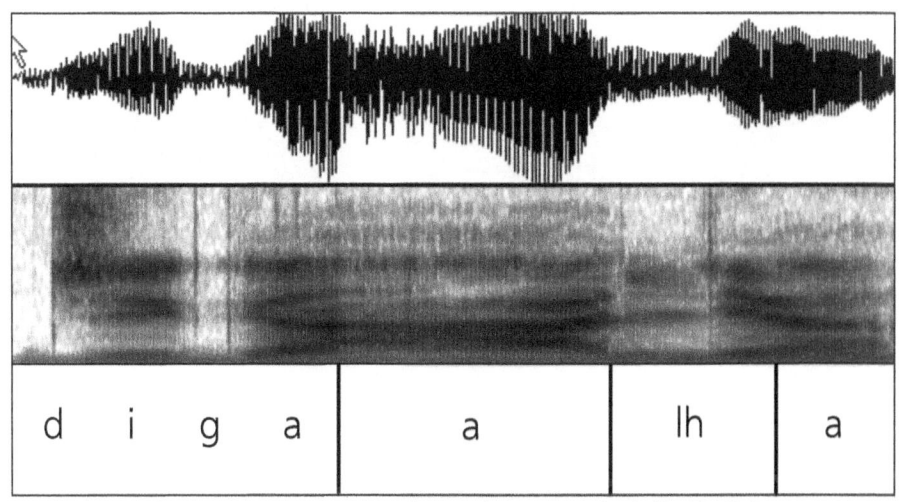

Fig. 10-14. Oscilograma e espectrograma de uma frase contendo da líquida /lh/.
Programa utilizado: Praat. (Fonte: arquivo dos autores.)

A Figura 10-15 mostra as diferenças entre o comportamento articulatório das variáveis [r].

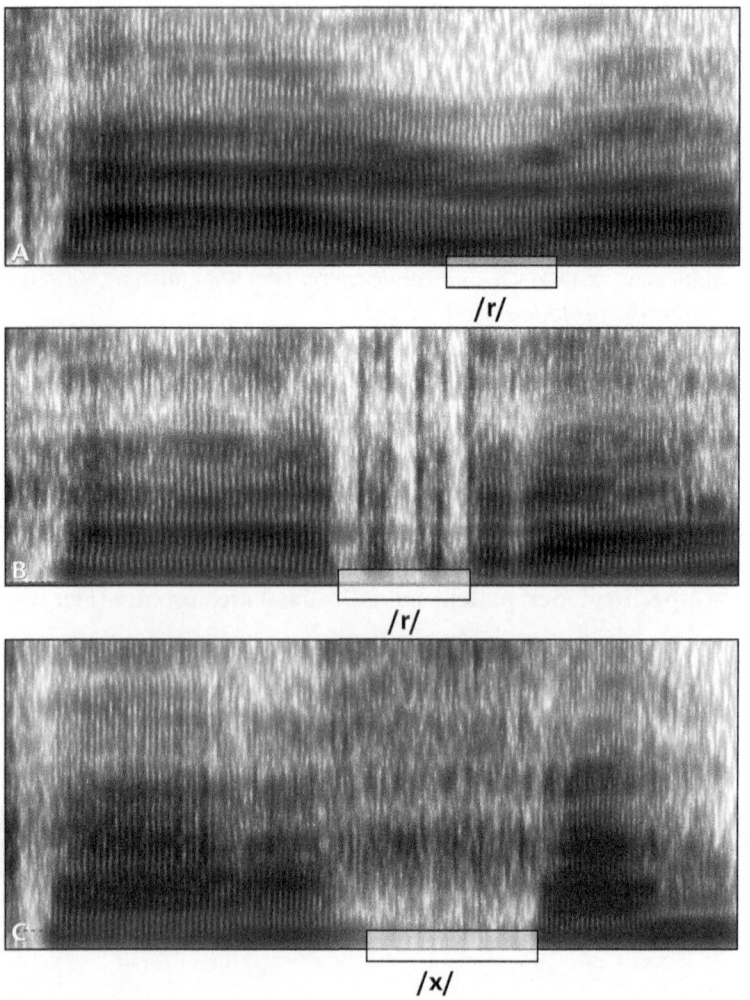

/r/

/r/

/x/

Fig. 10-15. Espectrograma. (**A**) Evidenciando o /r/ retroflexo. (**B**) Evidenciando o /r/ vibrante. (**C**) Evidenciando o /r/ velar. **Programa utilizado:** Praat. (Fonte: arquivo dos autores.)

Voice Onset Time (VOT)

O VOT ou tempo de ataque de vozeamento é a medida do intervalo de tempo entre um evento articulatório do trato vocal e o início de vozeamento a ele conjugado (Braid, 1999)[17]. Em outras palavras, é na medida que auxilia a caracterização da sonoridade ou ensurdecimento das consoantes plosivas (Martins, 1998)[18].

Pesquisas mostram valores de VOT variando entre 10 e 35ms anterior a soltura da plosivação, nos fonemas /b/, /d/, /g/ e, entre 35 a 100ms posterior a plosivação, nos fonemas /p/, /t/ e /k/. Embora tais valores dependam da língua falada, confirma-se a robustez universal na utilização deste parâmetro (Klein, 2002)[19]. Tais estudos revelam ainda que a análise que mais sofreu alteração no VOT foi a área de pré-sonorização e, ao contrário do que se esperava, o aumento dos valores de VOT são diretamente proporcionais ao aumento da velocidade de fala.

Resumindo o comportamento do VOT nas consoantes plosivas temos que:

A) As consoantes [p] [t], [k] e são caracterizadas pelo VOT positivo, pois para essas classes de sons, o intervalo de tempo entre a liberação articulatória da oclusão e o início da vibração das pregas vocais acontece posterior à articulação consonantal. O VOT de cada uma dessas consoantes varia a depender do ponto de articulação, sendo que as bilabiais têm o VOT pequeno e as velares, grande, enquanto as alveolares apresentam um intervalo médio.

B) Nas consoantes [b], [d] e [g] têm nos valores de VOT negativo, já que acontece sonorização antes mesmo de acontecer a soltura articulatória de cada consoante.

C) Valores de VOT iguais a zero, a liberação da oclusão e o início do vozeamento ocorrem simultaneamente e, muitas vezes, auditivamente isso não é percebido (Sanches, 2003)[20].

De uma forma geral, é importante salientar que com relação a análise das consoantes, estuda-se o incremento de energia das fricativas; a soltura das plosivas e o VOT; a duração de nasais, das líquidas e das fricativas em contexto fonológico específico; a presença ou a ausência de pré-vozeamento em plosivas átonas e variáveis sociolinguísticas discretas. Com relação às vogais observa-se aproveitamento da análise forense quanto à "configuração formântica, a frequência central, densidade, largura de banda e qualidade auditiva de variáveis sociolinguísticas" (Rehder, 2002)[21].

Estudos recentes mostram o VOT como um parâmetro de aplicabilidade forense, uma vez que podem ser medidos e comparados entre as mesmas consoantes tendo também relação com a velocidade de fala.

Constituintes Prosódicos

A prosódia fornece dinâmica ao discurso e, por isso, seu papel é o de evidenciar ou minimizar o valor do contexto falado (Cagliari, 1997)[22] por intermédio dos elementos suprassegmentais. Desta forma, destacam-se: o ritmo; a taxa de elocução; as pausas; a curva melódica; as ênfases; a acentuação; e a qualidade vocal, medida pelo *long term averange spectrum* (Watt, 2010; Crystal, 1985)[23,24]. O acento, a entonação e o tom têm um valor distintivo em determinada língua. Se ela contiver esse valor é, sem dúvida, um traço pertinente prosódico (Issler, 1996; Romero, 2001)[25,26]. **Por suas características individuais, os parâmetros prosódicos podem ter aplicabilidade forense** (Figs. 10-16 a 10-18).

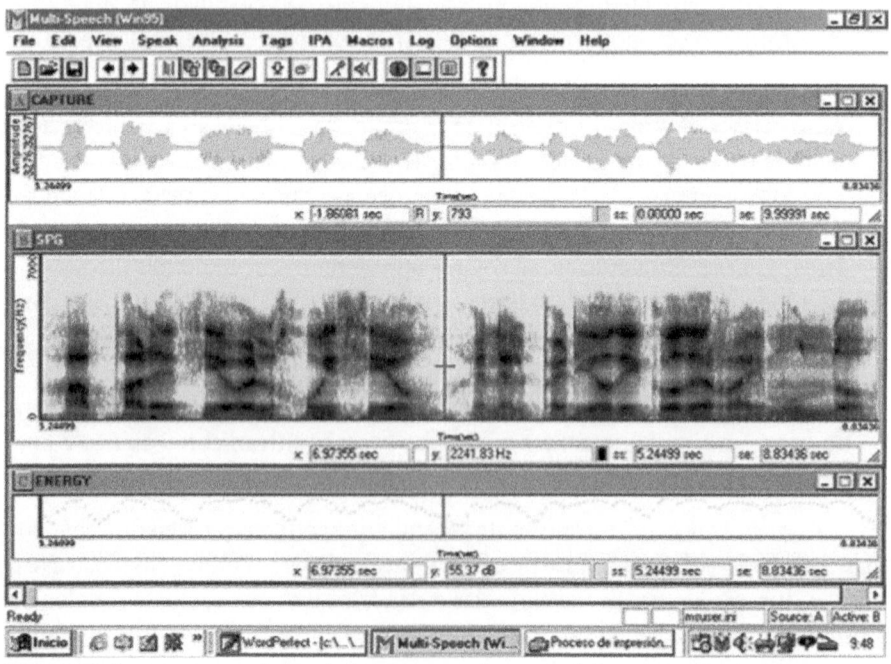

Fig. 10-16. Espectrograma de banda larga (com os formantes) demonstrativo da fala encadeada. (Fonte: Romero, 2001.)[26]

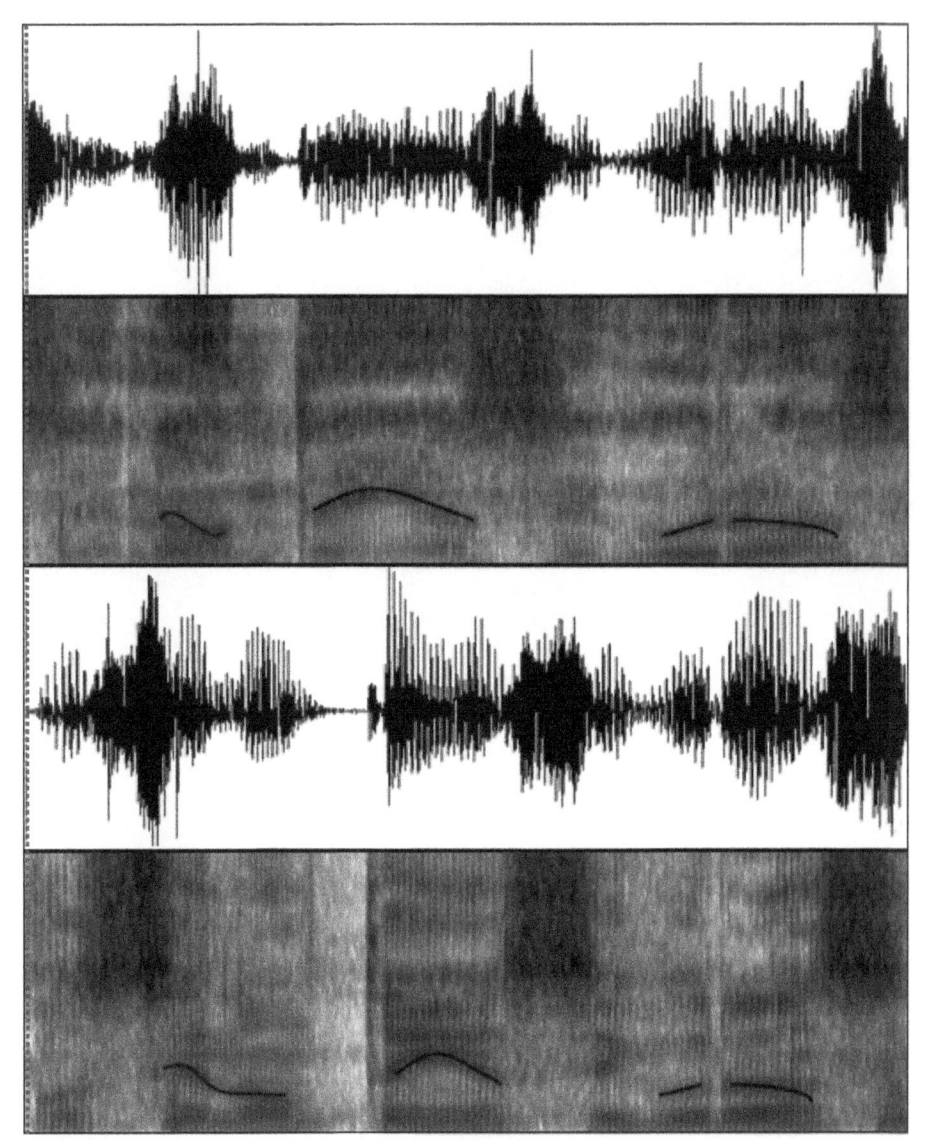

Fig. 10-17. Oscilogramas e espectrogramas mostrando a curva melódica de um trecho de fala "você não tem a segurança..." em uma voz disfarçada (acima) e uma voz adaptada (abaixo) de uma mesma pessoa. **Programa utilizado**: Praat. (Fonte: arquivo dos autores.)

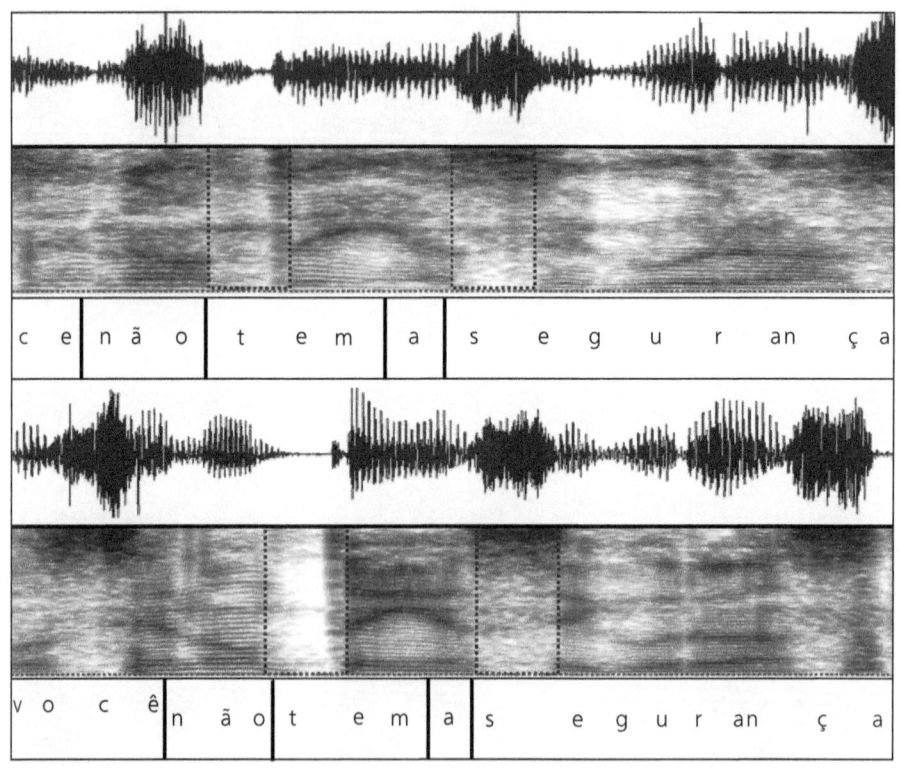

Fig. 10-18. Oscilogramas e espectrogramas de banda estreita, mostrando que mesmo com os harmônicos é possível ver as sílabas tônicas e duração de segmentos. Exemplo ilustrativo (sem quantificação): duração de /t/ e de /s/ marcado com retângulo. **Programa utilizado**: Praat. (Fonte: arquivo dos autores.)

Long Term Averenge Spectrum (LTAS)

Um dos parâmetros que muito se tem estudado para a evidência quantitativa da qualidade vocal é o LTAS.

> O LTAS (espectro médio de longo termo) é um método de análise acústica sensível às diferentes qualidades da voz. Não é um método diagnóstico e a avaliação percepto-auditiva faz-se imprescindível. Alguns aspectos como Fo, jitter, shimmer, proporção harmônico-ruído e análise de frequências e formantes, que dependem de uma resolução de tempo, não são contempladas pelo LTAS (Master et al., 2006)[27].

O som pode também ser medido pela forma de onda, pelo espectro (Master et al., 2006)[27] e, com relação aos atributos referentes a qualidade e duração do som emitido (consistência). A instabilidade reflete alterações "a longo prazo", que repercutem, por sua vez, em modificações globais na qualidade vocal, podendo ser analisadas pela medida de longo termo – LTAS. Antigamente essa instabilidade era avaliada com medidas de perturbação.

Ainda sobre o Ltas (Herrera, 2009)[28]:

> *El LTAS proporciona una caracterización del locutor que no toma en cuenta aspectos lingüísticos. El perfil que entrega reflejará la combinación de características espectrales promedio de origen filtro supralaríngeo y laríngeo, junto a cualquier efecto producido por la energía subglotal, además de pequeñas contribuciones de otras fuentes no vinculadas con la laringe.*

Além disso, há o relato que esse parâmetro tem-se mostrado robusto para a "identificação forense de locutores" e pontua as vantagens e desvantagens do seu uso:

> *"En la gran mayoría de los casos reales los emisores difieren mucho en su LTAS.*

- *Es muy resistente a la tensión del emisor.*
- *Está demostrado que el LTAS no cambia demasiado para diferentes configuraciones del tracto vocal supralaríngeo.*
- *Se mantiene estable en cortos períodos de tiempo (de 2 a 21 días).*

Dentro de las limitaciones a considerar se tienen:
- *Aún no es clara la variación intralocutor que puede darse para este parámetro.*
- *No es resistente al encubrimiento de la voz por parte de los emisores.*
- *Es afectado por diferentes configuraciones de la laringe.*
- *Puede ser afectado por diferencias en la transmisión de canal.*
- *Puede tener cambios significativos en largos períodos de tempo".*

Os picos no espectro do LTAS correspondem à média de cada formante de todos os sons amostrados.

É uma medida quantitativa da qualidade vocal que conta com a contribuição tanto da fonte glótica quanto do trato vocal na qualidade de uma voz e independe do som falado. Isso pode ser lido como um comportamento e que pode ser estudado na prática forense para compreender os valores e gráficos gerados na análise, como: declínio de energia; pico de frequência máxima; e, de intensidade, levando a uma interpretação da qualidade de emissão vocal (Fig. 10-19).

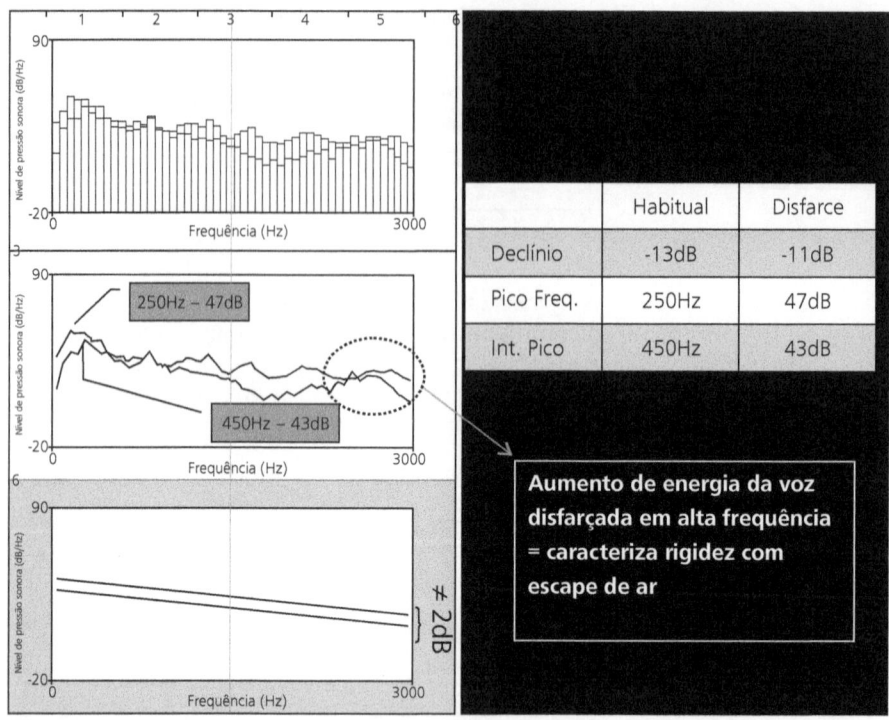

	Habitual	Disfarce
Declínio	-13dB	-11dB
Pico Freq.	250Hz	47dB
Int. Pico	450Hz	43dB

Aumento de energia da voz disfarçada em alta frequência = caracteriza rigidez com escape de ar

Fig. 10-19. Análise de Ltas de duas vozes (habitual e disfarçada) – Análise de energia vocal, frequência de pico e curva de declínio. (Fonte: arquivo pessoal dos autores.)

CONCLUSÃO

Neste capítulo mostramos e discutimos a aplicabilidade da análise acústica na identificação de falantes. É importante ressaltar que várias pesquisas estão sendo realizadas, inclusive aqui no Brasil, para estudar alguns outros parâmetros que poderá ter aplicabilidade forense, como: ênfase espectral, duração das vogais orais, *baseline*, taxa de movimento ou evolução de formantes, desvio padrão de intervalo consonatico ou intervalos consonantais, duração das unidades da sílaba, e a interferência da coarticulação nos valores de cada segmento da língua. Pelo caráter intrínseco das amostras que devem ser estudadas, não esgotamos todas as possibilidades, porém mostramos que a análise acústica é fundamental neste processo.

REFERÊNCIAS BIBLIOGRÁFICAS

1. Rose P. *Forensic speacker identification*. London: Taylor and Francis Forensic and Science Series, 2002.
2. Mattos JS. *Um estudo comparativo entre o sinal eletroglotográfico e o sinal de voz* [Dissertação de mestrado]. Niterói (RJ): Universidade Federal Fluminense, 2008.
3. Braid ACM. *Fonética forense*. 2. ed. Porto Alegre: Luzzatto, 2003.

4. Gold E, French P. *An international investigation of forensic speaker comparison practices.* Hong Kong: ICPhS XVII, 2011a.
5. Tosi O. *Voice identification: theory and legal applications.* Baltimore: University Park, 1979.
6. Tosi O, Behlau M. *Métodos de identificação da voz.* São Paulo: Acta AWHO, 1983.
7. Boersma P, Weenick D. *Praat manual. Amsterdam: University of Amsterdam, Phonetic Sciences Department,* 2006. Acesso em: 10 Jun. 2014. Disponível em: <http://www.fon.hum.uva.nl/praat/>
8. Mendes AP, Ferreira LJL, Castro E. *Softwares e hardwares de análise acústica da voz e da fala. Distúrb Comun* 2012 Dez.;24(3):421-30.
9. Behlau MS. *Voz: o livro do especialista.* Rio de Janeiro: Revinter, 2001, vol. I.
10. Murdoch BE. *Disartria: uma abordagem fisiológica para avaliação e tratamento.* São Paulo: Lovise, 2005.
11. Sousa J. A variação das vogais médias pretônicas no português falado na área urbana do município de Belém/PA. [Dissertação – Mestrado em Letras]. Universidade Federal do Pará, Belém, 2010
12. Gold E, French P. International practices in forensic speaker comparison. *Int J Speech Language Law* 2011;18(2):293-307.
13. Zemlin WR. *Princípios de anatomia e fisiologia em fonaudiologia.* Porto Alegre: Artmed,1998. p.119-20, 316.
14. Colton RH, Casper JK. *Understanding voice problems: a physiological perspective for diagnosis and treatment.* 2 ed. Baltimore: Williams & Wilkins, 1996.
15. Pinho SMR. *Fundamentos em fonoaudiologia: tratando os distúrbios da voz.* 2. ed. Rio de Janeiro: Guanabara Koogan, 2003.
16. Behlau MS, Pontes PA. Avaliação e tratamento das disfonias. São Paulo: Lovise, 1995.
17. Braid ACM. *Fonética forense.* Porto Alegre: Luzzatto, 1999.
18. Martins MRD. *Ouvir falar: introdução à fonética do português.* 3. ed. Lisboa: [s.n.]. Caminho Colecção Universitária. Série Linguística, 1998.
19. Klein S. *Efeitos de velocidade de fala no VOT do português brasileiro.* Porto Alegre: Universidade Federal de Santa Catarina, 2002.
20. Sanches AP. *Análise espectrográfica da fala de crianças com trocas grafêmicas nos plosivos surdos e sonoros.* [Dissertação de Mestrado – Programa de Linguística Aplicada]. Universidade Estadual de Maringá, Maringá. 2003.
21. Rehder MIBC. Análise perceptivo-auditiva e acústica da emissão de vogal sustentada falada e cantada de regentes de coral. [Tese – Doutorado em Distúrbios da Comunicação Humana (Fonoaudiologia)]. Universidade Federal de São Paulo, 2002.
22. Cagliari LC. *Alfabetização & linguística.* São Paulo: Scipione, 1997.
23. Watt D. The identification of the individual through speech. In: Llamas C, Watt D. *Language and identities.* Edinburgh: Edinburgh University, 2010.
24. Crystal D. *A dictionary of linguistics and phonetics.* 2. ed. New York: Basil Blackwell, 1985.
25. Issler S. *Articulação e linguagem.* 3. ed. São Paulo: Lovise, 1996.
26. Romero CD. *La identificación de locutores en el ámbito forense.* [Tese (Doutorado) da Facultad de Ciencias de la Información, Departamento de Comunicación Audiovisual y Publicidad II]. Madrid: Universidad Complutense de Madrid, 2001.
27. Master S, Biase ND, Chiari BM et al. O espectro médio de longo termo na pesquisa e na clínica fonoaudiológica. *Pró-Fono Revista de Atualização Científica, Barueri* 2006 Jan.-Abr.;18(1):111-20.
28. Herrera PAC. *Descriptión de los métodos utilizados en reconocimiento forense de locutores y su implementación en Chile.* [Tese de Doutorado apresentada na Universidad Austral del Chile]. Faculdad de la Ciencia y de la Ingeniería. Escuela de Ingeniería Civil Acústica, 2009.

Capítulo

11

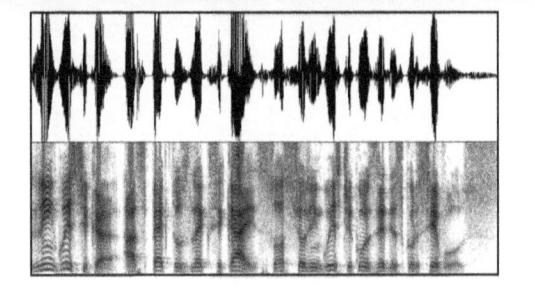

LINGUÍSTICA: ASPECTOS LEXICAIS SOCIOLINGUÍSTICOS E DISCURSIVOS

Zinda Maria Carvalho de Vasconcellos ▪ Renata Vieira Gomes
Mônica Azzariti

INTRODUÇÃO

O ser humano tem, como diria Steven Pinker, uma capacidade notável de moldar eventos nos cérebros uns dos outros. Essa habilidade magnífica é o que chamamos de linguagem. A linguagem é um sistema de símbolos, organizado, complexo, extenso e com propriedades particulares que desempenha uma função de codificação, estruturação e consolidação dos dados sensoriais, transmitindo-lhe um determinado sentido ou significado. A linguagem permite ao homem comunicar as suas experiências e transmitir os seus saberes e é, portanto, um sistema para troca de informações. A linguagem é um fenômeno social na medida em que exprime a relação que uma sociedade estabelece com o mundo circundante e a civilização. Ela é prévia ao indivíduo e impõe-se a ele próprio, contudo, esta dimensão social não impede que a linguagem seja um meio de expressão do pensamento individual, já que o indivíduo pode rearranjar, recompor, recriar vocábulos e atribuir- lhe novos significados.

Entendendo a linguagem essencialmente como um ato comunicativo, para que ela tenha real alcance se faz necessário algo coletivo e uniforme. É a partir da língua que desenvolvemos a integração social e cultural, bem como os nossos conhecimentos acerca do mundo, e a linguística é a ciência que se dedica aos estudos da língua e seu uso.

A linguística teve início no século XX e se impôs como ciência na medida em que apurou seu método e a configuração precisa de seu objeto de estudo. Apesar de uma história aparentemente recente, Malcolm Coulthard, um dos linguistas forenses mais renomados do mundo, relata sobre a utilização da linguística para fins forenses a partir de 1968. Com a fundação da IAFL *(The Internacional Associ-*

ation of Forensic Linguistics) em 1983, que é uma associação que reúne linguistas forenses de todo o mundo, a linguística vem desenvolvendo e aprimorando suas técnicas de investigação na área forense.

Tendo iniciado suas atividades a partir da análise de autoria de textos e sendo solicitada paulatinamente no ambiente jurídico, na atualidade identificamos como objetos de análise da linguística forense a atribuição de autoria, o plagio, a análise dos aspectos do discurso jurídico e sua tecnicidade, a análise do discurso político, abusivo, discriminatório, a interpretação e tradução judicial, a análise de interrogatórios policiais, confissões e depoimentos, a detecção de fraudes textuais, marcas e propriedade intelectual, a descrição do perfil linguístico do criminoso, transcrições e a identificação de falantes.

Este capítulo trata da contribuição dos aspectos lexicais, sociolinguísticos e pragmáticos para o exame de identificação de falantes e, longe de esgotar o tema, tenta, de forma resumida, demonstrar a sua importância para o exame. Abordaremos o papel das análises de itens lexicais pela possibilidade de uma análise qualitativa e quantitativa, a sociolinguística, por sua contribuição nos estudos da variação linguística, e a análise do discurso, por seu estudo das condições pragmáticas que governam o uso da linguagem. Os aspectos linguísticos relacionados com a fonética e fonologia foram tratados em outro capítulo dedicado à linguística.

ASPECTOS LEXICAIS

O léxico é o conjunto de palavras que os indivíduos têm à sua disposição para expressar-se, seja oralmente ou por escrito. É, portanto, o acervo de palavras de um determinado idioma que os falantes usam como matéria-prima na elaboração de raciocínios e na construção de enunciados. Por representar as experiências culturais acumuladas por uma sociedade, se caracteriza por ser um conjunto aberto e dinâmico, e está sujeito a constantes alterações a fim de atender as necessidades comunicativas dos falantes.

Para o exame de identificação de falantes, ocupamo-nos neste tópico, das escolhas lexicais, visto que elas nos permitem, através de uma análise quantitativa e qualitativa, traçar o perfil de um falante. Para se comunicar, o indivíduo escolhe as palavras não somente de acordo com seus propósitos comunicativos, mas sem dúvida a partir de seu léxico, sendo que as escolhas lexicais estão intimamente relacionadas com o conhecimento e a habilidade discursiva do falante.

O estudo das unidades lexicais de uma língua não pode ser feito sem o suporte das regras gramaticais que norteiam a sua configuração e as suas condições de uso. Toda língua tem regras e a gramática é o estudo das regularidades da língua. Dito isso, a sintaxe é a parte da gramática que estuda a disposição das palavras a fim de exprimir o pensamento. Ela é, sem dúvida, um instrumento essencial para o manuseio satisfatório das múltiplas possibilidades que existem para combinar palavras e orações. Essa flexibilidade no uso dos itens lexicais permite que os falantes façam escolhas que variam, sobretudo, com relação aos advérbios e conjunções, bem como as relacionadas às palavras representativas que se dividem em diferentes campos lexicais.

Elencar os itens lexicais encontrados nas amostras do material padrão e questionado traz informações para a caracterização do falante na medida em que são elementos utilizados espontaneamente, e que o indivíduo adquire ao longo de sua vida. Cada ser humano possui preferências e peculiaridades para se expressar através da linguagem, seja ela escrita ou falada. Tais características se manifestam de forma inconsciente, por hábito, ou de forma consciente, atendendo às circunstâncias de produção. Essas escolhas linguísticas são efetuadas com base em características pessoais do indivíduo e em restrições contextuais. Nosso principal objetivo é encontrar informações que sejam mensuráveis, como as relacionadas ao aspecto léxico, como: a frequência do uso de determinadas palavras; a média do tamanho das palavras escolhidas, o número médio de palavras em uma sentença; o quociente de palavras diferentes com relação ao total; entre outros. Também devem ser observadas as características sintáticas, como a pontuação, palavras conteúdo e palavras gramaticais. Além disso não podemos deixar de lado as características estruturais relacionadas com a organização da fala e com a disposição das informações no enunciado.

Para o exame pericial, as amostras de fala devem ser transcritas para que a análise lexical seja possível. Para tal, não é necessário a realização de transcrição fonética, porém todo o conteúdo de fala deve ser reproduzido na íntegra de forma fidedigna. Após a transcrição, é realizada a análise quantitativa e qualitativa dos elementos lexicais utilizados pelo falante em questão, com o objetivo de se traçar o perfil de fala do sujeito. Para isso, apresentaremos alguns itens relevantes para a análise da comunicação, como os tempos verbais, as conjunções, advérbios, os marcadores discursivos e os metaplasmos.

O uso dos tempos verbais pode ser bastante caracterizador. Há tempos verbais que estão caindo em desuso, como é o caso do pretérito mais que perfeito do indicativo e o futuro do presente. Tais ocorrências nos remetem a pessoas mais idosas ou eruditas. Outro exemplo é o subjuntivo, raramente utilizado. No pretérito mais que perfeito composto, como em, "Ele já **tinha saído** quando começou a confusão", temos o verbo **ter** formando a locução verbal com o verbo principal. O futuro com **ir**, como em, "Eu **vou contar** pra todo mundo", temos o **verbo ir** formando a locução verbal com o verbo principal. Como visto, podemos analisar como o falante utiliza as formas verbais disponíveis.

Com relação aos modos de desenvolvimento do enunciado, a análise do uso das conjunções é especialmente importante para o perito, tendo em vista que as conjunções são os principais conectores que articulam as orações. Elas se dividem em:

TIPO	EXEMPLO
Coordenativas Aditivas	e, nem, mas também, mas ainda, senão também, bem como, como também
Coordenativas Adversativas	porém, todavia, mas, entretanto, contudo, senão, no entanto, ao passo que, não obstante, apesar disso, em todo caso
Coordenativas Conclusivas	logo, portanto, por conseguinte, por isso
Coordenativas Explicativas	porquanto, que, porque
Subordinativas Causais	como, visto que, visto como, já que, uma vez que, desde que
Subordinativas Comparativas	tal qual, tais quais, assim como, tal e qual, tal como, tão como, tais como, mais do que, tanto como, mais que, menos do que, menos que, que nem, tanto quanto, o mesmo que
Subordinativas Conformativas	consoante, segundo, conforme
Subordinativas Concessivas	embora, ainda que, mesmo que, ainda quando, posto que, por muito que, por mais que, se bem que, por menos que, nem que, dado que
Subordinativas Condicionais	se, caso, contanto que, salvo que, a não ser que, a menos que
Subordinativas Consecutivas	de sorte que, de forma que, de maneira que, de modo que, sem que
Subordinativas Finais	para que, fim de que
Subordinativas Proporcionais	à proporção que, à medida que, quanto menos, quanto mais

O advérbio é utilizado para indicar a circunstância em que se encontra o verbo em determinado contexto oracional. De acordo com um determinado contexto, um mesmo advérbio pode expressar circunstâncias distintas e a sua escolha determina aspectos relacionados à intenção do falante na expressão do seu pensamento, como nos exemplos abaixo:

Aquele taxista dirige **bem**. (ideia de modo).
Como aquele taxista se alimenta **bem**! (ideia de intensidade).

TIPO	EXEMPLO
Lugar	aqui, ali, aí, cá, lá, acolá, além, longe, perto, dentro, adiante, defronte, onde, acima, abaixo, atrás, em cima, de cima, ao lado, de fora, por fora
Tempo	hoje, ontem, amanhã, atualmente, sempre, nunca, jamais, cedo, tarde, antes, depois, já, agora, então, de repente, hoje em dia
Afirmação	certamente, com certeza, de certo, realmente, seguramente, sem dúvida, sim
Dúvida	porventura, provavelmente, talvez
Intensidade	ainda, apenas, de pouco, demais, mais, menos, muito, pouca, pouco, quase, tanta, tanto
Negação	absolutamente, de jeito nenhum, de modo algum, não, tampouco
Quantidade	todo, toda
Modo	assim, depressa, bem, devagar, face a face, facilmente, frente a frente, lentamente, mal, rapidamente, algo, alguém, algum, alguma, bastante, cada, certa, certo, muita, nada, nenhum, nenhuma, ninguém, outra, outrem, outro, quaisquer, qualquer, tudo

Os marcadores discursivos, também conhecidos como marcadores conversacionais, operadores argumentativos ou articuladores textuais, são elementos envolvidos na situação interacional discursiva, e podem realizar diversas funções como: a organização discursiva interna, a manutenção da interação dialógica e o processamento da fala na memória. Eles são elementos primordiais e muito frequentes nas mais diversas situações de fala, como conversações espontâneas, narrativas, entrevistas informais entre outras.

Diversos autores como Marcuschi, Gorski, entre outros apontam os marcadores discursivos como construções que atuam no plano textual e no interpessoal. O marcador discursivo do plano textual estabelece elos coesivos entre partes do texto, já o marcador discursivo interpessoal mantém a interação falante/ouvinte, organiza as relações entre os interlocutores e auxilia no planejamento da fala.

De forma geral, os marcadores do plano textual possuem função informacional e são responsáveis pelo processamento de aberturas de unidades textuais, pelos encaminhamentos, retomadas e fechamentos de tópicos. São exemplos de marcadores desta natureza: por falar nisso, quer dizer, por outro lado, além do mais, e, mas, aí, depois, agora, entre outros.

Já os marcadores com função interpessoal atuam como sinalizadores diretos de interação, podendo ser interrogativos ou assertivos. Também regulam o funcionamento do canal comunicativo e sinalizam os papéis de falante/ouvinte. São exemplos deste tipo de marcador: certo, sabe?, entende?, entendeu? Claro, né, hum-hum, tá, sei.

Também entendemos como marcadores discursivos, do tipo não verbal, os enunciados não lexicalizados. Eles funcionam como atos de fala completos nas interações comunicativas interpessoais, sinalizando compreensão, participação, interesse, assentimento, além de emoções e atitudes. Os recursos utilizados deste tipo de marcador discursivo são prosódicos, como alongamentos vocálicos, ritmo, altura da voz e entoação.

Macedo e Silva propõem várias funções para os marcadores discursivos:

- *Iniciadores:* iniciam turnos – então, bem, olha.
- *Requisitos de apoio discursivo:* tem o objetivo de testar a atenção do interlocutor – né? tá? sabe? entendeu?
- *Redutores:* atuam como modalizadores – eu acho, pô, sei lá.
- *Esclarecedores:* retomam partes do discurso – quer dizer, deixa eu ver.
- *Preenchedores de pausa:* preenchem o silencio – assim, hã, bem.
- *Sequenciadores:* marcam a ordem do discurso – aí, então, depois.
- *Resumidores:* finalizam uma lista de itens e sintetizam – e essas coisas, e tal, coisa e tal, e tudo.
- *Argumentadores:* iniciam ideia contrária ao discurso anterior – agora, é mas, não mas, sim mas.
- *Finalizadores:* finalizam o turno do falante – então tá, é isso aí, tudo bem.

Chamamos de metaplasmos o fenômeno em que as palavras do léxico sofrem transformações fonéticas, sendo pronunciadas de modo distinto. Metaplasmos ou processos fonológicos são, de acordo com Jota, em seu Dicionário de Linguística (1976, p. 205):

> *Mudança da forma de uma palavra. A forma alterada por metaplasmo constitui uma variante.(...) os metaplasmos podem ser de adição (prótese, epêntese e paragoge), de supressão (aférese, síncope e apócope), a que se pode acrescentar: subarácti, haplolomia, supressão, crase etc., além dos metaplasmos de troca: assimilação, dissimilação, sonorização, apofonia etc.*

Barbosa apresenta os metaplasmos como divididos em quatro tipos: por permuta; por aumento; por subtração e por transposição. Apresentamos resumidamente alguns tipos de metaplasmos mais comuns, tendo como base o esquema do autor, que se fundamenta na sistematização de Coutinho.

Metaplasmos por Permuta

Quando ocorre a substituição de um fonema por outro.

1. **Sonorização**: permuta de fonemas homorgânicos, havendo troca do elemento surdo do par pelo elemento sonoro. Exemplo: dinossauro → *dinozauro*.
2. **Vocalização**: permuta de consoante por vogal. Exemplo: Mia mulé tem pobrema di *neuvo*.
3. **Nasalização**: permuta de fonema oral por fonema nasal. Exemplo: mortadela → mortãndela; ignorante → inguinorante.
4. **Desnasalização**: permuta de fonema nasal por fonema oral. Exemplo: **Mia** mulé tem pobrema di neuvo.

Metaplasmos por Aumento

Quando ocorre adição de fonemas na palavra.

1. **Prótese**: aumento de fonemas no início da palavra. Exemplos: Eles tavam em uma **indiscussão**; o **dimenor** não foi preso; eu não me **alembro** não.
2. **Epêntese**: aumento de fonemas no meio da palavra. Exemplo: Ele tem le**quistospirose**; isso não passa de **iludição**.
3. **Anaptixe ou suarabácti**: aumento de fonema no meio de grupo de consoantes. Exemplo: admirável → adimirável; advogado → adevogado.
4. **Paragoge ou epítese**: aumento de fonema no fim da palavra. Exemplo: vez → veze, dormi → dormie; mim → minhe.

Metaplasmos por Subtração

Eliminação de fonemas de uma palavra.

1. **Aférese**: eliminação de fonemas no início da palavra. Exemplo: existe → ziste; estava → tava; espera aí → peraí.
2. **Síncope**: eliminação de fonemas no meio da palavra. Exemplo: faltasse → fatasse; fazendo → fazeno; também → tamém; fonoaudiologia → fonodiologia.
3. **Haplologia**: eliminação de sílaba do meio da palavra por haver outra semelhante. Exemplo: biblioteca → bioteca; paralelepípedo → paralepipedo.
4. **Apócope**: eliminação de fonemas no fim da palavra. Exemplo: tomou → tomo; tudinho → tudin; vou fazer → vô fazê.

Metaplasmos por Transposição

Mudança de posição de fonemas ou da tonicidade de uma sílaba da palavra.

1. **Metátese**: transposição de fonema na sílaba ou entre sílabas. Exemplo: gargalhadas → gragalhadas; arlegia; partilera; pregunta.
2. **Hiperbibasmo**: transposição de acento tônico.
3. **Sístole**: transposição para a sílaba anterior. Exemplo: é ruim → é ruim (rú).
4. **Diástole**: transposição para a sílaba posterior. Exemplo: boêmia → boemia.

O recorte abaixo, extraído de um depoimento em juízo, exemplifica como a análise pode ser realizada e transcrita para o laudo. Algumas informações foram suprimidas para preservação da identidade do falante.

> *E. P. S.: Eu num sei. Só identificaram eu. O bagulho é... É estranho. Agora só identificaram só eu. E ôtra coisa também nesse processo aí também aí, que eu falo que em 2000 que eu tava no Alemão. Que no ôtro processo que eu fui condenado por causa do do do (XXX), aí... eu não quis falar nada, fui condenado a vinte e poucos anos, então no ôtro processo do do (XXX) de homicídio eu falei, aí eu comentei que eu fui acondenado, no no no no no no 12 no processo do (XXX), eu comentei. Eles em cima disso aí, já botaram já que eu falei (XXX) no Alemão. Eu não falei (XXX) no Alemão, eu falei que eu já fui acondenado, entendeu?*
>
> *E. P. S.: Vô expricá uma ôtra coisa, vô expricá pra senhora uma ôtra coisa, que desse processo, eu li também o processo, que tava comigo também o processo. É estranho. Que o processo (XXX) é no Comprexo do Alemão. A senhora também não conhece o Rio de Janeiro, a senhora num conhece, né?*

Alguns elementos lexicais da análise dos enunciados acima transcritos:

- Pronome "eu" – 14 ocorrências.
- Repetições – 3 ocorrências.
- Advérbio de tempo "já" – 3 ocorrências.
- Marcador discursivo "aí" – 5 ocorrências.
- Expressão "e estranho" – 2 ocorrências.
- Utiliza o verbo *ir* formando a locução verbal com o verbo principal.
- Metaplasmo por aumento – *"fui acondenado"*.
- Uso de "também" como advérbio e como conjunção – 5 ocorrências.

Além dos aspectos quantitativos, a análise qualitativa nos traz informações sobre o contexto em que se inserem as ocorrências, bem como a qualidade das concordâncias de tempo, por exemplo, de acordo com a gramática normativa. As escolhas entre as classes de palavras estão diretamente relacionadas com o vocabulário que o falante adquiriu ao logo da vida. A riqueza de vocabulário está associada ao maior número de palavras utilizadas uma única vez, ou seja, quanto maior a repetição do léxico, menor a riqueza de vocabulário do falante. Devemos contar o número de vezes em que uma mesma palavra aparece na(s) amostra(s). Isso é um indicativo de que a palavra repetida faz parte do repertório verbal do indivíduo investigado.

Quando a qualidade do som não é satisfatória para se extrair os parâmetros acústicos necessários para análise, os aspectos lexicais conferem ao examinador recursos para análise. É devido à sua importância que estes conteúdos estão sendo tratados neste capítulo. Apresentaremos a seguir aspectos sociolinguísticos que contribuem para o exame de identificação de falantes.

ASPECTOS SOCIOLINGUÍSTICOS

A língua tem uma função social e a sociolinguística atua na investigação dos empregos concretos da língua. Estudos sociolinguísticos são elementos importantes tendo em vista que se dedicam a analisar a fala em sua situação de uso real. A sociolinguística se interessa pelo fenômeno da variação linguística, relacionada com o contexto social, educacional e pela localização geográfica. Assim, neste tópico apresentaremos, de forma sucinta, questões acerca da variação linguística que entendemos importantes para a construção do perfil do falante e sugestões para o procedimento de coleta de material padrão para comparação, utilizando o suporte teórico introduzido por Labov, linguista precursor dos estudos variacionistas.

Abordaremos nesse momento algumas considerações sobre as variantes linguísticas e utilizaremos as classificações tradicionais de Nascentes e Coseriu, que entendemos ser uma forma didática para a descrição das variações encontradas nas amostras analisadas. Entende-se por variantes os diferentes modos de falar uma mesma palavra, em uma mesma situação de comunicação, com o mesmo valor de verdade. Um conjunto de variantes é denominada "variável linguística". O repertório verbal de um indivíduo é um conjunto de variantes linguísticas. Utilizemos como exemplo a marcação do plural. Na frase abaixo, podemos utilizar, na posição do verbo (que seria a variável), duas variantes linguísticas:

1. marca explícita do plural, p. ex.: nós queremos.
2. marca não explícita do plural p. ex.: nós qué.

Nas comunidades de fala, estabelecem-se relações de concorrência entre as variantes. A variante padrão é a de prestígio e conservadora, enquanto a variante não padrão é inovadora e estigmatizada na comunidade. As pesquisas nesta área demonstram que as variáveis reconhecidas pelos falantes de uma comunidade como de prestígio costumam ser mais utilizadas em situações de fala em que o falante tenha certo grau de atenção ao que diz, como nas situações de entrevista. Esta informação acerca do cuidado na escolha lexical em contextos de entrevista ressalta a importância de se solicitar ao sujeito entrevistado, no momento da coleta de material padrão para comparação, o relato de experiências vividas, para que o indivíduo se envolva na narrativa e diminua o grau de atenção à sua própria fala.

As variações de uma língua falada por um determinado grupo social é chamada de socioleto e diferencia-se da forma de falar peculiar de uma certa região, que definimos como dialeto. Sem dúvida o que se busca nesta análise da comunicação para fins de identificação é o idioleto, que é a forma peculiar de utilização da língua pelo indivíduo que está sendo periciado, forma esta que apresentará características dialetais e socioletais, além de comportamentos verbais e não verbais inerentes a sua personalidade. Apesar de fatores socioletais e dialetais não se constituírem por si só em um parâmetro identificador, por pertencerem a um grupo de falantes, por outro lado, além de contribuírem para a revelação de um perfil comunicativo do indivíduo, atuam como fator excludente quando são completamente divergentes entre as amostras comparadas. Há um exemplo clássico chamado de o "Caso Prinzivalli", em que Labov disse que não havia nenhuma dúvida de que Prinzivalli não poderia ter feito o telefonema de ameaça de bomba porque a voz da pessoa que fez a ameaça de bomba tinha um sotaque inconfundível da Nova Inglaterra (região de Boston), enquanto Prinzivalli tinha um igualmente inconfundível sotaque de Nova York. A seguir abordaremos de forma pouco mais detalhada diferentes tipos de variação.

Retomando o conceito de socioleto, podemos dizer que a linguagem de grupos é usada por grupos sociais fechados ou amplos, de comportamentos e características peculiares. Tem caráter de certo modo criptográfico, já que muitas vezes se apresenta como uma linguagem codificada, tornando a compreensão difícil para quem não pertence àquele grupo. Observamos que a linguagem utilizada pela maioria dos criminosos, e entendamos criminosos aqueles que estão cometendo algum ato ilícito e que pertencem, em sua maioria, a um grupo social bem específico, é demasiadamente fragmentada e muito menos estruturada de um ponto de vista lógico, seja pela característica do grupo sociocultural, seja pela necessidade de evitar a identificação do conteúdo da comunicação, ou para dificultar o reconhecimento das reais intenções dos interlocutores.

Quanto ao dialeto podemos dizer que uma língua pode ter inúmeras variedades dialetais. O dialeto é o determinado "falar" de uma região. É uma variante linguística constituída por características fonológicas, sintáticas, semânticas e morfológicas. O filólogo Antenor Nascentes classifica os dialetos relacionados com o Brasil da seguinte maneira:

- NORDESTINO DO NORTE: norte da Região Nordeste (Maranhão e Piauí).
- NORDESTINO DO SUL: sul da Região Nordeste (Bahia).
- NORDESTINO DO CENTRO: centro da Região Nordeste (Alagoas, Sergipe e interior do Ceará, Paraíba, Pernambuco e Rio Grande do Norte. Já as capitais de Recife, João Pessoa, Natal e Fortaleza).
- NORTISTA: estados da bacia do Amazonas (interior e Manaus diferenciados).
- CAIPIRA: interior de São Paulo, norte do Paraná, sul de Minas Gerais, sul de Goiás e leste de Mato Grosso do Sul (Sul, Sudeste e Centro-Oeste).
- SERTANEJO: Goiás e Mato Grosso.
- PAULISTANO: São Paulo, capital e proximidades.
- FLUMINENSE: Rio de Janeiro (capital e regiões litorânea e serrana).
- MINEIRO: Minas Gerais.
- GAÚCHO: Rio Grande do Sul.
- SULISTA: Paraná e Santa Catarina.

Já a noção de idioleto parte do princípio de que os falantes de uma língua constroem, ao longo da sua vida, um vocabulário diversificado em maior ou menor número, distinto do vocabulário dos demais falantes da mesma língua, apesar de construído sob circunstâncias idênticas. A gama de vocabulário que cada indivíduo dispõe delimita as opções e os arranjos linguísticos, expondo as preferências na seleção de certos itens lexicais em detrimento de outros. Estas diferenças se revelam através das realizações linguísticas do dia a dia do falante, de suas variantes e metaplasmos.

Como dito anteriormente, utilizaremos a classificação de Coseriu para auxiliar na categorização das variações e sua descrição no laudo pericial.

Diatópicas: variantes regionais/geográficas (lexicais ou fonéticas).
Exemplo: jerimum = abóbora; os diferentes "r" (paulista × carioca).

Diástricas: relacionadas com os aspectos socioeconômicos. A utilização da língua diferenciando, por exemplo, indivíduos que tiveram acesso à educação dos indivíduos que foram privados de instrução.
Exemplo: Erros de concordância – Nós vai.

Diafásicas: uso formal ou informal do discurso. A utilização da língua de formas diferentes para ambientes diferentes se dá em razão da capacidade que o ser humano tem de adaptar-se ao meio ao qual está inserido.
Exemplo: ligação telefônica de trabalho × ligação telefônica para um filho

Diacrônicas: relacionadas com o tempo e faixa etária do indivíduo. Tem relação com o aspecto histórico da língua e da sociedade.
Exemplo: Vou comprar um toca-discos.

William Labov tinha como objetivo de pesquisa a análise da diversidade linguística e, por isso, experimentou metodologias de investigação a fim de estabelecer relações entre o linguístico e o social. Foi a partir de suas pesquisas que surgiu a área de estudo denominada sociolinguística. Em suas pesquisas, Labov percebeu que, quando gravava a fala de um indivíduo em uma entrevista, o falante usava uma fala artificial, ou seja, não era possível captar a fala espontânea nestas situações. Labov denominou este fenômeno de *paradoxo do observador*, pois a intenção era o registro de fala espontânea, mas a presença do pesquisador era a causa de alterações no estilo de fala do sujeito.

Para atenuar essa interferência, Labov sugeriu orientações metodológicas para a coleta da amostra. Para fins forenses, podemos utilizar algumas recomendações do autor, como formular um roteiro de perguntas, e em momentos estratégicos, levar o informante a relatar experiências vividas. De acordo com Tarallo:

> *A narrativa de experiência pessoal é a mina de ouro que o pesquisador-sociolinguista procura. Ao narrar suas experiências pessoais mais envolventes, ao colocá-las no gênero narrativa, o informante desvencilha-se praticamente de qualquer preocupação com a forma.*

Para a melhor condução da gravação da entrevista, a fim de colher material padrão para análise, sugerimos que, além das recomendações supracitadas, o perito siga os passos descritos a seguir:

- Ouvir a gravação questionada diversas vezes (quanto mais gravações de um mesmo indivíduo, melhor).
- Procurar padrões linguísticos: aspectos lexicais e sociolinguísticos.
- Durante a entrevista, após os momentos iniciais, induzir o entrevistado a produzir os mesmos padrões linguísticos de forma casual, através de narrativas.

Essas recomendações contribuem para o sucesso da análise pericial na medida em que aproximam a fala semiespontânea da gravação padrão da amostra questionada.

ASPECTOS DISCURSIVOS

Neste tópico apresentaremos os aspectos discursivos e pragmáticos que podem ser utilizados no contexto forense para a análise da comunicação. Entendemos que a análise de discurso contribui para a identificação do falante na medida em que situa o indivíduo em seu contexto histórico e social, explicitando como este se relaciona com mundo e as implicações desta relação. Com o intuito de esclarecer questões a respeito do fenômeno da polissemia, utilizaremos os pressupostos da Pragmática, da Semântica Enunciativa e da Semântica Cognitiva. Inicialmente abordaremos o ponto de vista teórico das vertentes citadas acima para, em seguida, analisarmos as relações polissêmicas de um trecho selecionado de acordo com as correntes linguísticas apresentadas.

Entendemos ser necessário iniciarmos com uma contextualização histórica e conceitual da própria Análise do Discurso.

Análise do Discurso é um campo de estudo fundado na França, em fins dos anos 1960, cujo objeto, como o próprio nome indica, é o discurso. Vários fatores influenciaram o seu surgimento e os principais podem ser encontrados nas condições sócio-históricas da época e nos intensos debates filosóficos em torno da epistemologia. A Europa vivia as inseguranças da Guerra Fria, já as ciências humanas, especificamente a linguística, conheciam o período áureo do estruturalismo. Michel Pêcheux lançou, em 1969, o livro *Análise Automática do Discurso* que, para a maioria dos estudiosos, representou a fundação dessa disciplina. Pêcheux coloca em cena o discurso como objeto de análise, diferenciando-o tanto da língua quanto da fala, dizendo não ser a mesma coisa que transmissão de informação, nem um simples ato do dizer. De acordo com Pêcheux, o nascimento da análise do discurso foi presidido por uma "tríplice aliança". Uma teoria da História para explicar os fenômenos das formações sociais; uma teoria da Linguística, para explicar os processos de enunciação; e uma teoria do sujeito para explicar a subjetividade e a relação do sujeito com o simbólico. Na verdade a Análise do Discurso não busca apenas uma verdade nuclear do signo. O que ela pretende é reconstruir as falas que criam uma vontade de verdade em certo momento, buscando verificar as condições que permitiram o aparecimento do discurso, explicando por que tomou determinado sentido e não outro, sempre relacionando o linguístico com os fatores sociais. A análise do discurso não trabalha com a língua enquanto um sistema abstrato, mas com a língua no mundo, com maneiras de significar, com homens falando, considerando a produção de sentido enquanto parte de suas vidas, seja enquanto sujeitos, seja enquanto membros de uma determinada forma de sociedade, o que demonstra o potencial da análise do discurso para a análise de dados extraídos de conversas reais.

Sob essa ótica, o discurso é uma prática, uma ação do sujeito sobre o mundo e, por isso, deve ser contextualizado. Quando nos comunicamos, agimos, marcamos uma posição ora selecionando sentidos, ora excluindo-os no processo interlocutório. A análise do discurso é contra a ideia de imanência do sentido. Não pode haver um núcleo de significância inerente à palavra, pois a linguagem da qual o signo linguístico faz parte é polissêmica e heteróclita. O signo não pode estar alienado de outros signos que com ele interagem, sendo que o fundamental na análise do discurso é compreender o que significa o texto na filiação discursiva e através dele definir quem é esse sujeito falante e como ele se posiciona, já que o sujeito é determinado pela estrutura do seu texto, seja ele oral ou escrito. As regras que determinam essa formação discursiva são, na verdade, um sistema de relações entre os objetos, os tipos enunciativos, conceitos e estratégias. São elas que conferem a singularidade às formações discursivas e apesar de não atuarem de forma individualizada como um parâmetro de identificação, contribuem sobremaneira na construção do perfil comunicativo do falante.

A possibilidade de descrever algumas das "representações coletivas" que determinado grupo social constrói para si vem através da análise de outros discursos produzidos em uma mesma circunstância e, nesse caso, é possível descrever um conjunto de "possíveis interpretativos", que nos são sugeridos pelo contexto, pelas circunstâncias de discurso e não pelo dicionário. O saber que esses grupos constroem sobre os diferentes propósitos contidos nas trocas comunicativas está ligado diretamente às referências e experiências vividas pelo coletivo e depende, efetivamente, dos saberes que esses sujeitos supõem existir entre eles, que se constituem em "filtros construtores de sentidos". Este fenômeno pode ser observado em determinadas atividades profissionais, onde se faz necessária a utilização de uma linguagem técnica. Tal linguagem é repleta de conceitos específicos da área, que são importantes na comunicação entre os especialistas, mas que tornam, muitas vezes, a mensagem incompreensível para aqueles que não pertencem ao grupo.

Ao selecionar palavras do código comum o indivíduo é influenciado, consciente ou inconscientemente, pela sua personalidade, seu gosto, seu ambiente e seu conjunto de experiências vivenciadas. Essa seleção é, em determinado aspecto, passível de ser prevista. Espera-se que grupos determinados tenham a mesma seleção de palavras quando se comunicam entre si. Este campo lexical, inerente ao grupo que o utiliza, faz parte do contrato de comunicação preestabelecido e pode ser incompreensível ao sujeito estranho ao grupo, como no caso a seguir:

> *Maré Zero, informe clareza. Viatura do uno oito, em perseguição a elemento portando arma de emprego individual, em auto suspeito de placa charlie, tango, bravo, negativo, negativo, primeiro, segundo. Informo sete, uno, uno, notificar bravo zero. Setor hotel.*

Esse ato comunicativo, norteado pelas circunstâncias do discurso, caracteriza a utilização de um código específico, uma linguagem inerente a determinado grupo, em que o emissor está certo que alcançará seu objetivo, que é a comunicação. A mensagem chega ao receptor, que é o interpretante, de forma codificada. Quando se conhece a linguagem utilizada é possível compreender o conteúdo da mensagem. Esse conhecimento somente é possível em duas circunstâncias: em se fazendo parte desse grupo ou estudando seu comportamento linguístico. Quando se conhece as características do discurso utilizado pela polícia militar do Rio de Janeiro, como no exemplo dado acima, é possível inferir:

> "*Central, pode me ouvir bem? Carro do 18º Batalhão atrás de homem com pistola em carro de placa CTB0012. Houve um acidente de trânsito com vítima, chamar bombeiros. Local: Taquara.*"

O ato comunicativo, como evento de produção ou interpretação, depende dos saberes que norteiam os protagonistas da comunicação. Esses saberes estão diretamente ligados ao contrato de comunicação onde a interpretação ocorre levando-se em consideração as circunstâncias de discurso. Este ato comunicativo não esgota sua significação em sua forma explícita. Esse explícito significa outra coisa além do seu próprio significado, algo que é relativo ao seu contexto de produção.

A linguagem de grupos muitas vezes é caracterizada por deformações intencionais, criações anômalas, transformações semânticas e um conjunto de variáveis que contextualizam as experiências vivenciadas e possuem uma representação simbólica, onde as relações entre significante e significado se adaptam à necessidade e aos fins a que essa comunicação se destina. Essa variação é passível de ser descrita e analisada e proporciona dados qualitativos e quantitativos quanto à mensagem que está sendo trocada e a caracterização do grupo ao qual pertence. O exemplo do Delegado Lorenzo Pompílio da Hora, em sua tese de doutorado, é muito interessante e foi transcrito a seguir:

> *É só escama de peixe, não tem jiló. Dá uma fortalecida no pessoal do azeite e larga o bicho nos bruxos.*

A tradução realizada pelo delegado:
"*É só cocaína boa, não tem da ruim. Vamos apoiar o pessoal do Morro do Dendê e atirar na polícia.*"

Para Wittgenstein, o funcionamento da linguagem toma o lugar da investigação metafísica, ou seja, seu pensamento passa a seguir uma perspectiva pragmática*. Desta forma, o autor indica a existência da multiplicidade de formas de linguagem, os "jogos de linguagem". Diz Wittgenstein (1979:19§23):

> *Imagine a multiplicidade dos jogos de linguagem por meio destes exemplos e outros:*
> *Comandar, e agir segundo comandos –*
> *Descrever um objeto conforme a aparência ou conforme medidas –*
> *Produzir um objeto segundo uma descrição (desenho) –*
> *Relatar um acontecimento –*
> *Conjeturar sobre o acontecimento –*
> *Expor uma hipótese e prová-la –*
> *Apresentar os resultados de um experimento por meio de tabelas e diagramas –*
> *Inventar uma história; ler –*
> *representar teatro –*
> *cantar uma cantiga de roda –*
> *Resolver enigmas –*
> *Fazer uma anedota; contar –*
> *resolver um exemplo de cálculo aplicado –*
> *Traduzir de uma língua para outra –*
> *Pedir, agradecer, maldizer, saudar, orar.*"

---

*Compreendemos Pragmática como o ramo da Linguística que investiga "as determinações do contexto sobre o uso da linguagem" (Carneiro, 1999:130).

Wittgenstein mostra os diferentes usos da linguagem, deixando de se preocupar com os significados das palavras de forma isolada do contexto comunicativo. Diz ele (*op. cit.*, 14§13):

> *Quando dizemos: "cada palavra da linguagem designa algo", com isso ainda não é dito absolutamente nada; a menos que esclareçamos exatamente qual a diferença que desejamos fazer. (Pode bem ser que queiramos diferenciar as palavras da linguagem (8)* de palavras "sem significação", como ocorrem nas novelas de Lewis Carrol, ou de palavras como "la-la-ri-la-la" em uma canção.)*

A noção de "jogo de linguagem" pode ser compreendida como um contrato entre os interlocutores onde, de acordo com o compromisso existente entre eles, os significados das palavras naquele contexto específico tomarão corpo. Wittgenstein expõe seu conceito de "jogo de linguagem" mostrando que o sentido de uma palavra depende do seu emprego (*op. cit.*, 12§7):

> *Na práxis do uso da linguagem (2)**, um parceiro enuncia as palavras, o outro age de acordo com elas; na lição de linguagem, porém encontrar-se-á este processo: o que aprende denomina os objetos. Isto é, fala a palavra, quando o professor aponta a pedra. – Sim, encontrar-se-á aqui o exercício ainda mais simples: o aluno repete a palavra que o professor pronuncia – ambos processos de linguagem semelhantes.*
>
> *Podemos também imaginar que todo o processo do uso das palavras em (2) é um daqueles jogos por meio das quais as crianças aprendem sua língua materna. Chamarei esses jogos de "jogos de linguagem", e falarei muitas vezes de uma linguagem primitiva como de um jogo de linguagem.*
>
> *E poder-se-iam chamar também de jogos de linguagem os processos de denominação das pedras e da repetição da palavra pronunciada. Pense os vários usos das palavras ao se brincar de roda. Chamarei também de "jogos de linguagem" o conjunto da linguagem e das atividades com as quais está interligada.*

---

*Wittgenstein refere-se ao §§ 8 de Investigações Filosóficas em que explica a combinação de palavras e a indicação por gestos que um locutor A utiliza em um diálogo hipotético com um interlocutor B, exemplificando o "jogo de linguagem".
**Em §§2, Wittgenstein demonstra a linguagem primitiva exemplificando com um diálogo entre um construtor A e um ajudante B.

Wittgenstein, neste trecho, apresenta a noção de jogo de linguagem como dependente de uma situação comunicativa, no caso um diálogo onde é perceptível uma espécie de acordo entre os participantes, assim, *"um parceiro enuncia as palavras, o outro age de acordo com elas"*, ou seja, existe um contrato implícito entre estes interlocutores onde o ato de fala do locutor, necessariamente, deverá causar um efeito no interlocutor, a palavra de um se transforma na ação do outro. Wittgenstein compara esta noção ao processo de aquisição de língua materna em que a criança começa a relacionar a fala do adulto com as situações que vão sendo vivenciadas e assim passa a compreender as significações.

Esta noção de "jogo de linguagem" de Wittgenstein é um marco na Filosofia da Análise da Linguagem Ordinária e, a partir dela, os diversos tipos de situações comunicativas e de relações entre os interlocutores passam a ser uma preocupação importante aos futuros investigadores das questões linguísticas, visto que a linguagem possui função mediadora das atividades dos indivíduos na sociedade.

Entendemos que, para a Pragmática, as palavras são polissêmicas por natureza, visto que seus significados dependem do contexto comunicativo. A Semântica Enunciativa trata dos fenômenos polissêmicos através da noção de polifonia, introduzida a partir dos estudos de Bakhtin. Para o autor, a enunciação é produzida a partir da interação entre os interlocutores e a palavra é sempre proferida em função de um ouvinte. Portanto, a palavra é dita por alguém para outro alguém, comportando assim duas faces e se constituindo como produto da interação. De acordo com Pinheiro da Silva (2005:79): *"Toda palavra serve de expressão a um com relação a outro. Por meio da palavra, eu me defino com relação ao outro, isto é, em última análise, com relação à coletividade. A palavra é uma espécie de ponte lançada entre mim e os outros".*

Bakhtin vê a polifonia como a multiplicidade de vozes que dialogam através da intertextualidade. Já Authier-Revuz defende que o discurso é heterogêneo, não havendo um único sujeito produtor e sim diversas vozes. Diz Authier-Revuz (1984:100):

> *Só o adão mítico, abordando como sua primeira fala um mundo ainda não questionado, teria sido capaz de produzir um discurso livre do já dito da fala de outro. Nenhuma palavra é neutra, mas inevitavelmente carregada, ocupada, habitada, atravessada por discursos nos quais viveu sua existência socialmente fundamentada.*

Podemos entender a polissemia na vertente enunciativa como um fenômeno inter-relacionado com a ideia de que em toda enunciação existem múltiplos enunciadores. A significação apresenta diversas possibilidades, visto que todo enunciado é polifônico e possui diversas vozes.

A Semântica Cognitiva parte do pressuposto de que a significação linguística está atrelada ao conhecimento e experiências sensoriomotoras vivenciadas desde a infância e que se refletem na maneira que damos significação à linguagem. Nossa vivência corporal nos permitiria apreender esquemas imagéticos que são esquemas cognitivos responsáveis pelos significados das expressões linguísticas.

O fenômeno da polissemia é entendido como o produto da extensão de esquemas imagéticos em diferentes contextos de acordo com o princípio de categoria radial. Para melhor compreensão da noção de categoria radial, é necessário conhecer a visão de Wittgenstein sobre as "semelhanças de família" de que trata em seu conceito de "jogo de linguagem", onde questionou a respeito das categorias. Diz Pires de Oliveira (2000:39):

> *Parece que se houver uma propriedade comum a todos os usos de uma palavra, uma propriedade necessária, ela não será suficiente para delimitar a classe. Com base nessa constatação, Wittgenstein propôs que as categorias se organizam por relações de semelhanças de família. Os usos de uma mesma palavra se assemelham da mesma forma que os membros de uma família. Não é necessário que os membros compartilhem a mesma propriedade para pertencerem todos à mesma família, nem mesmo o sobrenome.*

A classificação de categorias se dá como se essas se estruturassem por protótipos, dessa forma, membros mais prototípicos de uma categoria se relacionam com outros mais periféricos, por semelhanças de família. Quanto mais próximos do centro prototípico, mais traços semelhantes os elementos apresentam.

A extensão se dá dos esquemas mais prototípicos (ou mais básicos) para os esquemas mais periféricos, assim ocorre a polissemia, pois o esquema básico pode ser expresso de diversas maneiras através de esquemas menos básicos. A Semântica Cognitiva vê a polissemia como produto de extensões metafóricas.

Analisaremos a metáfora de acordo com duas correntes distintas. A primeira a ser apontada é a visão clássica de Aristóteles que podemos encontrar no livro "Poética", mais precisamente no capítulo 21, que trata da elocução poética. A segunda vertente é a atual abordagem dada pela Semântica Cognitiva a respeito do tema, que possui como nome mais proeminente o de Lakoff. Aristóteles vê a metáfora como um desvio no nível da denominação, dessa forma, no lugar do uso da denominação comum, há o emprego de uma palavra diferente. Para ele, a metáfora é um tipo de nome e acrescenta que *"a metáfora consiste no transportar para uma coisa o nome de outra, ou do gênero para a espécie, ou da espécie de uma para a espécie de outra, ou por analogia".* Aristóteles classifica as metáforas em quatro tipos: gênero para espécie; espécie para gênero; espécie para espécie e analogia.

Para a Semântica Cognitiva, o significado é derivado de esquemas sensoriomotores. A partir de nossas experiências corporais adquirimos esquemas imagéticos que reproduzimos em nossa linguagem. Por isso, utilizamos mecanismos de abstração como a metáfora e a metonímia. De acordo com Pires de Oliveira (2000:36) *"a metáfora (...) é um processo cognitivo que permite mapearmos esquemas aprendidos diretamente pelo nosso corpo, em domínios mais abstratos, cuja experiência é indireta".* Já a metonímia (op. cit., 40) é *"um processo cognitivo que permite criar relações de hierarquias entre conceitos".*

Assim, na Semântica Cognitiva o conceito de metáfora é estendido pois enquanto para a tradição aristotélica a metáfora é um fenômeno de denominação onde se utiliza um nome no lugar de outro; na perspectiva cognitiva a metáfora é tida como fenômeno de predicação em que são realizadas correspondências entre domínios da experiência.

A Semântica Cognitiva classifica as metáforas em três tipos:

1. **Metáforas orientacionais**: organizam um sistema de conceitos com relação a um outro sistema, principalmente os de orientação espacial. Para exemplificar podemos observar a noção que temos de que pra cima é bom e de que pra baixo é ruim, como quando dizemos que a pessoa está feliz, ela está "pra cima", se está triste, está "pra baixo".
2. **Metáforas ontológicas**: os conceitos são entendidos como recipientes ou entidades. Percebemos no exemplo, "coloque isso na sua cabeça" que a mente é vista como um recipiente capaz de armazenar conceitos.
3. **Metáforas estruturais**: percebemos que os conceitos são estruturados em termos de outro. Por exemplo, ouvir te o sentido de prestar atenção, assim a sentença "ouviu bem?" pode estar na verdade se referindo à atenção ao que foi dito e não ao fato de ter sido escutado.

Para exemplificar a construção do sentido de acordo com as correntes explicitadas acima, analisaremos em seguida a oração: "*o morro do cavalinho é perigoso e os garotos maldosos*." De acordo com a visão aristotélica podemos identificar, na oração acima, uma metáfora do tipo gênero para espécie, pois não é o morro do Cavalinho que é perigoso, e sim uma parte dos moradores do lugar; assim, o gênero, que é o morro, está no lugar da espécie, que são os moradores. A visão cognitivista também identifica este fenômeno, mas o chama de metonímia e entende que, no exemplo acima, *"o morro do cavalinho"* é uma categoria superordenada com relação à categoria de nível básico que são os moradores.

Existem outros fenômenos de natureza metafórica que não podem ser percebidos se a oração for analisada apenas de acordo com o ponto de vista da tradição clássica aristotélica. Observando a relação existente entre *"morro do Cavalinho"* e *"perigoso"* e entre *"garotos"* e *"maldosos"*, percebemos que o morro está contido em um conjunto de lugares perigosos e os garotos estão contidos em um conjunto de pessoas maldosas. A Semântica Cognitiva dá conta de relações lógicas desse tipo a partir do esquema imagético de RECIPIENTE, que seria uma metáfora do tipo ontológica, levando-se em consideração a noção de que há recipientes em que entramos e saímos e que essa experiência corpórea é reproduzida na linguagem assim, podemos entender que existe um recipiente de lugares perigosos em que o morro do Cavalinho está contido e um recipiente de pessoas maldosas em que os garotos também se encontram. A Semântica Cognitiva amplia a noção de metáfora por estendê-la às correspondências entre domínios da experiência.

De acordo com a Pragmática, o significado só pode ser apreendido se levarmos em consideração os seus usos, portanto é naturalmente polissêmico. A amostra apontada acima não possui um significado que tenha vindo de propriedades da palavra e sim de seu contexto comunicativo.

Partindo do pressuposto Cognitivista de que a Gramática é simbólica, podemos observar que, no uso cotidiano da língua, utilizamos uma série de processos mentais, como: prototipicidade, analogias, polissemias, metáforas, metonímias, vagueza lexical, dentre outros. A função do simbólico na linguagem é o de construir sentidos.

Com o objetivo de ilustrar o que o perito deve verificar em uma busca por padrões linguísticos de uma amostra, utilizaremos uma transcrição retirada da dissertação de mestrado de Muniz e apresentaremos abaixo alguns elementos de análise do conteúdo observando aspectos de natureza lexical, sociolinguística e discursiva.

22.	P4	34.	Então, 11 hora assim eu te ligo pa ti da uma certeza
23.	P3	35.	Ti beleza. E ó vô fazê o seguinte mano aí tem qui -[
24.	P4	36.	[Vô dá só
		37.	um -
25.	P3	38	Tem que pega um um braço aí qui vai segui no ca- no no
		39.	destino comigo aí, entendeu?
26.	P4	40.	Se marca vai sê até aqueli mermo amigo qui foi aí vê essa
		41.	parada das carga da:: das caneta aí.
27.	P3	42.	(Trancão). Mas tem qui manda ele já com a moeda ele vai até
		43.	lá no destino comigo aí chegô lá ele viu lá pá pum e a gente já
		44.	entrá porque não tá perto não, tá um pouquinho longe,
		45.	entendeu mano?

- Analisando P3:
  - Tá beleza → marcador discursivo de função interpessoal (confirma o funcionamento do canal comunicativo).
  - Ó → metaplasmo (apócope), olha → ó; marcador discursivo.
  - Mano → variante não padrão, gíria que significa amigo, irmão.
  - Braço → metonímia (parte-todo) que significa uma pessoa de confiança, braço direito.
  - Entendeu? → marcador discursivo de função interpessoal.
  - Moeda → metonímia, variante não padrão, gíria que significa dinheiro.
  - Lá → advérbio de lugar, lexicalmente vago, depende do contexto para ser compreendido de que local estão falando.
  - Pá pum → variante não padrão, gíria que significa que é rápido.
  - Vô fazê → uso de verbo no futuro com o verbo ir (locução verbal), suprimindo os finais de palavra (apócope).
- Analisando P4:
  - Então → marcador discursivo para iniciar o diálogo.
  - Assim → advérbio de modo usado como marcador discursivo.
  - Pá → metonímia (apócope) para → pá.
  - Vô dá → uso de verbo no futuro com o verbo ir (locução verbal), suprimindo os finais de palavra (apócope).
  - Mermo → variante não padrão, dialetal.
  - Parada → gíria, vagueza lexical por ser vazio de conteúdo semântico.
  - Carga das caneta → variante não padrão de grupo criminoso, item lexical polissêmico, significa munição.
  - Aí → marcador discursivo que dá coesão.
  - Destino → substantivo que significa direção, seu uso foi estratégico, pois trouxe vagueza ao discurso, já que só falante e ouvinte sabem qual é o "destino".
  - Comigo → pronome pessoal.

Como visto, não podemos dissociar o indivíduo de seu contexto extralinguístico. É necessário observarmos o fenômeno da linguagem através de múltiplos pontos de vista, levando em consideração os aspectos sociais, culturais e situacionais. As informações que seu discurso carrega são elementos relevantes e devem ser consideradas durante a análise para identificação do falante. Este tópico buscou apenas introduzir o leitor nesse campo de análise que tem-se mostrado promissor.

CONSIDERAÇÕES FINAIS

Neste capítulo objetivamos trazer conceitos que auxiliem o profissional a estabelecer uma relação entre a linguagem, a língua, o indivíduo e as situações de produção. A análise sistemática do uso da língua nos remete as escolhas lexicais e a uma projeção acerca da gama de vocabulário do indivíduo analisado. Os elementos sociolinguísticos trazem informações quanto à origem, nível de escolaridade e faixa etária, além de contextualizarem o ato de fala. Os enunciados carregam em si as marcas do sujeito, seu contexto ideológico e seus processos de assujeitamento. Sendo assim, a imensa experiência acumulada pelos linguistas no tocante à linguagem e à sua estrutura fornece conhecimentos fundamentais ao profissional que pretende se aprofundar na análise da comunicação humana para fins periciais, em especial o exame de identificação de falantes.

BIBLIOGRAFIA

Aristóteles. *Poética. Os pensadores*. São Paulo: Abril, 1973.
Authier-Revuz J. *Hétérogénéité Montrée et hétérogénéité Constitutive: élements pour une approuche de l'autredans le discours*. Paris: DRLAV Revue de linguistique 1982. p. 91-151, n. 26.
Bakhtin M. *Marxismo e filosofia da linguagem*. 6. ed. (Lahud M, Vieira YF, trad.). São Paulo: Hucitec, 1992.
Barbosa F. *Uma análise dos metaplasmos detectados em um corpus do Português falado contemporâneo*. Caderno Seminal Rio de Janeiro: Dialogarts, 2003, vol. 14, nº14.
Brandão HHN. *Introdução à análise do discurso*. 5. ed. Campinas, SP: UNICAMP, 1986.
Câmara Jr JM. *Dicionário de filologia e gramática*. Rio de Janeiro: Ozon, 1964.
Câmara Jr JM. *Manual de expressão oral e escrita*. Petrópolis: Vozes, 1986.
Câmara Jr JM. *Problemas de linguística descritiva*. 18. ed. Petrópolis: Vozes, 2000.
Carneiro M. *Principais correntes da filosofia da linguagem no século XX*. In: Carneiro M. *Pistas e travessias – Bases para estudos da linguagem*. Rio de Janeiro: EDUERJ, 1999.
Charadeau P. *Linguagem e discurso: modos de organização*. São Paulo: Contexto, 2009.
Coulthard M, Cotterill J. *Introducing forensic linguistics*. New York: Routledge, 2006.
Coulthard RM. Powerful evidence for the defence: an exercise in forensic discourse analysis. In: Gibbons J. (Ed.). *Language and the Law*. London: Longman. 1994. p. 414.
Coulthard RM. Whose voice is it? Invented and concealed dialogue in written records of verbal evidence produced by the police. In: Cotterill J. (Ed.). *Language in the legal process*. London: Palgrave, 2002.
Coutinho IL. *Pontos de gramática histórica*. 7. ed. rev. Rio de Janeiro: Ao Livro Técnico, 1976.
Dubois J. et al. *Dicionário de linguística*. São Paulo: Cultrix, 1993.
Fiorin JL. *Elementos de análise do discurso*. São Paulo: Contexto, 1994.
Gibbons J. (Ed.). *Language and the law*. London: Longman, 1994.
Gibbons J. *Forensic linguistics: an introduction to language in the justice system*. Oxford: Blackwell, 2003.
Gorski EM, Ko Freitag RM. Marcação e comportamento sociolinguístico de marcadores discursivos interacionais na fala de Florianópolis In: Vandresen P. *Variação, mudança e contato linguístico*. Pelotas: Educat, 2005.
Hora LMP. *Nem repressão nem educação – Uma droga de cenário*. Tese de doutorado. Rio de Janeiro: UFRJ, 2008.

Ko Freitag RM. Estratégias gramaticalizadas de interação na fala e na escrita: marcadores discursivos revisitados. *Revel* 2009;7(13). Disponível em: <www.revel.inf.br>

Labov W. *The social stratification of English in New York city*. 2nd ed. ampliada. Cambridge: University, 2006[1966].

Langacker RW. *Foundations of cognitive grammar, theoretical prerequisites*. Stanford: Stanford University, 1987, vol. 1.

Macedo AT, Silva GMO. Análise sociolinguística de alguns marcadores conversacionais. In: Macedo AT, Roncarati CN, Mollica MC. *Variação e discurso*. Rio de Janeiro: Tempo Brasileiro, 1996.

Marcondes D. *Filosofia, linguagem e comunicação*. 3. ed. São Paulo: Cortez, 2000.

Marcuschi LA. Marcadores conversacionais do português brasileiro: formas, posições e funções. In: Castilho AT. *Português culto falado no Brasil*. Campinas: UNICAMP, 1989.

Melo Moura HM. *Significação e contexto*. Florianópolis: Insular, 2001.

Muniz JA. *Processos de indeterminação lexical em conversas telefônicas interceptadas*. Dissertação (Mestrado em Letras), 2013.

Nascentes A. *Bases para a elaboração do Atlas Linguístico doBrasil*. Rio de Janeiro: Ministério da Educação e Cultura, Casa de Rui Barbosa, 1958.

Olsson J. *Forensic linguistics: an introduction to language, crime and the law*. London: Continuum, 2004.

Orlandi EP. *A linguagem e seu funcionamento: as formas do discurso*. 4. ed. Campinas, SP: Pontes, 1996.

Orlandi EP. *Análise de discurso: princípios e procedimentos*. Campinas, SP: Pontes, 1999.

Pêcheux M. *Semântica e discurso: uma crítica a afirmação do óbvio*. 4. ed. Campinas, São Paulo: Unicamp, 2009.

Pinheiro da Silva GA. *Pragmática*. Rio de Janeiro: Enelivros, 2005.

Pinker SO. *Instinto da linguagem*. São Paulo: Martins Fontes, 2002.

Pires de Oliveira R. Semântica. In: Mussalin FE, Bentes AC. *Introdução à linguística*. 2. ed. São Paulo: Cortez, 2000.

Robins RH. *Linguística geral*. Porto Alegre: Globo, 1977.

Saeed JI. *Semantics*. Oxford: Blackwell. 2000.

Saussurre F. *Curso de linguística geral*. São Paulo: Cultrix, 2006.

Trask RL. *Dicionário de linguagem e linguística*. São Paulo: Contexto, 2004.

Urbano H. Marcadores conversacionais. In: Preti D. (Ed.). *Análise de textos orais*. São Paulo: Humanitas, 1993. p. 56-74.

Wittgenstein L. *Investigações filosóficas*. 2. ed. São Paulo: Abril Cultural, 1979.

Capítulo

12

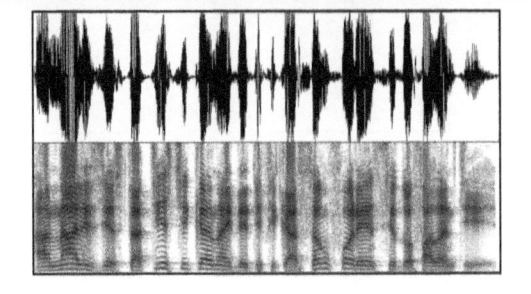

ANÁLISE ESTATÍSTICA NA IDENTIFICAÇÃO FORENSE DO FALANTE

Maria da Conceição Farias Freitas Tandel

INTRODUÇÃO

> *It is easy to lie with statistics. It is hard to tell the truth without it*[1].

Em tradução livre, a frase acima, do sueco Andrejs Dunkels (1939-1998) (2014)[1], escritor e professor de matemática, diz que "É fácil mentir com a estatística. É difícil dizer a verdade sem ela". Certamente a questão da mentira não é para ser debatida pela ciência estatística, mas a busca pela quantidade máxima de informação contida em dados experimentais é objeto do uso ético do conhecimento estatístico.

Destaca-se entre os inúmeros benefícios advindos do uso adequado da estatística, a capacidade de acessar informação mais completa, contida em dados experimentais, desde que coletados com base em tecnologia de amostragem adequada, utilizando-se métodos estatísticos também adequados.

O uso de Estatística em trabalhos científicos é quase uma imposição, uma vez que o trabalho científico empírico deverá ser sustentado por dados claramente aceitos pela comunidade científica. Segundo Volpato, "Essa não é uma exigência do método científico, mas da comunidade científica na atualidade". É sabido que existem situações experimentais, onde nem sempre a estatística é a melhor forma de se considerar certas questões, às vezes a ocorrência de um único caso é suficiente para derrubar a ideia ou hipótese em teste (Volpato, 2013)[2].

Dados experimentais são provenientes de amostra, que por sua vez é uma parte do todo a ser estudado, sendo necessário fazer inferências sobre a parte não amostrada. A base para os métodos de inferência é a teoria de probabilidades, logo, os fenômenos passíveis de serem estudados pela estatística são fenômenos probabilísticos (sinônimo de aleatórios) através de amostras probabilísticas (sinônimo de aleatórias) de onde se estuda as variáveis aleatórias de interesse.

Convém ressaltar que amostra ao acaso ou amostra casual simples é sinônimo de amostra probabilística simples, onde todos os elementos da população tem a mesma probabilidade de pertencer a amostra, não se trata de amostra a esmo. Por exemplo, ir à praça central de uma cidade e entrevistar os transeuntes, é equivalente a selecionar uma amostra a esmo. Enquanto sortear indivíduos mediante a consulta de um cadastro prévio (registro civil) é uma amostra aleatória.

Qualquer amostra fornece informações, mas isto não implica em poder estender os resultados para a população da qual foi retirada, ou seja, fazer inferência estatística. Uma amostra não probabilística não permite fazer inferência estatística. O uso inadequado de um procedimento amostral, ou um procedimento inadequado, pode levar à má interpretação dos resultados.

No final deste capítulo será apresentado, brevemente, o que se tem feito nos estudos de identificação forense do falante. O uso de amostras de dados que produzam resultados confiáveis envolve conceitos de complexidade razoável e necessita de teoria estatística e estudo de aspectos metodológicos. As ideias básicas de alguns conceitos são descritos a seguir, para que se possa compreender as abordagens utilizadas na análise estatística como subsídio na identificação forense do falante.

IDEIAS BÁSICAS DE ALGUNS CONCEITOS

Fenômeno Aleatório e Experimento Aleatório

São fenômenos cujos resultados não podem ser antecipados. Por exemplo, o experimento de lançar uma moeda para cima, deixá-la cair para observar a face voltada para cima, consiste em um experimento para a observação de um evento aleatório: a face voltada para cima. Os possíveis resultados são conhecidos: cara e coroa, mas por mais simples que possa parecer este experimento, não é possível dizer, com certeza, o resultado a ser obtido em um lançamento futuro da moeda, mesmo que se controlem as forças, do ponto de vista da física, que possam estar envolvidas. Logo, um lançamento da moeda é um experimento aleatório.

Espaço Amostral

É o conjunto dos possíveis resultados de um experimento aleatório. Logo, este espaço é a origem das possíveis amostras. No exemplo do lançamento de uma única moeda, para a observação da face voltada para cima, após o lançamento, o espaço amostral contém somente 2 elementos: Cara e Coroa.

Variável Aleatória

É uma função cujo domínio (conjunto de saída da função) é o espaço amostral e o contra domínio (conjunto de chegada da função) é o conjunto de números reais. No caso do lançamento da moeda, para cada face da moeda voltada para cima, após o lançamento, pode ser atribuída uma imagem no conjunto dos números reais, por exemplo, valor 1 (um) para o resultado cara e o valor 0 (zero) para o resultado coroa. Construiu-se uma correspondência um a um entre o espaço amostral {cara, coroa} e um subconjunto dos números reais {0,1} através de uma relação caracterizada por uma função, do ponto de vista da matemática. Construiu-se uma variável aleatória. Observe que o termo mais adequado seria uma função aleatória. Após a realização do experimento, o interesse é direcionado aos possíveis valores que esta função assume, daí o uso do termo variável aleatória ser aceito por toda a comunidade científica, em vez do termo função aleatória.

Unidade Elementar

É a entidade portadora das informações que se pretende coletar. Por exemplo, para se estudar a idade média de ingresso em um determinado curso de graduação do período noturno, a unidade elementar é o indivíduo ingressante.

Unidade Amostral

Pode ser a unidade elementar ou um conjunto delas. Por exemplo, selecionam-se domicílios para a obtenção de informações sobre a preferência por consumo de refrigerantes de uma determinada marca, a unidade elementar continua sendo o indivíduo, mas a unidade amostral é o domicílio.

Unidade de Resposta

No exemplo da pesquisa por domicílio (unidade amostral), para saber a preferência por um refrigerante de determinada marca, um único morador (unidade de resposta) pode responder por todos os outros (unidades elementares).

População

É a reunião de todas as unidades elementares. É importante ter em mente que a população pode não ser a demográfica (pessoas), pode ser um conjunto de árvores de determinada espécie, em uma determinada parte de uma floresta, caso a variável de interesse seja o diâmetro do tronco e a unidade elementar seja uma árvore.

Pode existir uma parte da população que é inacessível, a amostra é colhida na parte da população que é acessível, portanto, há diferença entre população objeto do estudo e população amostrada. Para mais detalhes sobre população referida e população amostrada veja Bolfarine, Bussab (Bolfarine, Bussab, 2005)[3].

Amostra Aleatória (Probabilística)

É aquela que possui um mecanismo probabilístico no plano de seleção da amostra, descrito de forma inequívoca e possui critério objetivo para se proceder a seleção operacional da amostra, de tal forma que quando o plano probabilístico for utilizado por pessoas distintas produzirá a mesma amostra ou uma diferente, mas com as mesmas propriedades. Por exemplo, o plano probabilístico pode ser atribuir probabilidades iguais para todos os elementos da população fazerem parte da amostra e o plano operacional pode ser a realização de sorteio.

Segundo Bolfarine, Bussab (2005)[3], "O sorteio de unidades com igual probabilidade é apenas uma estratégia que simplifica muito o desenvolvimento das propriedades matemáticas associadas ao plano, mas em algumas situações é conveniente sortear as unidades com probabilidades desiguais. Nesta situação... os modelos de análises tornam-se bastante difíceis."

Amostra não Probabilística (não Aleatória)

São resultantes de amostragem intencional ou até mesmo criteriosa, entretanto, não possuem plano probabilístico de seleção e/ou possuem critério subjetivo na operacionalização da coleta das unidades amostrais.

Parâmetro

Parâmetros são as quantidades de interesse medidas diretamente na população. Em geral são desconhecidas. Por exemplo, a proporção de eleitores de determinado candidato. Este parâmetro torna-se conhecido após a realização da eleição. Na abordagem clássica da estatística, os parâmetros possuem valores fixos, não variam.

Estimador

São as estatísticas construídas com a finalidade de estimar um parâmetro de interesse. Por exemplo, a proporção amostral de eleitores de um determinado candidato. Os estimadores são variáveis aleatórias, possuem propriedades estatísticas específicas e podem ser classificados como bons estimadores ou não, de acordo com a presença ou ausência de certas propriedades.

Estimativa

É o valor que o estimador assume para uma determinada amostra. Por exemplo, na pesquisa eleitoral de hoje, a proporção amostral de eleitores de certo candidato assume um determinado valor, no mês que vem, usando o mesmo estimador para o mesmo parâmetro, a estimativa pode mudar. Logo, as estimativas podem mudar de amostra para amostra. As estimativas podem ser pontuais, um único valor, ou um intervalo de valores.

Estatística

A palavra estatística possui quatro usos básicos:

1. **Ramo da ciência:** o primeiro uso do termo é para a designação de um ramo da ciência que trata do estudo de diversos aspectos práticos e teóricos envolvidos em um fenômeno aleatório, desde a análise de dados experimentais, provenientes de amostragem probabilística, com vistas à inferência populacional até a determinação dos estimadores e suas propriedades;
2. **Sinônimo de estimativa:** o segundo uso do termo estatística é a designação genérica para medidas provenientes de um conjunto de dados, é um sinônimo de estimativa, por exemplo, a frase "A estatística obtida nos dados coletados em 1990 apontam para uma idade média de 20 anos para alunos ingressantes em cursos de nível superior".
3. **Sinônimo de estimador:** o terceiro uso do termo estatística é como sinônimo da palavra estimador, por exemplo, a frase "A estatística utilizada na pesquisa dos dados coletados em 1990 é a média de idade dos alunos ingressantes em cursos de nível superior".
4. **Profissão:** o quarto uso do termo estatística é a designação da profissão regulamentada de estatístico(a), que foi oficializada pela Lei Federal nº 4.739, de Julho de 1965, e regulamentada pelo Decreto Federal nº 62.497, de Abril de 1968.

Hipótese Estatística

É uma afirmação sobre o valor de um ou mais parâmetros populacionais ou sobre a distribuição de probabilidade de uma ou mais variáveis aleatórias. Estas são passíveis de testes estatísticos, sob algumas condições específicas.

Significância estatística (valor de p)

Expressão popularizada por Ronald Aylmer Fisher (1890-1962), que indica o quanto os resultados obtidos em amostras probabilísticas favorecem ou não a hipótese estatística de interesse, mediante cálculo específico.

Verossimilhança (Likelihood)

Um modelo probabilístico clássico descreve as probabilidades através de funções chamadas de funções densidades de probabilidades, para descrever comportamentos de variáveis, que podem ser observáveis ou não. Por exemplo, suponha que a altura de indivíduos tenha distribuição de probabilidades normal com média 1,70 m e desvio-padrão 0,10 m (10 cm). Os valores da média e do desvio-padrão, para este caso, definem completamente a função de probabilidades do modelo normal e são chamados de parâmetros da função. Então é possível calcular qualquer probabilidade, de qualquer intervalo de valores de altura e qualquer outra estatística de interesse. Altura é a variável e os parâmetros são fixos.

Em uma função de verossimilhança, descreve-se a mesma função densidade de probabilidade como uma função dos parâmetros, uma das finalidades básicas é buscar qual valor amostral maximiza a verossimilhança.

O princípio da verossimilhança estabelece que se dois pontos amostrais possuem a mesma função de verossimilhança, eles possuem a mesma informação sobre os parâmetros em estudo. Se dois pontos amostrais possuem verossimilhanças proporcionais, eles possuem informações equivalentes sobre os parâmetros.

A partir dos conceitos de verossimilhança definem-se estimadores de máxima verossimilhança, teste de hipóteses da razão de verossimilhanças e etc.

A grande importância dos métodos de máxima verossimilhança consiste nas boas propriedades assintóticas (quando o tamanho da amostra cresce) dos estimadores, que são consistentes e assintoticamente eficientes. Entretanto um obstáculo à utilização prática do método é a frequente incapacidade de obter-se uma solução explícita, necessitando de métodos de otimização numérica para a obtenção dos resultados de interesse. Somente na década de 1980, com os avanços dos métodos computacionais, foi possível a disseminação destes métodos, em diversas áreas do conhecimento.

Estatística Clássica, Frequentista ou Convencional

É a abordagem da estatística ensinada em nível básico, nas disciplinas de cursos de graduação em nível superior. Todos estão acostumados a ver no dia a dia e obtém noções básicas desde o ensino fundamental. Nesta abordagem o parâmetro populacional desconhecido, que se deseja estimar, é considerado um valor fixo, constante, um número real, logo não é uma variável. Não se pode medir o grau de incerteza sobre o parâmetro populacional.

Segundo Kinas, Andrade (Kinas e Andrade, 2010)[4], o paradigma clássico dominou as ciências do século passado. Cientistas brilhantes desenvolveram os fundamentos teóricos que foram popularizados nas Universidades, criando ferramentas poderosas que foram responsáveis por avanços científicos significativos nos últimos 150 anos.

Estatística Bayesiana

Muito provavelmente este assunto não foi abordado nas disciplinas de curso superior, em nível básico. Nesta abordagem entende-se que o grau de incerteza sobre os parâmetros pode ser representado por modelos probabilísticos. Logo, diferentes pesquisadores podem possuir diferentes graus de incerteza, portanto, podem propor diferentes modelos probabilísticos para o mesmo parâmetro, com certa carga de subjetividade, representada por probabilidades condicionais ao conhecimento que o pesquisador possui do fenômeno. A estatística clássica associa probabilidades apenas a variáveis aleatórias, enquanto a bayesiana permite a associação de probabilidade a qualquer grau de crença ou incerteza sobre uma quantidade aleatória, evento ou hipótese.

Portanto, na abordagem bayesiana, o parâmetro, de valor fixo e desconhecido na concepção clássica, passou a ser variável e do tipo aleatório sem a concepção frequentista convencional. Por exemplo, pode-se utilizar o conhecimento subjetivo sobre a probabilidade de extinção de certa espécie, mesmo sabendo que é impossível conduzir uma experimentação que resulte em dados frequentistas.

Os métodos de inferência Bayesiana visam a redução da incerteza sobre o parâmetro populacional de interesse, utilizando resultados experimentais. Essa nova abordagem leva à definição de probabilidades *a priori* e *a posteriori*. A probabilidade *a priori* é proveniente do conhecimento do pesquisador sobre o fenômeno em análise. Já a probabilidade *a posteriori* é a atualização da probabilidade *a priori* utilizando-se a informação contida em dados experimentais. Ou seja, as probabilidades associadas a um evento são definidas previamente *(a priori)* e atualizadas (obtenção da probabilidade *a posteriori*) na medida em que se recebem novas informações através da realização de experimentos estatísticos. Quando os dados são de fato informativos sobre o fenômeno em estudo, a medida que o tamanho da amostra aumenta, as probabilidades *a posteriori* convergem, de maneira independente das distribuições iniciais *(a priori)* assumidas.

Neste momento é necessário introduzir uma notação mais técnica, para a sequência dos conceitos que se desenvolverão. Seja $X = (X_1, X_2, ..., X_n)$ um vetor de n variáveis aleatórias independentes e θ o parâmetro de interesse. Por exemplo, considere θ a média real de idade de uma determinada população, e $X = (X_1, X_2, ..., X_n)$ o vetor de idade de n pessoas selecionadas aleatoriamente desta população. Seja $p(\theta)$ a distribuição de probabilidade, *a priori*, para θ. Seja $p(\theta|X)$ a distribuição de probabilidade *a posteriori* para θ, ou seja, a probabilidade condicional de θ dado a informação obtida através dos dados da amostra $X = (X_1, X_2, ..., X_n)$. Onde o termo probabilidade condicional é um termo técnico da teoria de probabilidade, com significado específico, que pode ser consultado em Magalhães, Lima.[5] A notação para a probabilidade de ocorrência do evento A dada a condição de ocorrência do evento B é $p(A|B)$. Lê-se probabilidade de A dado B.

Considere o exemplo:

Evento A, a altura de uma pessoa ser maior que 1,70 m, para certa população;

Evento B, o gênero é feminino, nesta população de interesse.

Neste caso tem-se:

p(A|B) é a probabilidade de a altura ser maior que 1,70 m dado que ocorreu a seleção de uma pessoa do gênero feminino.

p(A|B) é a probabilidade de ocorrência do gênero feminino dado que ocorreu a seleção de uma pessoa cuja altura é maior que 1,70 m.

Conceitualmente, tem-se *p(A|B)* ≠ *p(B|A)*, entretanto, pode haver coincidência numérica.

Neste contexto tem-se que *p(X|θ)* é a verossimilhança obtida para aquela amostra em X, quando o parâmetro θ está fixo em um determinado valor. Enquanto que *p(θ|X)* é a probabilidade ajustada para os possíveis valores de θ, usando a informação contida na ocorrência da amostra em X.

A base da relação entre as distribuições de probabilidade *a priori* e *a posteriori* é proveniente do teorema de Bayes, que permite afirmar que:

$$p(\theta/X) = \frac{p(X/\theta) \cdot p(\theta)}{p(X)}$$

Equivalentemente, tem-se:

$$posteriori = \frac{verossimilhança * priori}{constante}$$

A relação entre a distribuição de probabilidade *a posteriori* com a distribuição de probabilidade *a priori*, fica assim estabelecida, portanto, incluindo a informação contida na amostra, através da função de verossimilhança dada é descrita pela quantidade *p(X|θ)*. Observe que na expressão acima o denominador é considerado uma constante (constante normalizadora da *posteriori*), então a distribuição de probabilidade *a posteriori* é proporcional ao produto da *priori* pela verossimilhança.

Na estatística clássica, bons estimadores para os parâmetros, considerados fixos e desconhecidos, geralmente são aqueles que maximizam a função de verossimilhança. Quando se tem muitos parâmetros ou a função de verossimilhança é muito complexa, esta maximização se torna muito difícil de ser implementada, ou impossível de ser calculada.

Nos métodos bayesianos, com a determinação da *posteriori*, torna-se mais fácil fazer as inferências sobre os parâmetros. Exige-se a habilidade de integrar funções, muitas vezes complexas e multidimensionais. Inferência exata só é possível quando as integrais têm soluções analíticas, caso contrário, aproximações são calculadas, através de métodos computacionalmente intensivos, com base em simulações dos modelos probabilísticos em questão.

O avanço destes métodos se deu a partir da última década do século passado, sobretudo em ciências aplicadas, em razão aos avanços na acessibilidade dos métodos computacionais, que são necessários às computações estatísticas, tanto através de *softwares* específicos como de máquinas (computadores) que suportem os cálculos.

Inferência Estatística

A inferência estatística pode ser descrita como método científico que visa tirar informações sobre os parâmetros da população a partir de uma amostra probabilística, sendo a estimação o tema central de interesse.

Existem muitas técnicas de inferência estatística, clássicas e bayesianas. São várias as abordagens existentes e a escolha da técnica esta relacionada à verificação das hipóteses exigidas para cada uma delas. Em muitos casos várias técnicas podem ser usadas, trazendo informações diferentes e de relevância para o estudo do fenômeno. Algumas exigem hipóteses mais rígidas sobre os dados. Aqui cabe o estudo se a abordagem será a bayesiana ou a clássica. Também das hipóteses verificadas surgirá a decisão se os métodos serão paramétricos ou não paramétricos. Os testes não paramétricos especificam somente condições muito gerais sobre as variáveis a serem analisadas e não especificam modelos probabilísticos. Já os testes paramétricos são mais exigentes quanto às hipóteses assumidas para as variáveis analisadas. Por exemplo, para a comparação de três ou mais grupos através do teste F-Snedecor (paramétrico), algumas condições são necessárias. É necessário que uma distribuição normal possa ser ajustada à variável usada na comparação das médias e um teste de médias é realizado através da estatística F de Snedecor. Já para usar o teste de Kruskal–Wallis, não paramétrico, para a comparação entre três ou mais grupos, basta a hipótese de que a variável de comparação seja ordinal e o teste seja realizado sobre as medianas. Entretanto, o teste de Kruskal–Wallis é menos poderoso que o teste F-Snedecor, ou seja, o teste de Kruskal-Wallis tem menor probabilidade de rejeitar hipóteses falsas.

Testes não paramétricos muito utilizados, em diversas situações práticas, podem ser encontrados em Siegel, Castellan Jr. (2006)[6]. Os autores descrevem, de forma clara, vários testes. Para melhor compreensão convém diferenciar o que são dados pareados e não pareados. O termo dados pareados é utilizado quando há dependência estatística entre as unidades elementares que serão comparadas. Usualmente esta situação aparece quando se pesquisa a mesma unidade elementar antes e depois de uma intervenção ou procedimento. Por exemplo, verifica-se o peso antes e depois do período de treino de exercícios físicos, no mesmo indivíduo.

Razão de Chances ou *Odds Ratio*

O *odds* ou chance, pode ser entendido com o exemplo a seguir. Se para 100 pacientes tratados, 60 desenvolvem efeito colateral de uma prescrição, o risco é 0,6 ou 60%. Neste caso o *odds* é dado por:

$$\frac{0,6}{1-0,6} = \frac{0,6}{0,4} = \frac{0,3}{0,2} = 1,5 = \frac{3}{2}$$

Ou seja, para cada paciente tratado que não apresentou efeitos colaterais, existem 1,5 pacientes com efeitos colaterais, ou ainda, para cada 2 sem efeitos colaterais existem 3 com efeitos colaterais. Se o exemplo fosse referente à preferência entre candidatos e 60% de eleitores do município A fossem favoráveis ao candidato da situação, para cada voto contra, existe 1,5 votos a favor. Se para o candidato da situação de outro município, B, a preferência do eleitorado fosse de 20%, seu risco de ganhar seria 0,2 e o *odds* é de:

$$\frac{0{,}2}{1-0{,}2} = \frac{0{,}2}{0{,}8} = \frac{1}{4} = 0{,}25 = \frac{1}{4}$$

O que significa que para cada 0,25 votos a favor, ele tem um voto contra, que é o mesmo que, para cada voto a favor ele tem 4 votos contra.

Aitken, Taroni[7] aplicam o conceito de *odds* para a situação forense, destacando sua importância para o estudo da evidência forense.

Odds a favor do evento A é dado por:

$$\text{odds } a \text{ } favor \text{ } de \text{ } A = \frac{p(A)}{1-p(A)}$$

Odds contra o evento A é dado por:

$$\text{odds } contra \text{ } A = \frac{1-p(A)}{p(A)}$$

Para o exemplo numérico, dos candidatos da situação dos municípios A e B, a razão de chances *(odds ratio)* é dada por:

$$\frac{\frac{0{,}6}{1-0{,}6}}{\frac{0{,}2}{1-0{,}2}} = \frac{1{,}5}{0{,}25} = 6 = \frac{6}{1}$$

Usando esta definição para a razão de chances, o candidato da situação do município A tem 6 vezes mais chance da ganhar que o candidato da situação do município B.

Este e os demais conceitos apresentados serão utilizados no final do capítulo, com aplicação na identificação forense do falante.

ALGUNS ASPECTOS IMPORTANTES NA REALIZAÇÃO DE EXPERIMENTOS ESTATÍSTICOS PARA OBTENÇÃO DE DADOS QUANTITATIVOS

Alguns passos são indicados para a realização de uma pesquisa quantitativa antes mesmo da realização da pesquisa, durante e após a coleta dos dados. Sem estes cuidados dificilmente pode-se obter resultados confiáveis. Parte-se de questões do tipo: o que se pretende conhecer? Que variáveis serão analisadas e ou coletadas? Que tipo de perguntas ou medições serão realizadas? Estas perguntas ou medições respondem às perguntas que quero responder?

A especificação do objetivo da pesquisa orienta a definição da unidade elementar de dados, bem como as variáveis que serão observadas nesta unidade elementar. Por exemplo, diante do objetivo de se realizar um estudo socioeconômico entre alunos ingressantes em determinado curso de graduação, a unidade elementar de pesquisa pode ser o aluno e as variáveis estudadas podem ser renda familiar, nível de escolaridade dos pais, número de membros do agrupamento familiar, idade de ingresso no nível superior etc.

Variáveis de Interesse

A escolha errada, da variável de interesse ou do instrumento de medida, pode ser fatal para a pesquisa. Por exemplo, se a idade é uma variável de interesse, é melhor coletar em anos completos, ou a data de nascimento (para se ter mais precisão, quando necessário), do que indicar a faixa etária a qual a unidade elementar de pesquisa pertence, entre faixas predeterminadas no questionário.

Erro Amostral ou Erro de Pesquisa

Segundo Bolfarine, Bussab,[3] o erro amostral pode ser ocasionado por uma particular amostra escolhida ou causada por outros fatores, externos ao plano amostral.

A diferença entre o valor observado para o estimador na amostra (denotado por "â") e o parâmetro em estudo na população (denotado por "P") consiste no erro amostral: "â-P". Estuda-se o comportamento das diferenças "â-P" para todos os possíveis valores de "â", levando-se em consideração todas as possíveis amostras. As quantidades de interesse são a média desta diferença e a variação em torno desta média. A variação é medida pela média da diferença ao quadrado e é chamada de erro quadrático médio, ou, simplesmente, EQM.

$$EQM = \text{média de } (â - P)^2$$

Quando a média da diferença (média (â-P), sem o quadrado) é zero, diz-se que o estimador é não viesado, não viciado, ou ainda, diz-se que tem viés ou vício igual a zero. Para melhor entendimento, a palavra média, neste contexto, esta sendo utilizada em substituição da palavra esperança, que designa o cálculo probabilístico da média populacional. Quando o estimador "â" é não viesado, o EQM é a variância e sua raiz é o desvio-padrão, chamado, neste caso, de erro padrão do estimador "â". O erro padrão do estimador decresce quando se aumenta o tamanho da amostra. Daí a importância da escolha adequada para o tamanho da amostra.

O erro amostral ou de pesquisa, na verdade, é um desvio do valor populacional e não um erro na acepção da palavra. Este desvio pode ser tratado estatisticamente por métodos específicos e tendem a diminuir com o aumento do tamanho da amostra.

Quando o erro é devido a outros fatores, externos ao plano amostral, são provenientes de processos de medida inadequados, erros de mensurações, fatores limitantes nas codificações ou nas entrevistas, unidades perdidas etc. Eles permanecem mesmo nos recenseamentos e são chamados de erro não amostral.

Tamanho da Amostra

Recomenda-se o uso de amostragem quando a população é muito grande ou o custo do censo é muito alto ou ainda, o tempo disponível para realizar a pesquisa, torna o censo inviável. "Limitações orçamentárias definem o tamanho da amostra e, então, estima-se a precisão possível... Muitas pessoas acreditam que apenas através do censo é que se pode conhecer a verdade sobre a população" (Andrejs, 2014)[1]. Os processos de determinação do tamanho da amostra são bastante técnicos e exigem mais que conhecimento básico de teoria estatística. Alguns planos de amostragem e seus respectivos valores para o tamanho de amostra baseiam-se no estudo do erro padrão do estimador.

Elaboração da Planilha de Dados

Após coletados os dados, ou seja, após definida a população-alvo, o plano amostral, o acesso à amostra, as variáveis de interesse e os instrumentos de medidas para a coleta das variáveis de interesse, será necessário introduzir os dados em um sistema computacional. Nesta fase geralmente redigitam-se os dados coletados, codificados e em formato específico do *software* a ser utilizado para as análises estatísticas. Usualmente este arquivo de dados pode ser digitado em planilhas eletrônicas como o Excel ou o Calc do LibreOffice. O LibreOffice é uma suíte de escritório livre, fornece editor de textos (Writer, semelhante ao Word), planilha (Calc, semelhante ao Excel), apresentação (Impress, semelhante ao Power Point), editor de desenhos, banco de dados e outros recursos. É gratuito, pode ser instalado por qualquer pessoa, em quantos computadores quiser, e está disponível na maioria das plataformas computacionais. É compatível com os formatos do Microsoft Office.

A planilha de dados que será lida pelo *software* estatístico usualmente tem o seguinte formato: as colunas são as variáveis e as linhas são as unidades amostrais. Assim na primeira linha se tem todos os dados da primeira unidade elementar (entidade portadora das informações que se pretende coletar), cada coluna representa uma variável medida, em muitos casos, codificada adequadamente. Por exemplo, cada linha é um indivíduo e cada coluna uma variável, como idade, gênero, grau de instrução etc. A primeira linha é a linha de títulos das colunas, sendo a primeira coluna a identificação codificada do indivíduo, ou unidade elementar de amostragem.

Análise Exploratória

Nesta etapa, chamada até pouco tempo de etapa da estatística descritiva dos dados, organiza-se e, sobretudo, resume-se os dados em tabelas, gráficos adequados e cálculos de medidas de posição, assimetria, achatamento e dispersão. Está dentro do escopo dos conhecimentos básicos de estatística. Qualquer bom livro de estatística básica pode auxiliar, destaco Magalhães e Lima (2013)[5]. São comuns cálculos de média, mediana (e outros percentis ou separatrizes), desvio-padrão, coeficiente de variação, correlações, curtose, gráfico de frequências, elaboração de Box plots por grupos estudados, gráficos de dispersão, gráficos de probabilidade normal. Este último é também chamado de qqplot ou gráfico de quantil-quantil e tem por finalidade buscar evidências gráficas da distribuição normal ou outra distribuição de probabilidade de interesse. Muitas informações podem ser conhecidas, que não são possíveis de serem adquiridas através do exame dos dados na planilha original.

A finalidade da análise exploratória dos dados é conhecer a amostra e também descrever ou explorar os dados, sobretudo na busca de pistas sobre as hipóteses em estudo, ou pistas sobre as hipóteses exigidas pelos métodos de inferência estatística que são necessários para a corroboração com alguma hipótese de interesse. Esta etapa ajudará na definição dos métodos de inferência que serão possíveis de serem usados.

Na construção de gráficos de dispersão, uma confusão comum é a identificação do que vai caracterizar se uma variável é dependente (eixo Y) ou independente (eixo X). A resposta depende do fenômeno e do planejamento do experimento. Por exemplo, se o objetivo for estudar o volume de vendas a partir dos investimentos em divulgação do produto, realiza-se um experimento onde o volume de vendas é observado para diversos valores predefinidos de investimentos. A variável observada é a variável dependente (volume de vendas). A variável previamente definida é a variável independente (volume de investimentos).

Também nesta etapa identificam-se dados discrepantes, ou seja, muito diferentes dos demais, erros de coleta de dados, erro de digitação, dados faltantes ou *missing values*, ou ainda dados não disponíveis. Procede-se às correções possíveis e codificam-se adequadamente os dados não disponíveis, isto é, de acordo com as instruções do *software* de análise estatística que será utilizado. Desta forma não é necessário eliminar a unidade amostral, caso algumas informações sejam inacessíveis. Por exemplo, é possível utilizar a altura de quem não informou a idade, mas informou a altura. Geralmente esta etapa da análise demanda um tempo razoável que depende do tamanho do banco de dados. Pode chegar a 3 meses ou mais e é necessário ser previsto no cronograma da pesquisa.

A decisão sobre o uso ou não do dado discrepante (muito diferente, chamado usualmente de outlier) depende da origem da discrepância e do conhecimento do fenômeno em questão. Existe a possibilidade de uma nova descoberta no uso do dado discrepante ou de uma distorção nas conclusões. Cabe aí o estudo da discrepância. Se for um erro de digitação ou de medida, procede-se à correção ou se elimina o dado. Mas se for o surgimento de novo fenômeno, procura-se estudar as causas, por exemplo, aparecimento de alunos na terceira idade, em cursos de graduação é novo fenômeno que demanda estudos mais aprofundados.

ESTATÍSTICA APLICADA NA IDENTIFICAÇÃO FORENSE DO FALANTE

Segundo Rose (2004)[8], a identificação forense do falante é uma parte da análise fonética forense. A fonética pode ser caracterizada de maneira controversa entre os autores, mas muitos são os pontos convergentes: a fonética estuda a natureza física da produção, da transmissão acústica e da percepção dos sons da fala humana. A identificação forense do falante, bem com a fonética forense inclui áreas como a identificação do perfil vocal do falante, no que diz respeito ao sotaque regional ou sócio econômico da voz do infrator, sobretudo na ausência de um suspeito; identificação de conteúdo quando existe má qualidade da gravação ou da produção da voz devido a patologias ou sotaque e determinar se uma gravação é autêntica ou adulterada. Esta abordagem data da década de 1980 e somente em 1989 surgiu a primeira conferência, no Reino Unido, sobre a aplicação forense da fonética. As técnicas estatísticas aplicadas na identificação forense do falante, destacadas por Rose[8], abordam um dos aspectos da identificação forense do falante, o uso da estatística na busca de informações sobre o perfil vocal do falante.

A complexidade inerente à voz, por si só, é um fator limitante na identificação forense do falante, não fornecendo variáveis com potencial de identificação absoluta. Segundo Rose (2004)[8], vários são os fatores que tornam complexa a tarefa de identificação forense do falante, além das variações inerentes a voz, seja quando se considera a voz de um único falante ou as vozes de falantes diferentes, deve-se considerar também a falta de controle sobre a produção de amostras.

Diante desta complexidade e a importância da questão da identificação, é necessária a atuação de vários especialistas, utilizando conhecimentos vastos e específicos, cada um atuando em sua área do conhecimento, desde linguística, acústica, estatística e até mesmo conhecimento específico em como interpretar este tipo de dado.

Na maioria dos casos de amostra de vozes, a estimação é baseada na probabilidade de observação de diferenças entre as amostras, em duas situações: quando são provenientes do mesmo falante e quando são provenientes de falantes diferentes. Por tratar-se de método probabilístico, não haverá identificação absoluta ou exclusão absoluta de um suspeito. A inferência clássica oferece significância estatística para a decisão. O método estatístico que tem sido aplicado para esta descrição probabilística é a razão de verossimilhança. A descrição do método pode ser encontrada em livros de inferência estatística, em nível avançado e alguns aspectos práticos e ideias gerais estão descritas em Aitken, Taroni (2004)[7] e Rose (2004)[8]. O resultado estatístico deve ter o formato de uma opinião que, será subsídio para a decisão em um processo legal. Esta opinião estatística pode ajudar a defesa a questionar a força da acusação, diante das evidências estatísticas encontradas na voz gravada, ou ajudar a fortalecer a acusação. Uma opinião estatística pode ser expressa da seguinte forma: a significância do alto grau de similaridade entre as duas amostras de vozes indica haver poucas dúvidas sobre o fato de estas duas amostras se referirem ao mesmo falante. Poderia ainda ser dito que o alto grau de significância estatística encontrado na diferença entre as duas amostras, indicam que são provenientes de falantes distintos.

Segundo Aitken (1995)[9], não se pode estimar uma probabilidade para a culpabilidade ou inocência de um falante, por mais tentador que seja. O acesso a todas as evidências existentes, estatísticas ou não, é imprescindível para uma tomada de decisão deste porte. A decisão sobre a culpabilidade ou inocência deve ser proferida por autoridade competente, como um júri ou um juiz. Não é o papel do cientista forense ou do perito em Estatística opinar sobre esta questão. É permitido ao cientista dizer somente qual a razão de chances entre a inocência e a culpabilidade. Em outras palavras Champod, Meuwly (2000)[10] afirma que a análise da evidência científica não permite ao cientista, sozinho, fazer inferência sobre a identidade do falante.

Um dos exemplos descritos por Robertson, Vignaux (1995)[11] é esclarecedor. Suponha que é conhecido que 80% das crianças, que sofreram abuso sexual, morde as unhas. Uma criança é suspeita de ter sofrido abuso e de fato, rói as unhas. A corte deseja saber a probabilidade de ter ocorrido o abuso sexual. Necessita-se conhecer qual a porcentagem das crianças que rói unhas, entre as que não sofreram abuso sexual. Caso esta última probabilidade seja menor, este fato, roer unhas, pode ser um indicador importante.

Em vez de tentar estabelecer a probabilidade da hipótese (sofreu abuso) dada a evidência (rói unhas), peritos forenses devem tentar quantificar a probabilidade da evidência dada as duas hipóteses (sofreu e não sofreu abuso sexual). Ressalta-se, mais uma vez, que o estabelecimento da probabilidade da hipótese é de competência da corte e envolve evidências estatísticas e não estatísticas.

Para o caso da identificação de falantes a evidência é expressa pelo grau de similaridade entre as duas amostras, a amostra de voz do indivíduo questionado e a amostra de voz do indivíduo acusado, entretanto, desconhecido. As hipóteses envolvidas são:

- *Acusação:* a probabilidade do grau de similaridade encontrado nas duas amostras de vozes, sob a hipótese de ser do mesmo falante;
- *Defesa:* a probabilidade do grau de similaridade encontrado nas duas amostras de vozes, sob a hipótese de as amostras serem provenientes de falantes diferentes.

Assuma que haja um alto grau de similaridade entre a amostra de voz do indivíduo questionado e do acusado. Então, usando os mesmos números do exemplo descrito por Robertson, Vignaux (1995)[11], 80% das amostras de mesmos falantes, possuem este grau de similaridade (equivalente a 80% das crianças que sofreram abuso sexual, roem unhas). Agora é necessário conhecer a porcentagem de amostras de vozes, que possuem o mesmo grau de similaridade observado, porém, entre amostras de vozes de falantes diferentes (equivalente a conhecer a porcentagem de crianças que roem unhas entre as crianças que não sofreram abuso sexual). Assuma que esta última seja de 10%. A força da evidência é obtida pela razão destas duas probabilidades:

$$\frac{p\ (similaridade/\ H\ mesmo\ falante)}{p\ (similaridade\ /\ H\ falantes\ diferentes)} = \frac{0{,}80}{0{,}10} = 8 = razão\ de\ chances$$

De maneira equivalente, tem-se:

$$\frac{p\ (hipótese\ de\ acusação\ )}{p\ (\ hipótese\ de\ defesa\ )} = 8 = \frac{8}{1}$$

A interpretação do valor oito, obtido na razão de chances, pode ser descrita de duas maneiras equivalentes:

1. O grau de similaridade observado tem 8 vezes mais chance de ocorrer entre amostras provenientes do mesmo falante do que em amostras provenientes de falantes diferentes. O que é equivalente a dizer que, para cada amostra de falantes diferentes com este grau de similaridade, existem 8 amostras, de mesmo falante, com o mesmo grau. Ou ainda, o valor do *odds* em favor da acusação é de 8 para 1.

2. Chamemos de indivíduo questionado aquele cuja voz se deseja comparar com a gravação, considerada autêntica, realizada pelo infrator ou acusado, de quem nada se sabe quanto à identidade. O numerador representa o grau de similaridade entre o questionado e o acusado. O denominador representa o quão típico é, na população de interesse, a existência de tal grau de similaridade.

O valor da razão de chances (odds ratio), neste caso igual a oito, representa o grau no qual a evidência observada apoia a hipótese de acusação. Quanto maior a diferença entre as amostras de vozes (menor a similaridade) do indivíduo questionado e do acusado, menor será o numerador e menor será a razão de verossimilhança. Quanto menor a diferença entre as amostras de vozes (maior similaridade) do indivíduo questionado e do acusado, maior será o numerador e maior será a razão de verossimilhança. Quanto mais típico for tal grau de similaridade entre vozes de indivíduos diferentes (obtido nos dados), na população de interesse, maior será o denominador, portanto, menor será a razão de verossimilhança. Quanto menos típico for, na população de interesse, menor será o denominador, portanto, maior será a razão de verossimilhança. Desta maneira, valores da razão de verossimilhança menores que um apoiam a hipótese de defesa (falantes diferentes). Enquanto que valores da razão de verossimilhança maiores que um apoiam a hipótese de acusação (mesmo falante).

A razão de chances, neste contexto, é a razão de verossimilhança. O teste da razão de verossimilhança é uma técnica geral para realização de testes de hipóteses estatísticas, aplicável a qualquer área do conhecimento, cuja expressão algébrica apresenta as mais diversas formas, dependendo do modelo probabilístico que for adequado ao fenômeno em estudo.

É possível analisar ,probabilisticamente, a variação dos possíveis valores para a razão da verossimilhança, usando propriedades assintóticas. Isto quer dizer que se obtém maior precisão nos cálculos probabilísticos, de acordo com o aumento do tamanho da amostra. Estes resultados não estão inseridos no escopo da estatística básica, tem grau de complexidade razoável, em muitos casos são necessários cálculos computacionalmente intensivos.

No final da década de 1990 surgiram os primeiros trabalhos utilizando métodos Bayesianos. Rose (2004)[8] apresenta uma boa discussão sobre as vantagens e desvantagens deste enfoque, ressaltando-se a complexidade computacional exigida, a dificuldade de atribuição da probabilidade da inocência *a priori*, mas, por outro lado, ressaltando a existência de melhor interpretação e adequação a realidade prática, evitando as más interpretações usuais da significância estatística clássica.

Na abordagem bayesiana a razão de chances pode ser atualizada utilizando-se as evidências encontradas em dados experimentais e na distribuição *a priori*. Por exemplo, suponha que se tem conhecimento, por outras fontes, que um acusado tenha 1 (uma) chance em 100 (cem) de ser culpado e suponha-se que a razão de chances forneceu valor 10. O valor da razão de chances *(odds ratio)* a *posteriori* passa a ser 1 em 10:

$$\frac{1}{100} * 10 = \frac{10}{100} = 0,10 = \frac{10}{1}$$

Segundo Rose (2004)[8], para o cientista forense, o interesse está na atualização da razão de chances e não no cálculo dos *odds a posteriori* (numerador e denominador) ou seja, o foco está na razão de chances *a posteriori*.

CONCLUSÃO

Na identificação forense do falante, o interesse básico é obter informação sobre as duas hipóteses de interesse: *primeira hipótese* ou hipótese de defesa, consiste em afirmar a existência de dois falantes; o indivíduo questionado e o indivíduo acusado são indivíduos diferentes; *segunda hipótese* ou hipótese de acusação, consiste em afirmar a existência de um único falante, o indivíduo questionado é o acusado.

Trabalhos recentes mostram que utilizar a razão de verossimilhança, como método de análise e interpretação para a comparação destas hipóteses, fornece a abordagem correta, promove auxílio conceitual para a atuação do cientista forense, discrimina adequadamente as duas hipóteses e auxilia para expressar as conclusões através de um método útil e de alto grau de interpretação.

REFERÊNCIAS BIBLIOGRÁFICAS

1. Andrejs Dunkels. Acesso em: 9 Jul. 2014. Disponível em: <http://en.wikiquote.org/wiki/Andrejs_Dunkels>
2. Volpato GLuiz. *Ciência: da filosofia á publicação*. 6. ed. São Paulo: Cultura Acadêmica, 2013. p. 91-93.
3. Bolfarine H, Bussab WO. *Elementos de amostragem*. São Paulo: Blucher, 2005. p. 7.
4. Kinas PG, Andrade HA. *Introdução a análise bayesiana (com R)*. Porto Alegre: maisQnada, 2010. p. 1-2.
5. Magalhães MN, Lima ACP. *Noções de probabilidade e estatística*. 7. ed. São Paulo: Edusp, 2013.
6. Siegel S, Castellan Jr NJ. *Estatística não paramétrica para ciências do comportamento*. 2. ed. Porto Alegre: Artmed, 2006.
7. Aitken CGG, Taroni F. *Statistics and the evaluation of evidence for forensic scientists*. England: John Willey & Sons, 2004.
8. Rose P. *Forensic speaker identification*. London: Taylor & Francis, 2004
9. Aitken CGG. *Statistics and the evaluation of evidence for forensic scientists*. Chichester: Wiley, 1995.
10. Champod C, Meuwly D. The inference of identity in forensic speaker recognition. *SC* 2000;(31):193-203.
11. Robertson B, Vignaux GA. *Interpreting evidence*. Chichester: Wiley, 1995.

Capítulo

13

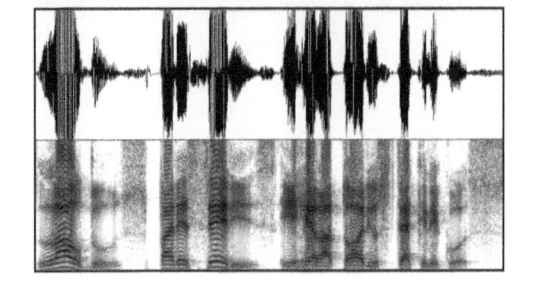

LAUDOS, PARECERES E RELATÓRIOS TÉCNICOS

Marivaldo Antonio Cazumbá ▪ Luis Claudio de Andrade Assis
Lucilene Aparecida Forcin Cazumbá ▪ Maria Inês Rehder

INTRODUÇÃO

O fonoaudiólogo, em sua prática clínica, está habituado a elaborar relatórios, informes e pareceres para escolas, médicos e instituições sobre o atendimento de um paciente e sua evolução, ou possibilidades de atuação em uma indústria, identificando o que precisa ser melhorado e apontando os achados e atividades necessárias para o bom desempenho da pessoa ou empresa no que se refere às condições de saúde auditiva e vocal do trabalhador.

Ocorre que na atuação forense o que difere são os nomes fornecidos a esses documentos que instruem os processos judiciais e materializam verdadeiros meios de provas, permitindo aos operadores do direito compreenderem, através da produção desses "pareceres", determinados pontos controvertidos em debate, aprimorarem os argumentos necessários ao convencimento do julgador acerca da existência ou não de um direito que assiste à parte, da autoria de um delito ou mesmo a responsabilidade por consequências advindas de ações ou omissões dos litigantes.

De maneira diferente à experiência clínica, ao elaborar um documento para uso na área forense, o fonoaudiólogo apresentará seu laudo, se perito, seu parecer, se assistente técnico, ou ainda, seu relatório técnico, se contratado por uma das partes antes do início do processo ou mesmo durante o seu trâmite, visando a complementação de informações.

Aqui não mais o fonoaudiólogo assinará um documento representando seus conhecimentos na atuação clínica, mas sim um documento que servirá de respaldo para os envolvidos naquela lide judicial. Isso pode ocorrer em todas as esferas do Poder Judiciário; o fonoaudiólogo pode ser nomeado ou contratado para desempenhar seu papel e, tecnicamente, colaborar com a justiça.

Exemplificando a atuação desse profissional com seus conhecimentos técnicos apresenta-se o julgado a seguir, onde consta que o fonoaudiólogo apresentou parecer em ação para fornecimento de prótese auditiva pelo plano de saúde:

TJ-RS – Agravo de Instrumento AI 70056704141 RS (TJ-RS)

Data de publicação: DJ de 07/10/2013

> **Ementa:** AGRAVO DE INSTRUMENTO. DECISÃO MONOCRÁTICA. SEGUROS. AÇÃO DE OBRIGAÇÃO DE FAZER. PLANO DE SAÚDE. PRÓTESE AUDITIVA. RECUSA DE COBERTURA. TRATAMENTO MÉDICO. CARÁTER EMERGENCIAL. COBERTURA DEVIDA. Trata-se de agravo de instrumento interposto em face da decisão que deferiu o pedido de antecipação de tutela, para determinar que a requerida o fornecimento do aparelho auditivo bilateral ou depósito do valor correspondente. É aplicável o Código de Defesa do Consumidor aos contratos de seguro, na medida em que se trata de relação de consumo, consoante traduz o artigo 3º, §2º do CDC. Inteligência da Súmula 469 do STJ. "In casu", a parte autora, ora agravada, obteve indicação, em caráter de urgência, de uso de prótese auditiva em ambos os ouvidos por ter perda auditiva neurossensorial, conforme laudo médico e **parecer fonoaudiológico**. Portanto, cabível a cobertura da prótese auditiva indicada ao autor, tendo em vista o disposto no artigo 35-C, da Lei nº 9.656/98, que estabelece a obrigatoriedade de cobertura para os casos de emergência. Ademais, a operadora de plano de saúde não pode negar cobertura de prótese que não esteja ligada ao ato cirúrgico quando indicada pelo médico e imprescindível para o restabelecimento da saúde do segurado. Precedente. Dessa feita, impositiva a manutenção da decisão agravada que deferiu o pedido de antecipação de tutela. AGRAVO DE INSTRUMENTO DESPROVIDO MONOCRATICAMENTE. (Agravo de Instrumento nº 70056704141, Sexta Câmara Cível, Tribunal de Justiça do RS, Relator: Niwton Carpes da Silva, Julgado em 01/10/2013)

E ainda, em outro caso, na admissão de candidata em concurso público da marinha:

TRF-2 – REMESSA *EX OFFICIO REO* 314322 RJ 2000.51.01.027093-9 (TRF-2)

Data de publicação: DJU 23/01/2006 – p. 182

> **Ementa:** ADMINISTRATIVO. CONCURSO PÚBLICO. CORPO DE SAÚDE DA MARINHA. EXAME PSICOFÍSICO. CANDIDATA COM PROBLEMA DE OCLUSÃO BUCAL, ESTANDO EM TRATAMENTO ORTODÔNTICO. PROBLEMA SOLUCIONADO, MEDIANTE CIRURGIA, NA VIGÊNCIA DA TUTELA ANTECIPADA. NOVA AVALIAÇÃO DO SERVIÇO MÉDICO OFICIAL FAVORÁVEL À CANDIDATA. RECONHECIMENTO DO PEDIDO. PERDA DO OBJETO DA AÇÃO. INOCORRÊNCIA. 1. A autora, após aprovação nas provas escritas, foi submetida ao teste psicofísico, no qual foi julgada incapaz para o ingresso no quadro de cirurgiões-dentistas do Corpo de Saúde da Marinha, pois no exame odontológico apresentou "má oclusão classe III". 2. O serviço médico da Marinha reconsiderou a decisão anterior, elaborando novo laudo em que atesta a capacidade física da autora para o exercício da função pública. Isto implica em autêntico reconhecimento do pedido, pois desde que se apresentou para o primeiro exame, a autora já estava em tratamento ortodôntico e a junta médica já havia afirmado que o problema de oclusão bucal dela seria corrigido mediante cirurgia. Isto, de fato, ocorreu. 3. Ainda que houvesse algum problema mais sério, tendo o mesmo sido superado na vigência da tutela antecipada, que determinou o prosseguimento da autora no concurso, ter-se-ia que acolher a pretensão posta na inicial, visto que se confirmou a verossimilhança das alegações – justamente porque a autora afirma, na inicial, que o "problema era reversível, com excelente probabilidade de superação total após procedimento cirúrgico a que será submetida". Não houve, como acertadamente decidiu o juiz, a perda do objeto da ação. 4. O defeito de oclusão bucal não impossibilita o exercício da função – mesmo em se tratando de cirurgião-dentista. Aliás, isto está no **parecer fonoaudiológico,** segundo o qual a autora apresenta "fonação adaptada com má oclusão, não comprometendo a inteligibilidade da fala", com prognóstico "favorável", não existindo "restrições à capacidade laborativa". 5. Remessa necessária improvida.

Observa-se, portanto, diante desses e de outros tantos julgados, que o fonoaudiólogo já atua na área forense apresentando pareceres ou relatórios técnicos específicos de sua área de conhecimento e atuação. Torna-se necessário compreender como são elaborados, então, os documentos que compõem os processos judiciais nas diversas esferas.

O presente capítulo tem como objetivo apresentar esses documentos que instruem o processo: o laudo, o parecer e o relatório técnico, e esclarecer como se dá o acompanhamento do perito ou assistente técnico do início ao fim, durante a realização da análise por ele realizada.

ASPECTOS JURÍDICOS PARA ATUAÇÃO DO PERITO E ASSISTENTE TÉCNICO

Segundo Francesco Carnelutti (2001)[1], *"No processo, em todas as suas espécies, o ofício tem que valorar juridicamente fatos. A noção de fato jurídico, essencial para a teoria do processo, é uma daquelas que o estudioso deve apender da teoria geral do direito. Quantas forem as vezes em que o fato que se tem que valorar não está presente, tantas serão as que o juiz terá que se servir de outros objetos que lhe permitam conhecer o fato ausente. Esses outros objetos são as provas"*.[1]

A perícia pode e deve, quando necessária ao desfecho de uma controvérsia, ser solicitada pelos interessados no seu resultado (autor, réu, Ministério Público), mas também o juiz pode empregar a perícia para a formação de seu juízo de convencimento, independentemente do pedido dos litigantes. Mesmo porque, nos termos da legislação processual vigente, ao juiz incumbe a direção do processo, sendo ele o destinatário da prova (art. 125, do CPC)[2], contemplando o conteúdo do art. 420, do CPC, como demonstrado:

> *PROCESSUAL CIVIL. AGRAVO REGIMENTAL. MEDIDA CAUTELAR DE PRODUÇÃO ANTECIPADA DE PROVAS. PERÍCIA. QUESITOS. ALEGADA OMISSÃO. INEXISTÊNCIA. CONVICÇÃO DO JUIZ DESTINATÁRIO DA PROVA. IMPOSSIBILIDADE DE REVISÃO. APLICAÇÃO DA SÚMULA 7 DO STJ. AGRAVO REGIMENTAL NÃO PROVIDO. 1. Não há falar em afronta ao artigo 535 do CPC, uma vez que o acórdão recorrido examinou as questões controvertidas atinentes à solução da lide e declinou os fundamentos nos quais suportou suas conclusões. O fato de ter decidido de maneira contrária aos interesses da parte não o contamina da eiva de omissão apontada. 2. Investigar a motivação que levou o acórdão a rejeitar a diminuição dos honorários periciais e a realização de nova perícia, demandaria o exame do conjunto probatório, defeso ao STJ, nesta via especial, pela incidência da Súmula nº 7 desta Corte Superior. 3. Em conformidade com os princípios da*

> livre admissibilidade da prova e do livre convencimento do magistrado, este poderá, nos termos do artigo 130 do Código de Processo Civil, determinar as provas que entende necessárias à instrução do processo, bem *como o indeferir as que considerar inúteis ou protelatórias. 4. Agravo regimental não provido. (STJ - AgRg no AREsp: 73371 SP 2011/0186242-2, Relator: Ministro LUIS FELIPE SALOMÃO, Data de Julgamento: 21/02/2013, T4 - QUARTA TURMA, Data de Publicação: DJe 26/02/2013.*

Mais ainda, nossa legislação confere ao juiz a iniciativa da prova, colocando-o na condição de responsável por determinar, *"de ofício ou a requerimento das partes, as provas necessárias à instrução do processo, indeferindo as diligências inúteis ou meramente protelatórias"* (artigo 130 do CPC)[2].

Essa previsão não atribui ao juiz o poder ou a faculdade de fazer prova para uma das partes, e sim de determinar a produção de elementos probatórios capazes de permitir que se chegue à prova efetiva e, por conseguinte, ao seu convencimento quanto aos fatos que interessam à solução do litígio de forma justa e segundo a lei.

É preciso destacar que a perícia, por seu turno, não recai sobre a controvérsia judicial propriamente dita. Pelo contrário, pode incidir sobre determinado ponto controvertido que, somado ao conjunto probatório produzido e existente nos autos, permitirá que se chegue à determinada conclusão acerca da demanda envolvendo o objeto da perícia, ainda que de forma indireta.

Em sintonia com o inciso III, do parágrafo único, do artigo 420 do Código de Processo Civil[2], não há que se falar em perícia, ou mesmo em sua necessidade, quando o fato a ser provado, ainda que demande conhecimentos técnicos e especializados, permite que a convicção do juiz seja formada, suficientemente, por outros meios. Igualmente, não se falará em perícia quando os fatos controvertidos ou os pontos sobre os quais a perícia seria realizada já restarem devidamente provados nos autos.

Bem por isso é facultado ao juiz dispensar a produção da prova pericial, naqueles casos em que as partes, na inicial e na contestação, apresentarem sobre questões de direito, pareceres técnicos ou documentos elucidativos por ele considerados suficientes à formação da sua convicção (art. 427, CPC)[2].

Recaindo a perícia sobre diversos fatos que demandam prova, e situando tais fatos em distintas áreas do conhecimento, poderá o juiz nomear tantos peritos quantas sejam as especialidades de conhecimento. Noutros termos, é possível a atuação de mais de um perito em determinado processo, sem que daí resulte qualquer prejuízo ou demérito ao trabalho pericial.

Por conseguinte, o número de peritos será equivalente à complexidade da perícia e à quantidade de área de conhecimento especializado que a realização do trabalho pericial demandar, conforme definido pelo juiz (artigo 431-B, do Código de Processo Civil)².

> A prova pericial será adequada quando o entendimento dos fatos discutidos na causa esteja fora do alcance do homem dotado de cultura comum, não especializado em temas técnicos ou científicos (partes, advogados e juiz). Os principais critérios de admissibilidade da perícia estão dispostos nos artigos 145 e 335 do Código de Processo Civil, os quais, em síntese, dispõem ser necessária a prova pericial quando o entendimento dos fatos dependa "de conhecimento técnico ou científico". "Onde termina o campo acessível ao homem de cultura comum ou propício às presunções judiciais, ali começa o das perícias."

Releva ter em conta, em acréscimo, que o Código de Processo Civil², na cabeça do artigo 420, estabelece que a prova pericial compreende três espécies distintas, sendo *"exame, vistoria ou avaliação"*.

Enquanto *"o exame é feito em pessoas, documentos e coisas móveis; a vistoria destina-se a apurar fatos e estados de bens* in loco *e a avaliação a determinar tecnicamente o valor desses bens"*³.

Independentemente da denominação ou espécie, a importância da perícia está diretamente ligada à fixação processual de seu objeto e à designação de sua realização pelo juiz. E nesse particular, cuidando-se de perícia, pouco ou quase nada importa sua espécie.

Como já é possível inferir, a produção da prova pericial tem ensejo a partir da nomeação do perito judicial, definição dos pontos controvertidos que serão objetos da perícia e com a fixação do prazo em que referido profissional deverá apresentar o resultado de seu trabalho (laudo pericial). É importante que o laudo seja entregue, ainda que não assinalado prazo, pelo menos 20 dias antes da audiência de instrução e julgamento, consoante previsão estampada no *caput* do art. 433, do CPC².

Nomeado o perito por ato processual do juiz (despacho), a lei faculta às partes, no prazo comum de cinco dias, a indicação de assistentes técnicos, formulando e apresentando quesitos que sejam pertinentes ao objeto da perícia (art. 421, parágrafo 1°, CPC)². Ainda durante a diligência, as partes poderão apresentar quesitos suplementares, competindo ao juiz, em todos os casos, apreciar e indeferir aqueles quesitos considerados impertinentes.

Entenda-se por quesitos as perguntas formuladas pelas partes, pelo Ministério Público e pelo juiz, as quais guardam relação com o objeto da perícia. Mencionados quesitos serão apreciados e respondidos pelo perito quando da entrega do laudo pericial ou mesmo de sua complementação. Cuida-se de uma maneira encontrada para permitir que as partes – e até mesmo o juiz – apontem aspectos específicos e relevantes que servirão para melhor esclarecimento do trabalho e das conclusões apresentadas pelo perito.

Incumbe ao perito responder aos quesitos que lhe forem apresentados, porquanto deferidos pelo juiz. Isso não implica afirmar que a todo quesito deverá corresponder uma explicação acerca do tema. Basta ter em conta que muitas vezes o quesito não guarda pertinência com o objeto da perícia ou com a própria perícia em si – o que significa que a resposta à indagação restará prejudicada.

Ganha relevância para o tema aqui versado, em especial em razão do objeto do presente capítulo, o fato que o artigo 429, do Código de Processo Civil[2], outorga verdadeiro poder ao perito judicial, visando o cumprimento do seu encargo. É nesse sentido que:

> *Art. 429. Para o desempenho de sua função, podem o perito e os assistentes técnicos utilizar-se de todos os meios necessários, ouvindo testemunhas, obtendo informações, solicitando documentos que estejam em poder de parte ou em repartições públicas, bem como instruir o laudo com plantas, desenhos, fotografias e outras quaisquer peças.*

Cabe ao perito judicial, ainda, ter conhecimento de que as partes deverão ser cientificadas da data e local designados pelo juiz ou indicados pelo perito para ter início a produção de prova (art. 431-A, CPC)[2]. Tal regra se faz importante porque materializa a observância ao princípio do contraditório, aplicável a todo o processo, judicial ou administrativo, permitindo que as partes, por meio de seus assistentes técnicos, acompanhem a realização da prova pericial desde o seu início.

É nesse contexto que a prova pericial deve ser produzida, com o acompanhamento das diligências e franqueando o contato dos assistentes técnicos com o perito judicial, preservando a própria legalidade da perícia e evitando invocação de possíveis nulidades, pela supressão de direitos expressamente atribuídos às partes.

Importa ter presente que eventual violação ao princípio do contraditório, no particular da realização da perícia e os diversos procedimentos que em torno dela gravitam, pode comprometer o trabalho técnico científico realizado pelo perito, se qualquer prejuízo restar constatado às partes.

Nem mesmo a aparente unilateralidade que caracteriza a realização da perícia judicial – já que o perito é nomeado pelo juiz e apenas com ele tem compromisso, além de seu código/estatuto profissional e demais aspectos científicos inerentes ao seu objeto de conhecimento – é suficiente para permitir que as faculdades atribuídas legalmente às partes sejam suprimidas, salvo decisão fundamentada do juiz, sujeita a impugnação pelo interessado.

Cabe ao juiz, responsável por dirigir o processo e seus desdobramentos, fixar os pontos controvertidos e o exato objeto da perícia, permitindo que as partes, *per si* ou por meio de seus assistentes técnicos, tenham ciência da possibilidade de exercer as faculdades que a lei processual lhes outorga.

São exemplos dessas faculdades:

- Ter ciência do nome, qualificação e endereço do profissional nomeado nos autos para atuar como perito judicial.
- Ter conhecimento prévio acerca do dia, hora e local da realização da perícia, conforme o caso.
- Indicar assistente técnico para acompanhar sua realização, se assim desejar.
- Ofertar os quesitos que entender necessários à compreensão e deslinde do objeto da perícia.
- Ter acesso franqueado ao laudo pericial, tão logo apresentado nos autos e despachado nesse sentido pelo juiz.
- Apresentar parecer técnico, por meio de seu assistente técnico, tenha sido ele indicado ou não no prazo legal.
- Impugnar, no prazo legal ou naquele fixado pelo juiz, o laudo pericial e as conclusões nele contidas.
- Ofertar quesitos suplementares, de modo a permitir a compreensão do teor do laudo pericial, os parâmetros utilizados e as conclusões externadas.

Não sendo necessária a dilatação do prazo inicialmente fixado pelo juiz e concluída a perícia, compete ao perito apresentar o laudo pericial em cartório, com pelo menos 20 dias de antecedência à audiência de instrução e julgamento. Depositado o laudo em cartório (modernamente, protocolado até mesmo via eletrônica), os assistentes técnicos poderão oferecer seus pareceres no prazo comum de 10 dias, contados da intimação da juntada do laudo aos autos, conforme parágrafo único do artigo 433, do CPC[2].

Embora incomum, mas em observância à garantia constitucional do contraditório e ampla defesa, é facultado às partes que desejarem esclarecimento do perito e do assistente técnico, a apresentação de requerimento ao juiz que, apreciando o pedido e sua pertinência, mandará intimá-lo a comparecer à audiência, formulando desde logo as perguntas, sob forma de quesitos (art. 435, CPC)[2].

Referida por diversas vezes nos dispositivos legais alusivos à perícia, a figura do assistente técnico equivale ao papel exercido pelo perito judicial, com a diferença principal de que este deve ser imparcial e nomeado pelo juiz; já o assistente técnico, muitas vezes detentor de conhecimento igual ou superior ao perito judicial, é parcial, já que contratado pela parte, e desempenha suas funções no interesse daquele que o contratou.

É certo que isso não significa admitir que o assistente técnico possa abrir mão de princípios afetos à sua área de conhecimento ou mesmo ao código de ética de sua corporação profissional. Mas é fato que o assistente, no desempenho de suas funções, atuará como auxiliar da parte que contratou seus serviços profissionais.

Assim é que, de acordo com o inciso I do parágrafo 1º do art. 421 do CPC[2], as partes podem contratar e indicar assistentes técnicos para funcionar no processo como seu auxiliar, sendo profissional técnico e especializado sujeito às regras de imparcialidade (impedimento e suspeição) impostas ao juiz e ao perito (art. 422, CPC)[2].

Cuida-se o assistente técnico de profissional de confiança da parte, não sujeita a impedimento ou suspeição (artigos 134 e 135, do CPC)[2], e não dependente de qualquer aprovação do juiz, nomeação e assinatura de termo ou da própria parte contrária para desempenhar a função para a qual foi contratada.

Como o perito judicial, o assistente técnico também faz jus à remuneração pelo trabalho desenvolvido, ficando sob responsabilidade da parte contratante o pagamento dos valores pactuados diretamente com o profissional que o assistirá em tal condição, a partir de seu conhecimento técnico científico.

Como se observa, não há que se confundir, por certo, o perito judicial com o assistente técnico, embora inegável que tanto um quanto o outro devam deter conhecimento técnico especializado suficiente para auxiliar na solução da controvérsia posta nos autos: o perito, na condição de profissional de inteira confiança do juiz e sujeito às regras de imparcialidade; o assistente técnico, profissional não menos gabaritado e de confiança da parte que assim o elegeu, mas inegavelmente parcial e com a missão de desenvolver seu trabalho em favor da parte contratante.

LAUDO, PARECER E RELATÓRIO TÉCNICO

A partir dessa breve apresentação das principais diferenças entre perito e assistente técnico pode-se, então, discorrer sobre o documento que cada um apresentará no decorrer do processo, resultante de sua nomeação ou contratação. É assim que o perito apresentará seu laudo, o assistente técnico seu parecer, e ambos poderão requisitar relatórios ou informes técnicos para complementação da sua análise pericial.

Como referido, a legislação processual vigente (Código de Processo Civil)[2] regulamenta que:

> Art. 433. O perito apresentará o laudo em cartório, no prazo fixado pelo juiz, pelo menos 20 (vinte) dias antes da audiência de instrução e julgamento.
>
> Parágrafo único. Os assistentes técnicos oferecerão seus pareceres no prazo comum de 10 (dez) dias, após intimadas as partes da apresentação do laudo. (grifo do autor)

O objeto da perícia ou prova técnica é resultado de uma pesquisa minuciosa, sendo necessário o conhecimento do profissional para que o trabalho seja realizado de maneira eficiente. Assim, a perícia necessita de metodologia consistente, com base em conhecimentos cientificamente comprovados, para que o resultado obtido e apresentado seja reconhecido e declarado válido pelo juiz, servindo aos fins almejados.

Para Cervo, Bervian e Silvia (1983, p. 9)[4], *"atualmente, a ciência é entendida como uma busca constante de explicações e soluções, de revisão e reavaliação de seus resultados, e tem a consciência clara de sua falibilidade e de seus limites. Devido às suas técnica e formação, o método científico se torna uma fonte rica em informações, até em sua eventual falha".*

É a partir desse conceito proposto – de que a ciência se dedica à busca de explicações e soluções – que tanto o laudo quanto o parecer e o relatório técnico devem ser construídos e apresentados, cabendo aos profissionais que atuam nessas condições, na área forense, desempenhar escrupulosamente suas funções.

Laudo

Segundo a literatura, o laudo pericial "consiste na exposição minuciosa, circunstanciada, fundamentada e ordenada das apreciações e interpretações realizadas pelos Peritos, com a pormenorizada enumeração e caracterização dos elementos materiais encontrados no local do fato, no instrumento do crime, na peça de exames e na pessoa física, viva ou morta. Apresenta a perícia e, consequentemente, sua materialização instrumental, isto é, o LAUDO PERICIAL, a peculiaridade de ser uma função estatal destinada a fornecer dados instrutórios e formação do corpo de delito" (Zarzuela et al., 2000)[5].

Os mesmos autores esclarecem que *"não há normas processuais nem preceitos técnicos que determinem quantas ou quais deverão ser as partes que deverão constituir o LAUDO PERICIAL, não se exigindo, paralelamente, qualquer espécie de formalismo em sua apresentação"* (Zarzuela et al., 2000)[5].

Nessa mesma linha Acendino Cavalcante (1999)[6], cita que não há normas nem recomendações a respeito de como um laudo deve ser redigido. Não existe um modelo ou um padrão obrigatório para o laudo pericial, mostrando-se a estrutura de tal trabalho com certo grau de subjetividade e diretamente ligada ao objeto da perícia e à experiência do profissional na área forense.

A partir dos trabalhos periciais já realizados, o perito adquire percepções acerca do que pode agregar valor ao desenvolvimento e materialização de suas atividades na área forense, conforme a área de conhecimento e o objeto da perícia.

O que se tem usado comumente na elaboração desses documentos, sejam eles laudos ou pareceres técnicos, são os parâmetros definidos nos manuais de metodologia científica e as normas existentes a respeito, que são aplicáveis às monografias e quaisquer outros trabalhos científicos (Albani, 2001)[7]. Os termos inseridos no laudo pericial devem ser exatos, claros e específicos, com frases breves; o perito deve evitar termos genéricos e imprecisos; termos subjetivos e expressões comparativas ou dúbias.

A própria definição dada pelo dicionário da língua portuguesa ao conceito de laudo e parecer, demonstra a diferença de cada documento. Enquanto o laudo é apresentado como parecer de louvado ou de um árbitro, ou ainda peça escrita, fundamentada, na qual os peritos expõem as observações e estudos que fizeram e registram as conclusões da perícia; o *parecer* é definido como opinião fundamentada sobre determinado assunto, emitida por especialista.

No que interessa ao presente estudo e a título de exemplo, os termos vêm assim definidos no Michaelis (2012)[8]:

> **laudo** *lau.do sm (lat med laudu) Escrito em que um perito ou um árbitro emite seu parecer e responde a todos os quesitos que lhe foram propostos pelo juiz e pelas partes interessadas; arbítrio. L. arbitral: a) decisão de árbitros em um caso a eles submetido; b) documento que contém a decisão de árbitros.*

> **parecer** *pa.re.cer. sm (de parecer) 1 Opinião, juízo, voto. 2 Opinião, conselho ou esclarecimento que o advogado, o jurisconsulto ou outra pessoa que exerce função pública emite sobre determinada questão de direito ou de fato. 3 Opinião de técnico relativa a um caso ou assunto: Parecer do perito, do arbitrador.*

Importa ressaltar que a definição e parâmetros aqui mencionados, guardadas as devidas peculiaridades inerentes às diversas esferas judiciais (cível, criminal, eleitoral, trabalhista, e outras), encerram pontos comuns ao que se pode definir como laudo pericial ou simplesmente laudo.

Normas processuais de ordem criminal (penal), cível e trabalhista – materializadas no Código de Processo Civil[2], no Código de Processo Penal[9] e na Consolidação das Leis do Trabalho[10] – apresentam e definem situações específicas aplicáveis ao trabalho do perito judicial. Todavia, nenhuma delas apresenta um padrão ou modelo de laudo a ser elaborado pelo profissional nomeado nos autos para o exercício da função de perito judicial.

Assim é que o laudo pericial, de um modo geral, encerra e materializa o resultado de um trabalho técnico científico completo e detalhado, desenvolvido pelo perito judicial com o único intuito de fornecer subsídios ao juiz naqueles temas, debatidos em processo judicial, sobre os quais recaem dúvidas razoáveis e cujo desfecho somente é possível ao profissional que atua na área de conhecimento envolvida.

Nesse aspecto, não se desconhece que doutrinadores e peritos mais experientes, dedicados ao estudo e difusão da perícia judicial e da importância da atuação de profissionais das mais diversas áreas de conhecimento para que o Estado juiz entregue o direito a quem de direito, apresentam elementos de distinção entre o laudo pericial produzido na esfera cível e aquele produzido na esfera criminal, por exemplo.

Sem perder de vista o objetivo comum da prova pericial – ou, porque não dizer, do laudo pericial – é possível divisar entre aqueles laudos destinados exclusivamente à Justiça Criminal e aqueles que são produzidos tendo como destinatário a Justiça Cível.

Na distinção proposta por Espíndula (2013)[11], *a principal característica do laudo pericial criminal é que todas as partes integrantes do processo dele se utilizam, pois é uma peça técnica-pericial única, determinada a partir do artigo 159 do CPP[9] (Os exames de corpo de delito e as outras perícias serão feitos por dois peritos oficiais.). Só há a figura do perito oficial para fazer a perícia, cujo laudo poderá ser utilizado desde a fase de investigação policial até o processo, neste, tanto pelo magistrado, promotor ou partes representadas pelo advogado.*

Já o laudo pericial cível, por seu turno, tem destinação mais restrita porquanto voltado à necessidade do juiz de ver esclarecidas dúvidas acerca de determinadas situações, fatos ou objetos. Espíndula (2013)[11] considera que o *exame pericial cível poderá envolver o trabalho autônomo de três profissionais (peritos) para atuarem sobre um mesmo fato, sendo um nomeado pelo juiz e os outros dois pelas partes envolvidas no processo. Assim, o magistrado encontrando alguma dúvida de natureza técnico-científica poderá nomear um profissional de nível superior para fazer o respectivo exame pericial.*

A despeito das divisas apresentadas pelo citado autor, também perito criminal, uma das diversas conclusões apresentadas na obra referenciada corrobora as considerações até aqui lançadas a respeito, permitindo até mesmo uma necessária apropriação de seu teor – a saber:

> *Esse exame pericial realizado pelo chamado "perito do juízo" deve seguir – do ponto de vista técnico-científico – os mesmos critérios adotados pelos peritos oficiais na realização das perícias criminais. Esse perito do juízo deverá analisar todo o fato requerido, além de buscar qualquer outra informação ou circunstância a ele relacionado que possa ser importante para subsidiar o magistrado. Deve examinar com todo o cuidado e abrangência aquele objeto da perícia, a fim de trazer para os autos um trabalho completo e que contemple todas as informações possíveis de serem extraídas daquele evento (Espíndula, 2013)[11].*

Parecer Técnico

Se ao resultado material do trabalho elaborado pelo perito judicial, verdadeiro parecer técnico, empresta-se o nome de laudo (ou laudo pericial), a manifestação do assistente técnico, atuando em tais condições e no exercício da função para a qual foi contratado, dá-se o nome de parecer técnico ou, simplesmente, parecer.

Pode-se definir parecer técnico como o documento emitido por um técnico, detentor de comprovado conhecimento sobre o tema debatido, contendo considerações, pronunciamentos e opinião acerca de uma questão ou de situação técnica específica, situada em sua área de atuação e conhecimento.

Para Espíndula (2013, p. 140)[11]: "*o parecer técnico diferencia-se do laudo pericial em razão de ser um documento consequente de uma análise sobre determinado fato específico, contendo a respectiva emissão de uma opinião técnica sobre aquele caso estudado*".

Neste caso específico, o conteúdo do parecer técnico mostra-se relativamente genérico, podendo conter desde a análise de fatos concretos até situações hipotéticas que venham a ser parâmetro para outras análises.

O perito pernambucano Ascendino Cavalcante (1999)[6], no que respeita ao parecer técnico e sua definição, em termos didáticos assim refere:

> (...) é a resposta a uma consulta feita por interessado sobre fatos referentes a uma questão a ser esclarecida. Pode tratar-se de um exame propriamente dito ou de uma opinião a respeito do valor científico de um trabalho anteriormente produzido, quer seja por peritos oficiais, ou não; assim sendo, é um documento particular que independe de qualquer compromisso legal e que é aceito ou faz fé, pelo renome, competência e qualidade morais de quem o subscreve.

Diferentemente do laudo pericial, produzido a partir da indicação e nomeação de um profissional para atuar como perito judicial, o parecer técnico tem sua origem na requisição feita por alguém, seja a justiça, órgãos públicos, empresas privadas, advogados ou mesmo partes que necessitam de algum esclarecimento sobre determinado tema, do qual não tenha conhecimento técnico e conhecimento científico suficiente para realizá-lo.

Conforme previsão estampada no parágrafo único do art. 433 do Código de Processo Civil[2], os assistentes técnicos oferecerão seus pareceres, no prazo comum de 10 dias, contados a partir da intimação das partes da apresentação do laudo pericial em cartório, pelo perito judicial.

Longe de representar mera formalidade, a apresentação de pareceres pelos assistentes técnicos representa momento de grande relevância para a parte contratante e o exercício do contraditório. É nessa oportunidade que o trabalho do assistente técnico se torna mais perceptível, já que as conclusões por ele externadas nesse parecer podem corroborar, alterar ou mesmo lançar dúvidas razoáveis acerca do laudo pericial e seu conteúdo.

Assim dispõe o artigo 433 e parágrafo, do Código de Processo Civil[2]:

> **Art. 433.** *O perito apresentará o laudo em cartório, no prazo fixado pelo juiz, pelo menos 20 (vinte) dias antes da audiência de instrução e julgamento.*
>
> *Parágrafo único. Os assistentes técnicos oferecerão seus pareceres no prazo comum de 10 (dez) dias, após intimadas as partes da apresentação do laudo.*

A quantidade de profissionais habilitados a realizar exames e que podem ser voltados à elaboração de um parecer técnico é muito grande, e notícias mais recentes dão conta de que esse número vem se ampliando, sobretudo em razão das especialidades exsurgidas nas últimas décadas e do maior envolvimento dos conselhos de classes com a defesa da utilização privativa do conhecimento científico inerente a cada área de conhecimento.

É nesse aspecto que Espindula (2013, p. 141)[11] afirma que "*a gama de profissionais habilitados a realizar exames que tenham por consequência a geração de um parecer técnico também é muito vasta, em razão do que já discutimos sobre a variedade de situações*".

Relatório Técnico

O termo relatório permeia a prática cotidiana de inúmeras profissões, consistindo em uma espécie de documento que se aplica a qualquer fato ou atividade, como referido inclusive na experiência clínica do fonoaudiólogo. No entanto, relatório técnico é definido como resultado de algum exame ou ação espefícica realizado por pessoa detentora de conhecimento técnico, especializado e prático (Espindula, 2013)[11].

A diferença entre o relatório técnico e o parecer técnico, a despeito dos nomes e das possíveis confusões iniciais a que dão causa, é que este contem a análise e opinião técnica sobre uma questão ou situação técnica específica para a qual se volta, mediante a exposição descritiva formal, o relatório técnico consiste no relato da ação (do exame) desenvolvida, com o respectivo resultado, se for o caso.

Na perícia oficial, esse tipo de documento é utilizado para a comunicação entre setores, em situações em que um deles necessite e demande ao outro a confecção de relatório visando a elaboração de laudo pericial, a ser apresentado em juízo.

Também se utiliza o termo relatório para fazer referência à descrição circunstanciada das observações e percepções do assistente técnico quando do acompanhamento da realização da perícia. Pode, ainda, complementar outra análise na forma de tabelas, gráficos, estatística e outros.

Por servir como instrumento complementar de informação ou constatação, o relatório técnico deve ser elaborado de forma clara, com uso de palavras fáceis de identificação ou que possam ser esclarecidas no corpo do texto, evitando ser prolixo e ambíquo, com observância das normas técnicas de redação.

Deve ainda, por necessário, ser considerado o destinatário desse documento, bem como se ele é feito para atender determinadas exigências, formalidades, ou simplesmente voltado à apresentação de dados.

TÓPICOS PARA ELABORAÇÃO DE UM LAUDO

Neste capítulo restou afirmado que a base para o conceito de perícia é sua relação com a ciência. Assim, as normas que permeiam a realização de pesquisas científicas são as adotadas para a elaboração dos documentos apresentados.

Nesse aspecto, e por se tratar de um documento que será juntado aos autos de um processo judicial, sua apresentação deve ser formal. Para tanto, propõe-se que o laudo deve conter os itens que seguem:

- *Histórico:* o pesquisador deve relatar quem, quando e o que foi encaminhado para a análise,
- *Objetivo da perícia:* explicitar o que deve ser examinado, qual o objeto de análise,
- *Metodologia:* esclarecer a metodologia adotada, conforme o caso, e expor as bases técnicas nas quais se fundamenta,
- *Equipamentos utilizados ou materiais:* informar os materiais utilizados durante a realização da presente análise.
- *Do exame:* descrever como foi realizado o exame, a preparação do material e eventuais intercorrências,
- *Resultados e respostas aos quesitos:* apresentar de acordo com o requisitado o resultado da perícia e, se o caso, responder aos quesitos apresentados pelas partes e deferidos pelo juiz. As respostas ofertadas devem ser claras, evitando-se evasivas e excessos, atendendo à essência da questão formulada delimitada pelo objeto da perícia,
- *Considerações finais:* expor formalmente o encerramento do trabalho, a descrição física do laudo, como quantidade de páginas e números de anexos, local, data, identificação do perito e assinatura.

Por fim, destaca-se que ao perito ou ao assistente técnico não cabe julgar a ação, ou emitir juízo de valor acerca de quem tem ou não o direito perseguido nos autos. Brandimiller (1996)[12] é incisivo ao esclarecer que são descabidas conclusões finais sob qualquer forma de julgamento – a saber:

> *Por outro lado, estes aspectos induzem muitas vezes no perito a posição de julgador, ocorrência favorecida provavelmente pelo desconhecimento das normas e princípios da perícia judicial. Refletem essa atitude, como se constata frequentemente, conclusões de laudos periciais sob a forma de julgamentos: o autor faz jus a..., ou: [...], portanto, concluímos que a reclamação é improcedente; ou ainda: a conclusão é negativa quanto ao pedido do requerente.*

Bem por isso, tem relevância a conclusão apresentada pelo autor, quando esclarece que:

> *Por essas razões, o mais importante para os que praticam a perícia judicial é imbuir-se do princípio de que a função da prova pericial, para a qual contribuem o perito e os assistentes, é apresentar para o juízo todos os elementos e considerações técnicas relevantes para a apreciação dos fatos controversos e para o julgamento da ação.*

CONCLUSÃO

O presente capítulo abordou os tipos de documentos que podem ser apresentados pelo perito ou assistente técnico no desenvolvimento de seu trabalho no âmbito forense.

Também elucidou as denominações atribuídas ao profissional que atua na área forense, conforme a posição em que se encontra (perito judicial ou assistente técnico) e a atividade para a qual foi indicado ou contratado.

Independentemente de sua atuação na área forense, na condição de perito judicial ou de assistente técnico, o profissional em referência desenvolve seu trabalho a partir dos conhecimentos técnicos científicos por ele detidos, que serão, de certo modo, colocados a serviço do juiz ou das partes, ou até mesmo do próprio Poder Judiciário.

Embora não existam padrões legais definidos para o laudo pericial, parecer técnico ou relatório, foram apontados os principais elementos que devem ser incluídos no documento elaborado pelo perito ou assistente técnico, sem prejuízo de outros que, igualmente, podem agregar valor à atuação desse profissional na área forense.

O conhecimento e a experiência do perito judicial e dos assistentes técnicos, documentados e encartados aos autos no momento oportuno, têm por fim permitir que o juiz, como destinatário final da prova e responsável pela decisão final acerca do direito discutido judicialmente, forme sua convicção de maneira suficiente para julgar e proclamar o resultado que o conjunto probatório existente nos autos indica como o mais justo (verdade real).

É bem por isso que tanto o perito judicial quanto os assistentes técnicos emitem opiniões técnicas sobre o objeto da perícia, conforme delimitado pelo juiz, e não sobre o direito propriamente dito.

REFERÊNCIAS BIBLIOGRÁFICAS

1. Carnelutti F. *Instituições do processo civil*. Trad. Adrián Sotero DE Witt Batista. São Paulo: Classic Book, 2000. p. 307.
2. Brasil. Código de Processo Civil, Lei nº 5869 de 11 de janeiro de 1973. [Internet]. Acesso em: 10 Jul. 2014. Disponível em: <http://presrepublica.jusbrasil.com.br/legislacao/91735/codigo-processo-civil-lei-5869-73>
3. Ficker J. *Manual de avaliações e perícias em imóveis urbanos*. 3. ed. São Paulo: Pini, 2008. p. 91.
4. Cervo AL, Bervian PA, Silva R. *Metodologia científica*. 6. ed São Paulo: Prentice Hall, 1983.
5. Zarzuela JL, Matunaga M, Thomaz PL. *Laudo pericial. Aspectos técnicos e jurídicos*. São Paulo: Revista dos Tribunais, 2000. p. 35-256.
6. Cavalcanti A. *Criminalística básica*. 3. ed. Porto Alegre: Sagra Luzzatto, 1999. p. 238.
7. Albani BR. *Metodologia criminal em perícia criminal. Tratado de perícias criminalísticas*. 2. ed. Campinas/SP: Millennium, 2011.
8. Weiszflog W. *Michaelis: moderno dicionário da língua portuguesa*. São Paulo: Melhoramentos, 2012.
9. Brasil. Código de Processo Penal. Lei 12510/11, Lei nº 12.510, de 11 de outubro de 2011. [Internet]. Acesso em: 10 Jul. 2014. Disponível em: <http://presrepublica.jusbrasil.com.br/legislacao/1029469/lei-12510-11>
10. Brasil. Consolidação das Leis do Trabalho. Decreto-Lei nº 5452, de 1 de maio de 1943. Das normas gerais de tutela do trabalho [Internet]. Acesso em: 10 Jul. 2014. Disponível em: <http://www.jusbrasil.com.br/topicos/10766433/decreto-lei-n-5452-de-01-de-maio-de-1943>
11. Espíndula A. *Perícia criminal e cível: uma visão geral para peritos e usuários da perícia*. 4. ed. Campinas/SP: Millennium, 2013.
12. Brandimiller PA. *Perícia judicial em acidentes e doenças do trabalho: prova pericial nas ações acidentária e trabalhistas, ações de indenização pelo seguro privado e por responsabilidade civil do empregador*. São Paulo: Senac, 1996. p. 44.

Capítulo 14

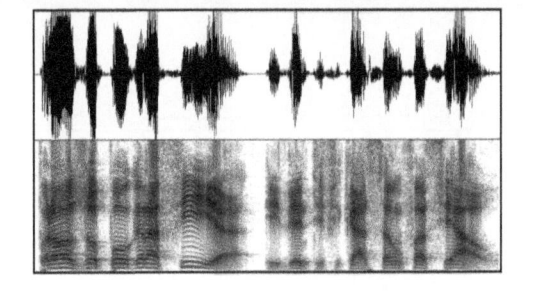

PROSOPOGRAFIA: IDENTIFICAÇÃO FACIAL

Joyce Fernandes de Azevedo

INTRODUÇÃO

O ser humano sempre buscou meios de relatar sua história e desenvolvimento com registros desde os desenhos pictografados, em rochas, até as filmagens, fotografias e livros. Dentro desse contexto podemos relatar a busca do ser humano pela beleza ideal, pela harmonia corporal e sua evolução.

Durante o quinto século a.C., o escultor grego Polycleitus, em seu Cânon, detalhou as proporções ideais do corpo humano. Subsequentemente, os grandes artistas do Renascimento, como Leonardo da Vinci, Bergmuller, Durer e Elsholtz revisaram os princípios neoclássicos da antropometria e enfatizaram os efeitos dos lábios e queixo com relação à qualidade do perfil facial. Dentre esses artistas, foi Albrecht Dürer (1471-1528) que marcou o início da ciência antropométrica, ao categorizar a diversidade de tipos físicos humanos a partir de observação sistemática e medição de um largo número de pessoas (Gunduz et al., 2008; Azevedo e Resende, 2014)[1,2].

No final do século XIX, Alphonse Bertillon passou a utilizar o assinalamento antropométrico em resolução de crimes. Também foi o criador do termo "Retrato Falado", que àquela época era apenas uma descrição física da pessoa, observando-se noções cromáticas, morfológicas e os traços complementares (Araújo e Pasquali, 2006)[3].

A partir do início do século XX, ortodontistas e cirurgiões bucomaxilo passaram a confiar nessas proporções (Gunduz et al., 2008)[1], usando-as em seu dia a dia profissional. Atualmente, estudos foram sendo realizados a partir de perfis faciais com medidas de ângulos e separação dos tecidos moles através de cefalogramas, fotografias laterais ou ambos (Gunduz et al., 2008)[1].

FONOAUDIOLOGIA E A ANÁLISE FACIAL PARA USO FORENSE

Segundo a Lei nº 6.965/1981 – O fonoaudiólogo é o profissional que possui formação técnica e científica, além da habilitação legal para cuidar de todos os aspectos relacionados com a Comunicação Humana (Voz, Fala, Linguagem e Motricidade Orofacial)[4].

A Ciência Forense deve ser compreendida como o conjunto de todos os conhecimentos científicos e técnicas que são utilizados a serviço da justiça[5]. Então, a Fonoaudiologia Forense é a interface entre a lei e a ciência que aplica conhecimentos técnico-científicos da comunicação humana em lides judiciais (Fig. 14-1)[6].

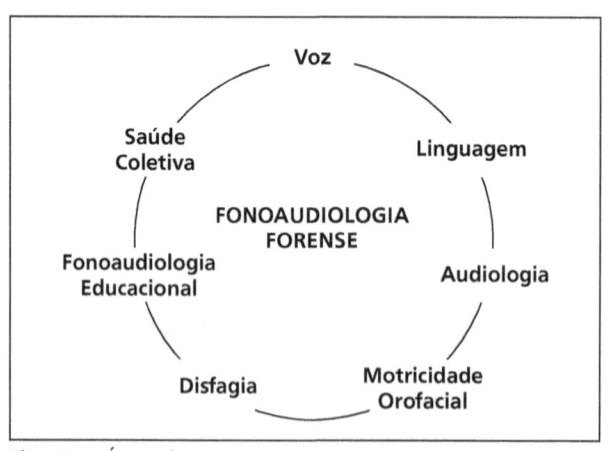

Fig. 14-1. Áreas de atuação.

Dentre as diversas áreas de Atuação, a **Motricidade Orofacial** é o campo da fonoaudiologia voltado para o estudo/pesquisa, prevenção, avaliação, diagnóstico, desenvolvimento, habilitação, aperfeiçoamento e reabilitação dos aspectos estruturais e funcionais das regiões orofaciais e cervicais (Comitê de Motricidade Orofacial da Sociedade Brasileira de Fonoaudiologia, documento oficial 01/2001)[7].

São descritos na literatura alguns procedimentos que podem ser utilizados por fonoaudiólogos na avaliação da morfologia orofacial (Cattoni *et al.*, 2005; Cattoni e Fernandes, 2004; Silva e Cunha, 2003; Cattoni, 2006)[8-11] como a antroposcopia e a antropometria direta e indireta (Cattoni, 2006; Rodrigues, 2008)[12,13]. Dentro desse contexto de surgimento, estudo e evolução da antropometria, a Fonoaudiologia surge como ciência que tem contribuído com a análise facial.

No contexto da variação humana os tamanhos, formas e forças dos seres humanos apresentam diferenças pela idade e pelo sexo. Ao se definir uma população-alvo para propósitos antropométricos, deve-se levar em conta as etnias, as classes sociais e as ocupações. Sobrepostas a essas diferenças estão as mudanças que ocorrem dentro das populações durante um período de tempo. Algumas dessas mudanças são atribuídas à migração e mistura genética de grupos étnicos distintos; outras a outros processos mais complexos, resultando por exemplo, no aumento geral da altura na população mundial,ocorrido no séculoXX, processo denominado de "tendência secular para o crescimento" (Santos e Fujão, 2003)[14]. Além dessas há também os possíveis desequilíbrios advindos de diversos fatores durante a vida do ser humano (traumas, problemas de oclusão dentária, mastigação etc.) os quais podem resultar em um crescimento assimétrico (Enlow et al., 1993)[15].

O complexo craniofacial, especialmente a face, é uma das regiões que mais sofre variações de acordo com a raça, sendo demonstrada em estudos a presença de diferenças morfológicas faciais em diferentes populações. Portanto, é sempre importante utilizar na análise facial referências da população que tenham correspondência com as origens raciais. Com esse enfoque, Farkas e Deutsch comentaram que a validade de medidas normais depende necessariamente da comparação com normas da população apropriada. É, assim, extremamente importante que o perito compreenda que as normas populacionais de uma determinada amostra não são necessariamente, válidas para outras amostras ou grupos, principalmente quando há variações geográficas e raciais (Cattoni e Fernandes, 2008; Le et al., 2002; Farkas e Deutsch, 1996)[16-18].

A partir desse contexto a fonoaudiologia e a análise facial podem contribuir através de casos da área civil e/ou criminal (uso indevido da imagem; tentativa de descaracterização (disfarces) durante ou pós-crime em imagens de circuito interno de TV em comércio (banco, lotérica, lojas, roubos, *shows*, agressão, indenizações etc.); aposentadoria com fotografias datadas e outros casos em que a face possa ser analisada.

CONCEITOS BÁSICOS

A antropometria, ciência que estuda as medidas de tamanho, peso e proporções do corpo humano (Farkas, 1994)[19], fornece dados objetivos na avaliação da morfologia craniofacial, por meio de uma série de medidas da cabeça e da face (Ward et al., 1998)[20].

A antropometria oferece inúmeras vantagens na avaliação da morfologia do complexo craniofacial por utilizar técnicas simples, não invasivas, sem risco para o sujeito e com baixo custo. Em razão de sua simplicidade, tornou-se instrumento clínico importante, além de fornecer dados de referência da normalidade para uma grande variedade de medidas faciais (Ward, 1989; Allanson, 1997; Ward et al., 2000; Farkas et al., 1994)[21-24].

A Biometria [*bio* (vida) + *metria* (medida)] é o estudo estatístico das características físicas ou comportamentais dos seres vivos, permitindo identificá-las unicamente. Hoje a biometria é usada na identificação criminal, controles de acesso etc. Os sistemas chamados biométricos podem basear o seu funcionamento em características de diversas partes do **corpo humano**, por exemplo: os **olhos** (Retina, Íris), a **mão** (geometria das mãos, dedos e palma das mãos), o **dedo** (Impressão digital), **voz** e **análise de face** (representação facial humana), **assinatura manuscrita e dinâmica de digitação**. A premissa em que se fundamentam é a de que cada indivíduo é único e possui características físicas e de comportamento (a voz, a maneira de andar etc.) distintas, traços que são característicos de cada ser humano[25].

Cada uma das técnicas de biometria possui suas vantagens e desvantagens. Isso quer dizer que não há, necessariamente, uma técnica melhor que a outra. Nesse sentido, cada uma das técnicas é admissível e sua utilização dependerá do domínio da aplicação (Almeida, 2006)[26].

A representação facial humana é um conjunto de elementos antropológicos, além daqueles referentes primariamente à face humana e de quaisquer outras informações como características sinaléticas e secundárias (manchas, cicatrizes etc.), que tem como finalidade identificar parcial ou totalmente o ser humano. O campo de atuação da representação facial humana é uma das áreas possíveis para se buscar a identificação humana (Werzbitzki, 2000)[27], mesmo que não determine em 100% a identidade de um sujeito. Ela é orientada para auxiliar a justiça nas atividades investigatórias, reduzindo o universo de suspeitos. Muitas vezes é tida como ponto inicial de investigações civis, trabalhistas e criminais (Werzbitzki, 2000)[27].

A representação facial é o termo genérico que agrupa as seguintes ferramentas de identificação:

- *Retrato Falado:* é a produção da imagem de uma pessoa a partir da descrição de seus aspectos físicos gerais (sexo, idade, cor, compleição, altura e peso) e específicos (rosto, cabeça, cabelo, testa, olhos, nariz, boca etc.) (Gerson Inácio, 2010)[28].
- *Reconstituição Facial:* corresponde à manipulação digital de fotografias visando a melhora significativa da imagem de forma a facilitar a identificação de indivíduos por meio da reprodução de suas características faciais a partir do estudo e modelagem de materiais sobre o crânio ou réplica deste (Gerson Inácio, 2010; Dias, 2013)[28,29].
- *Projeção de Envelhecimento, de Rejuvenescimento e de Disfarce:* as fotografias constantes dos prontuários civis ou do arquivo criminal, quando desatualizadas, apresentam diferenças quanto ao aspecto das pessoas de acordo principalmente com a idade das mesmas (Gerson Inácio, 2010)[28], sendo necessário, então, realizar projeções de idades e hipóteses de aspectos (óculos, barba,

bigode, lenço etc.) para atualizar os aspectos possíveis, usando para tanto as informações preexistentes.

- *Prosopografia:* de origem grega ("prosopongrafhein": prósopon=rosto + grafhein=descrever) (Houaiss, 2009)[30] é a ciência que estuda a descrição e a comparação entre as feições humanas. Tem por sinônimos as palavras antropométrico, fisionômico e morfológico.

PROSOPOGRAFIA – ANÁLISE FACIAL

Prosopografia é o estudo das ciências constitutivas da face que visa estabelecer e identificar pontos característicos semelhantes e divergentes de uma face humana com relação a outra[31].

No que se refere à identificação humana, a Prosopografia possibilita comparar, de forma objetiva, elementos apresentados em imagens (fotos e vídeos) e estabelecer se pertencem a uma mesma pessoa ou não. A análise facial, etapa que normalmente demanda mais tempo para ser executada e depende da participação de especialista na área, é dividida em etapas: obtenção, execução, preparação, análise das imagens e emissão de relatório com as conclusões.[31]

No caso da fonoaudiologia, os procedimentos prosopográficos passam inicialmente pela obtenção das imagens de um suposto local de crime no qual conste a imagem do rosto do suspeito (imagem questionada), o que é feito pelo responsável pelo inquérito (delegado, promotor ou juiz). A seguir, as imagens são enviadas ao perito responsável pela identificação civil e criminal, nesse caso o papiloscopista (normalmente do Instituto de Identificação de Polícia do Estado), que preparará as imagens e realizará as análises devidas mediante a comparação com uma imagem de rosto de um documento oficial (imagem padrão – carteira de identidade, sistema criminal, passaporte e outros), emitindo seu laudo final. Em casos mais específicos, pode-se também nomear peritos *ad hoc,* em geral fonoaudiólogos.

Há, atualmente, em uso, quatro métodos principais para comparação facial: Comparação Holística, Análise Morfológica, Fotografia-Antropometria e Sobreposição. A seleção do método apropriado para usar a comparação facial depende, essencialmente, da qualidade das imagens disponíveis, da experiência do perito e do propósito da análise[31].

Análise Holística

Explora uma habilidade humana básica, onde são avaliadas características do todo facial, simultaneamente, e compara-se a outra face ou imagem de uma face. É assim, uma comparação holística, prática comum em revisões faciais[31] e que depende, contudo, da disponibilização de uma imagem de face inteira, sendo que a comparação de apenas as partes da face tornaria difícil o trabalho (Davis *et al.,* 2013)[32].

Na visão frontal, a face deve ser examinada para avaliação da simetria bilateral, proporções de tamanho da linha mediana às estruturas laterais e proporcionalidade vertical. Inicialmente deve-se observar a simetria direita e esquerda e, para tanto, é traçada uma *linha vertical verdadeira* (glabela – ponta de nariz e lábios), dividindo a face em duas partes e cruzando perpendicularmente à linha da visão (horizontal verdadeira). Certamente não há face perfeitamente simétrica. Essa "assimetria normal", que pode surgir como resultado dessa pequena diferença de tamanho entre os dois lados pode ser distinguido como um grande desvio do queixo ou nariz por exemplo (Suguino *et al.*, 1996)[33].

Análise Antropométrica

A Análise Antropométrica é realizada comparando-se duas fotografias (Imagem Padrão – referente ao documento oficial e Imagem Questionada – referente ao levantamento de provas do judiciário). As medidas podem ser coletadas do Programa de Odontologia – Cefalometria ou outros *softwares* de imagem. Para que a análise seja precisa, as medidas devem ser coletadas de forma criteriosa. É fundamental que os pontos usados na antropometria sejam marcados cuidadosamente, que haja padronização com relação às medidas e que os métodos e cuidados para análise e melhora da imagem sejam também padronizados, para evitar, assim, alteração das imagens originais (Farkas *et al.*, 2002)[34].

Por meio do método de estimação do coeficiente de correção intraclasses pode-se verificar alto grau de concordância entre as medidas dos padrões ouro manual e computadorizado (Silveira, 2010)[35]. Na comparação entre os padrões ouro (manual e computadorizado) observa-se a alta concordância entre as grandezas cefalométricas (das cinco medidas analisadas, quatro foram concordantes com p = 1) (Silveira, 2010)[35] e por meio do fator de magnificação verifica-se os valores das dimensões e proporções entre imagem real e fotografia (freitas, 2008)[36].

As Análises Antropométricas permitem definir o tipo de crescimento craniofacial, o padrão e a direção do crescimento; observa o crescimento dos distintos componentes ósseos do crânio e da face; analisa as informações relacionadas com a anatomia do esqueleto facial, a relação com as bases ósseas, a relação de posicionamento dentário e a avaliação do perfil tegumentar (Martins et al., 1995; Ferreira, 2002; Tallazi, 2005)[37-39].

Na cefalometria, é fundamental a localização exata dos pontos de referência na região craniofacial, dentoalveolar e de tecidos moles, por meio dos quais linhas e planos podem ser construídos e medidas lineares e angulares obtidas (Ricketts, 1970; Baumrind e Frantz, 1971; Albuquerque e Almeida, 1998; Neto, 2004; Kazandjian *et al.*, 2006)[40-44]. Durante muito tempo o método manual foi o único utilizado para a execução do traçado cefalométrico e a obtenção das medidas angulares e lineares necessárias em sua interpretação[45].

No que diz respeito à análise facial, vários autores apresentaram, a partir de seus estudos, sua importância para o diagnóstico do clínico. Sugere-se que para a análise facial ser considerada confiável é necessário que os seguintes aspectos sejam aferidos na posição frontal e de perfil: rosto, feições, simetria, harmonia e proporções faciais; tendência a qual tipo de face; altura e largura facial; terços faciais, em especial o inferior; largura bizigomática; contorno e grau de curvatura do perfil; formato do crânio e da cabeça; linha do cabelo; testa; olhos; sobrancelhas; orelhas; maxila, forma e altura da mandíbula, largura bigoníaca, contorno do queixo; lábios, língua, boca, dentes, linha média, posição do filtro, oclusão e sorriso; bochechas; nariz, ângulo nasolabial, base e projeção nasal; linha queixo-pescoço; músculos, expressões faciais e marcas de expressão (Fig. 14-2). Nesse tipo de análise, deve-se levar em conta que a face é uma particularidade de cada um e não existe uma exatamente igual à outra. A análise deve considerar o sexo, os traços familiares, a tipologia facial, a raça e a etnia (Suguino et al., 1996; Tamirez et al., 2009)[33,46].

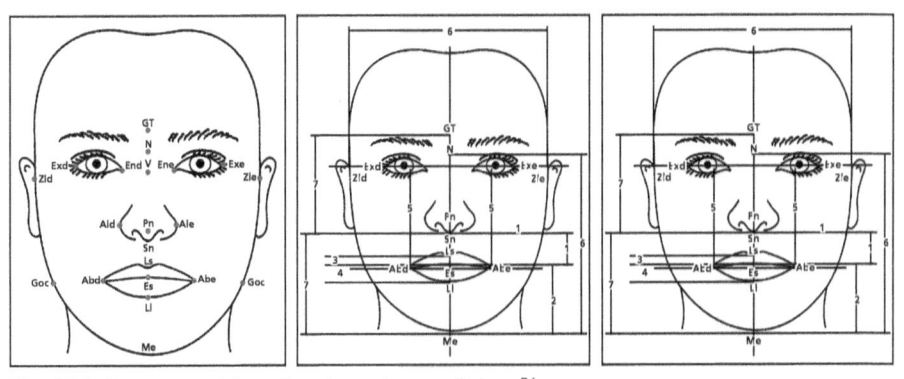

Fig. 14-2. Pontos, medidas e ângulos antropométricos.[54]

A utilização de algumas dessas medidas antropométricas faciais é indicada durante a avaliação realizada pelo fonoaudiólogo que atua em motricidade orofacial (Farkas et al., 1994; Marchesan, 2003; Marchesan et al., 2012)[24,25,47,48].

Pode-se verificar que trata-se de um método de análise efetivo e não invasivo, que pode ser direto, obtido por meio da mensuração na própria pessoa estudada, ou indireto, a partir de radiografias (cefalometria), fotografias bi ou tridimensionais. A maneira pela qual os dados são coletados deve ser considerada ao se comparar a medida obtida e os parâmetros referidos na literatura, em razão da pequena variação entre os valores adquiridos de forma direta e indireta (Ramires et al., 2011; Costa et al., 2004 Ferrario et al., 1993; Reche et al., 2002; Colombo et al., 2004; Colombo et al., 2004)[49-54].

A análise facial quantitativa de tecido mole constitui-se como parte essencial do diagnóstico das alterações dentofacial e de deformidades. Este método descreve o esboço matemático de objetos e pode analisar quantitativamente as características de forma globais deles/delas, independente do tamanho deles/delas, orientação de espaço, ou relação para referência de planos. Ambas as análises de séries de Fourier clássica e Fourier elíptico foram prosperamente aplicadas para o estudo quantitativo das formas biológicas em odontologia, e recentes revisões extensas pode ser encontradas (Ferrario e Sforza, 2005)[55].

A simplicidade relativa do método, comparada a técnicas modernas sofisticadas, podem utilizar estes como prova ao explicar o resultado de uma análise de fotogrametria em uma sala de tribunal. Seria prematuro concluir, como fizeram alguns autores, que esse método de identificação que usa pontos faciais é ineficiente. Este texto (Allen, 2008)[56] verifica aproximações teóricas que maximizam o valor de informação de fotogramétrica (Rodrigues *et al.*, 2008)[57]. Uma avaliação justa da fotoantropometria só será possível se esse método for aplicado em um contexto prático e os resultados avaliados (Fig. 14-3); nós não deveríamos descartar nem ligeiramente os métodos introduzidos por Bertillon, que eram, historicamente, tão importantes em execução da lei (Allen, 2008)[56].

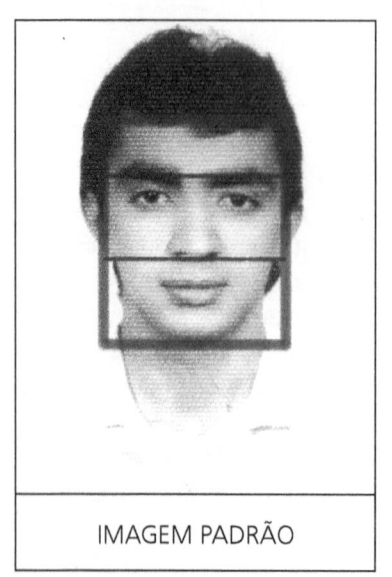

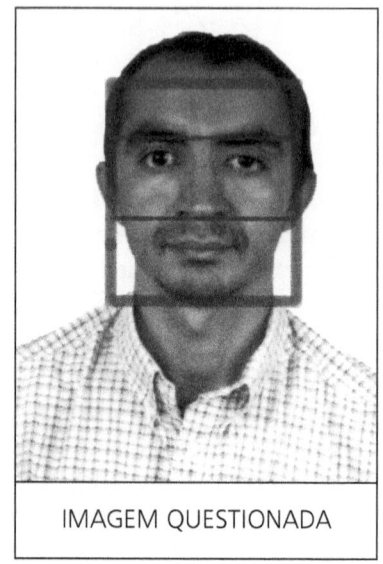

Fig. 14-3. Imagem para retirada e análise das medidas antropométricas. (**A**) Imagem padrão. (**B**) Imagem questionada.

Morfologia

A face humana possui inúmeras características que são utilizadas para reconhecer as pessoas, como por exemplo: os olhos, sobrancelhas, boca, nariz e cabelo que são as características mais utilizadas. Para descrever uma pessoa é necessário analisar o posicionamento, forma e tamanho dessas características, além da distância que separa cada uma delas. A partir dessas informações é possível caracterizar uma pessoa e essas influenciarão na tomada de decisão sobre o método de reconhecimento e análise da face (Cattoni, 2006)[11].

O fonoaudiólogo é um dos profissionais que realiza a análise facial em seus pacientes ao avaliar suas estruturas orofaciais, em que se abordam os aspectos morfológicos, posturais e funcionais. Além disso, acredita-se que geralmente faz parte da avaliação fonoaudiológica a definição do tipo de face a partir dos achados clínicos e da correlação com as características gerais de cada tipo. O Protocolo MGBR avalia a antropometria, a morfologia e fisiologia das estruturas da face, colaborando de forma muito positiva a análise de face forense (Marchesan, 2003; Marchesan et al., 2010)[47,48].

Quanto as possíveis características morfológicas das estruturas da face utilizadas em trabalhos de Representação Facial e Retrato Falado são: cabelos (cor, natureza, alterações, ausências (calvície), implante); testa (altura, largura, perfil e rugas); sobrancelhas (forma, direção, comprimento, espessura); olhos (formato e posição na face, tamanho, cor, assimetria, olheiras); orelhas (forma do pavilhão auricular, separação com relação a cabeça, formato do lobo); nariz (comprimento, forma, tamanho, ponta, dorso, narinas); lábios (espessura, posição das comissuras, tamanho); queixo (tamanho, comprimento, formato) e outras características como manchas, cicatrizes (Fig. 14-4) (Cattoni, 2006; Rodrigues et al., 2008; Marchesan et al., 2012; Rodrigues et al., 2008; Lima, 2010; Reis, 2013)[12,13,47,48,58,59].

Em vários trabalhos estudados os resultados demonstraram que a análise facial subjetiva é um método eficiente na classificação do padrão facial (Feres e Vasconcelos, 2009)[60]. Morfologia não se mede, se observa, mas embora a avaliação morfológica não seja uma tarefa para obter-se com números, pode-se fazê-la com medições visuais, através de enquadramentos e comparações. A percepção de proporções é uma boa maneira de se executar essa tarefa. Muitos foram os estudos que comprovam que a avaliação e o tratamento da odontologia necessitam da avaliação do tecido mole para juntos chegarem a uma harmonia (Câmara, 2006)[61]. Concluiu-se que as pesquisas qualitativas e quantitativas são complementares, pois uma análise de resultados, com base somente em um parâmetro, pode mascarar o resultado real e revelar aspectos parciais (Delalíbera et al., 2010)[62].

| I.P | I.Q |

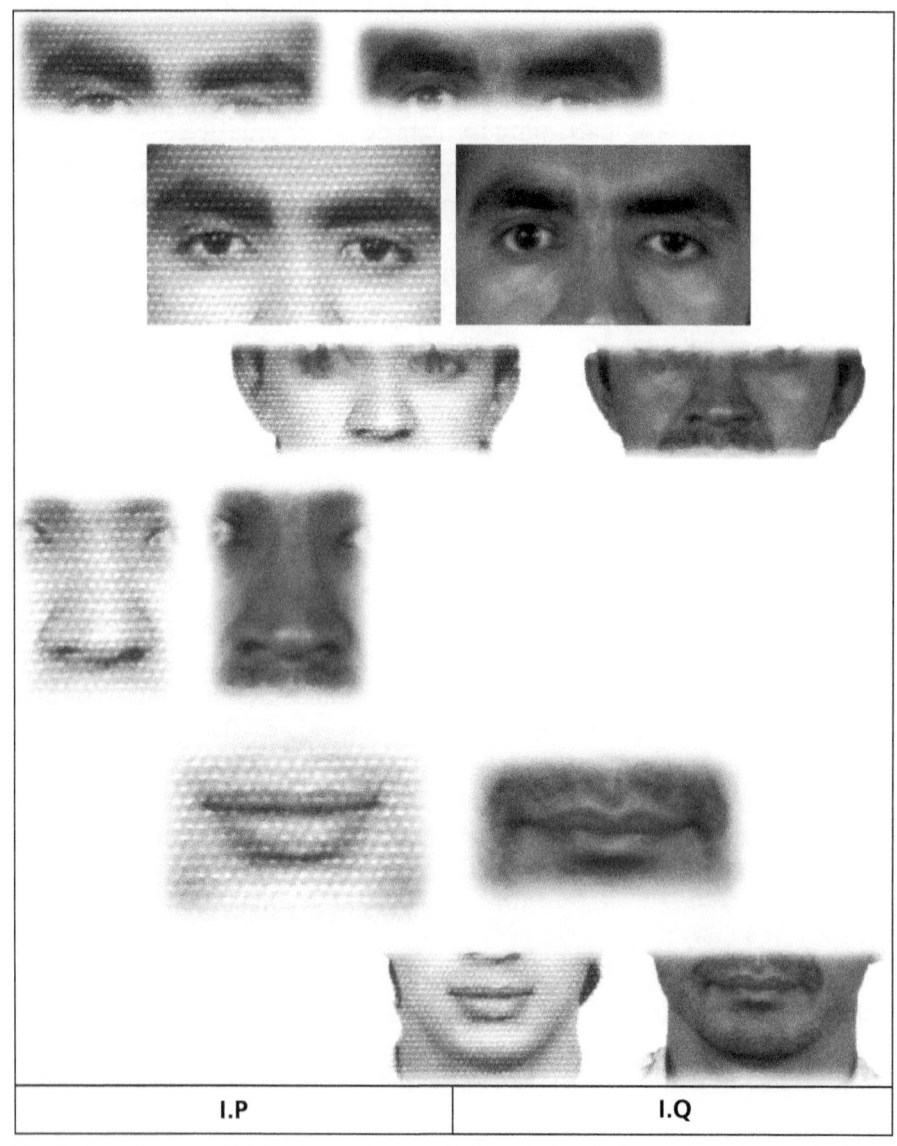

Fig, 14-4. Análise morfológica das partes constitutivas da face (sobrancelha, olhos, nariz, boca e queixo).

Sobreposição

É a justaposição de uma imagem sobre a outra com diferentes níveis de transparência, sendo realizado um deslocamento do traçado mais recente com relação ao antigo, de forma que os pontos de referências de ambas as imagens fiquem sobrepostos mediante a técnica de superposição escolhida (Fig. 14-5).

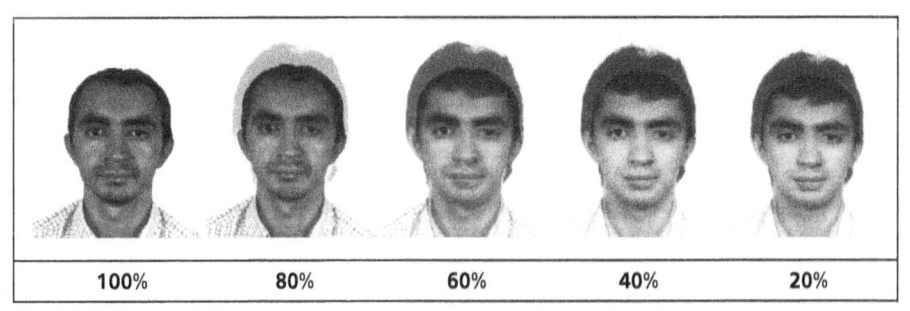

Fig. 14-5. Sobreposição.

Em seguida é realizada uma rotação do traçado ajustando as estruturas de forma que fiquem coincidentes entre si. Todas essas ações são realizadas de forma automática, restando ao perito somente escolher qual técnica de sobreposição ele deseja executar (Souza et al., 2012)[63]. A imagem padrão é sobreposta à imagem questionada com os níveis de transparência (aplicação de gradientes de 100, 80, 60, 40 e 85% por exemplo). A sobreposição é comumente usada junto aos outros métodos para formar a conclusão.

CONSIDERAÇÕES E PERSPECTIVAS

Para que o trabalho prosopográfico seja aceito e reconhecido em processos criminais, é importante que se conheça o processo judicial e seu embasamento jurídico. Destaca-se, contudo, que o Código Civil Brasileiro, Art. 79 cita que não é necessário o consentimento da pessoa retratada quando assim o justifique a sua notoriedade, o cargo que desempenhe, as exigências de polícia ou de justiça, finalidades científicas, didáticas ou culturais, ou quando a reprodução da imagem vier enquadrada em lugares públicos, em fatos de interesse público ou que hajam decorrido publicamente.

Portanto, o direito à imagem é resguardado de forma clara, feitas as ressalvas ao uso informativo e que não atinjam a honra ou a respeitabilidade do indivíduo (Dantas, 2007)[64]. Assim sendo, da maneira como está posta no CPC (Código de Processo Civil), a fotografia é considerada como meio de prova típica documental[65].

O conhecimento sobre a proporção de rostos é necessário para nortear a finalização da imagem e a auxiliar nas conclusões do perito (Lima, 2010)[58]. Dessa forma, o perito deve ser um especialista na área (anatomia, fisiologia etc.) e ter experiência comprovada na área. Os especialistas em face são melhores e mais confiáveis que os outros (Davis et al., 2012; Won-Joon, 2009)[66,67].

O conhecimento geral de áreas de Computação Gráfica, Informática, Desenho, Fotografia, Estatística e outras áreas aplicáveis à análise facial deve ser aprimorado pelos especialistas e constantemente atualizado em especial para permitir que se obtenham os melhores tratamentos de imagens, maximizando a utilização de imagens de baixa qualidade e trabalhando-as de forma a não afetar a originalidade da prova (Renderson, 2001)[68].

Conhecer o universo jurídico, a face humana e tudo que a compõe é um desafio a ser superado pelos especialistas que desejem trabalhar na área de Prosopografia. Novas técnicas de identificação mais seguras estão sendo estudadas e o desafio será aumentar o grau de precisão da identificação facial humana, a prosopografia.

Este capítulo buscou apresentar aos profissionais da fonoaudiologia e áreas fins o trabalho e a contribuição que a Fonoaudiologia pode dar à sociedade atuando direta ou indiretamente em situações que envolvam a justiça. No entanto, é preciso continuar a busca e a capacitação incessante do conhecimento em todas as áreas da Comunicação Humana, pela informação e utilização de novas Tecnologias da Informática (TI) e do Direito, que mudam e evoluem constantemente. Além de cursos, especializações, pesquisas, mestrados e doutorados na área da fonoaudiologia.

REFERÊNCIAS BIBLIOGRÁFICAS

1. Gunduz Arslan S, Genc C, Odabas BJ et al. Comparison of facial proportions and anthropometric norms among turkish young adults with different face types. Aesth Plast Surg 2008;32:234-42.
2. Azevedo JF, Resende RV. Prosopografia: estudo comparativo das medidas antropométricas de imagem padrão e questionada em sujeito conhecido. Rev CEFAC 2014;16(1):202-13.
3. Araújo MEC, Pasquali L. Datiloscopia – A determinação dos dedos. 2006; p.11-12. 1ª edição. (L. PasqualiTirant lo Blanch, 2006).
4. Conselho Federal de Fonoaudiologia – Lei 6965/81 do Código de Ética da Fonoaudiologia, 2004.
5. Wikipédia, a enciclopédia livre. Ciência Forense. Disponível em: <http://pt.wikipedia.org/wiki/Ciência Forense>
6. Academia Brasileira de Fonoaudiologia forense. Disponível em: <http://www.acadeffor.com.br/>
7. Comitê de Motricidade Orofacial da Sociedade Brasileira de Fonoaudiologia. Documento Oficial 03/2003. Dicionário de Motricidade Orofacial 2003.
8. Cattoni DM, Fernandes FD, Andrade CR et al. Estudo sobre as medidas faciais em crianças: correlações com alteração de mordida e uso de aparelho ortodôntico. Rev Soc Bras Fonoaudiol 2005;10(1):1-6.

9. Cattoni DM, Fernandes FD. Medidas e proporções faciais em crianças: contribuições para a avaliação miofuncional orofacial. *Pró-Fono* 2004;10(1):7-18.
10. Silva HJ, Cunha DA. Considerações sobre o uso do paquímetro em motricidade oral. *Rev Soc Bras Fonoaudiol* 2003;2(4):59-66.
11. Cattoni DM. *O uso do paquímetro na motricidade orofacial. Procedimentos de avaliação.* Barueri: Pró-Fono, 2006.
12. Cattoni DM. O uso do paquímetro na avaliação da morfologia orofacial. *Rev Soc Bras Fonoaudiol* 2006;11(1):52-58.
13. Rodrigues FV, Monção FRC, Moreira MBR et al. Variabilidade na mensuração das medidas orofaciais. *Rev Soc Bras Fonoaudiol* 2008;13(4):332-37.
14. Santos R, Fujão C. Curso pós graduação: técnico superior de HST. Universidade de Évora, 2003.
15. Enlow DH, Poston WR, Bakor SF. *Crescimento facial.* São Paulo: Artes Médicas, 1993.
16. Cattoni DM, Fernandes FDM. Medidas antropométricas orofaciais de crianças paulistanas e norte-americanas: estudo comparativo. *Pró-Fono Rev Atual Cientif* 2009;21(1):25-30.
17. Le TT, Farkas LG, Ngim RCK et al. Proportionality in Asian and north American Caucasian faces using neoclassical facial canons as criteria. *Aesth Plast Surg* 2002;26(1):64-69.
18. Farkas LG, Deutsch CK. Anthropometric determination of craniofacial morphology. *Am J Med Genet* 1996;65(1):1-4.
19. Farkas LG. Examination. In: Farkas LG. (Ed.). *Anthropometry of the head and face.* 2nd ed. New York: Raven, 1994. p. 3-56.
20. Ward RE, Jamison PL, Farkas LG. Craniofacial variability index: a simple measure of normal and abnormal variation in the head and face. *Am J Med Genet* 1998;80(3):232-40.
21. Ward RE. Facial morphology as determined by anthropometry: keeping it simple. *J Craniofac Genet Dev Biol* 1989;9:45-60.
22. Allanson JE. Objective techniques for craniofacial assessment: what are the choices? *Am J Med Genet* 1997;70:1-5.
23. Ward RE, Jamison PL, Allanson JE. Quantitative approach to identifying abnormal variation in human face exemplified by a study of 278 individuals with five raniofacial syndromes. *Am J Med Genet* 2000;91(1):8-17.
24. Farkas LG, Ngim RCK, Venkatadri G. Racial and ethnic morphometry differences in the craniofacial complex. In: Farkas LG. (Ed.). *Anthropometry of the head and face.* 2nd ed. New York: Raven, 1994. p. 201-18.
25. Wikipédia, a enciclopédia livre. Biometria. Disponível em: <http://pt.wikipedia.org/wiki/Biometria>
26. Almeida OCP. *Técnicas de processamento de imagens para localização e reconhecimento de faces.* São Carlos, São Paulo: ICMC-USP: 2006 Out.
27. Werzbitzki JL. *Representação facial humana – Retrato falado.* Curitiba: Juruá, 2000.
28. Gerson Inácio. *Apostila do curso de representação facial humana.* No prelo 2010.
29. Dias PEM. *Análise da morfologia labial com interesse para reconstrução facial forense.* Universidade de São Paulo – Faculdade de Odontologia, São Paulo 2013.
30. Houaiss A, Villar MS, Franco FMM. *Míni dicionário Houaiss.* 3. ed. Rio de Janeiro: Objetiva, 2009.
31. FISWG: Facial Identification Scientific Working Group. Section 6 *Guidelines for Facial Comparison Methods.* Version 1.0 2012.02.02. Disponível em: <www.fiswg.org>
32. Davis JP, Jansari A, Lander K. I never forget a face! *Psychologist* 2013;26(10):726-29. Disponível em: <www.thepsychologist.org.uk>
33. Suguino R, Ramos AL, Terada HH et al. Análise facial. *Rev Dental Press Ortodon Ortop Maxilar* 1996;1(2):86-107.
34. Farkas LG, Tompson BD, Katic MJ et al. Differences between direct (anthropometric) and indirect (cephalometric) measurements of the skull. *J Craniofac Surg* 2002;13(1):105-8.

35. Silveira LGG, Giovedi MCM, Hummel AD et al. *Estudo da análise cefalométrica computadorizada realizada em diferentes centros radiológicos de São Paulo.* Departamento de informática em saúde Universidade Federal de *São Paulo* 2010. Disponível em: <www.sbis.org.br/cbis11/arquivos/634.pdf>
36. Freitas LMA. *Estudo cefalométrico das estruturas esqueléticas, dentárias e tegumentares em jovens brasileiros fenodermas, leucodermas,melanodermas com oclusão normal.* (Tese Doutorado) da Faculdade de Odontologia de Bauru, Universidade de São Paulo. Bauru, 2008.
37. Martins LP, Pinto AS, Martins JCR et al. Erro de reprodutibilidade das medidas cefalométricas das análises de Steiner e de Ricketts, pelo método convencional e pelo método computadorizado. *Rev Ortodontia* 1995;28(1):4-17.
38. Ferreira FV. *Ortodontia, diagnóstico e planejamento clínico.* São Paulo: Artes Médicas, 2002.
39. Tollazi AL. *A influência do controle de qualidade em telerradiografias em norma lateral e na obtenção de pontos cefalométricos.* São Paulo: Faculdade de Odontologia da Universidade de São Paulo, 2005.
40. Ricketts RM. Analysis the interim. *Angle Orthod* 1970;40(2):129-37.
41. Baumrind S, Frantz RC. The reliability of head film measurements- conventional angular and linear measures. *Am J Orthod* 1971;60:505-17.
42. Albuquerque Jr HR, Almeida MHC. Avaliação do erro de reprodutibilidade dos valores cefalométricos aplicados na filosofia Tweed-Merrifield, pelos métodos computadorizado e convencional. *Rev Ortodontia* 1998;31(3):18-30.
43. Neto MA. *Estudo da padronização para a determinação de pontos cefalométricos utilizados na cefalometria radiológica.* São Paulo: Faculdade de Odontologia da Universidade de São Paulo, 2004.
44. Kazandjian S, Kiliaridis S, Mavropoulos S. Validity and reliability of a new edge-based computerized method for identification of cephalometric landmarks. *Angle Orthod* 2006;4(76):619-24.
45. Cattoni DM. *Avaliação quantitativa das estruturas orofaciais.* Respirador oral. São José dos Campos: Pulso, 2003; p.81-88.
46. Ramires RR, Ferreira LP, Marchesan IQ et al. Relação entre cefalometria e análise facial na determinação do tipo de face. *Rev CEFAC* 2009;11(3):349-54.
47. Marchesan IQ. Protocolo de avaliação miofuncional orofacial. In: Krakauer HL, Francesco R, Marchesan IQ. (Eds.). Respiração oral. Coleção CEFAC. São José dos Campos: Pulso. 2003. p. 55-79.
48. Marchesan IQ, Genaro KF, Berretin GF et al. Avaliação miofuncional orofacial: protocolo MBGR 2012. Disponível em: <http://www.cefac.br/publicar/conteudo.php?id=202>
49. Ramires RR, Ferreira LP, Marchesan IQ et al. Medidas faciais antropométricas de adultos segundo tipo facial e sexo. *Rev CEFAC* 2011;13(2):245-52.
50. Costa LAL, Fernandes GO, Kanazawa LS et al. Análise facial-revisão de literatura. *J Bras Ortod Ortop Facial* 2004;9(50):171-76.
51. Ferrario VF, Sforza C, Miani A et al. Craniofacial morphometry photographic evaluations. *Am J Orthod Dentofacial Orthop* 1993;103(4):227-37.
52. Reche R, Colombo VL, Verona J et al. Análise do perfil facial em fotografias padronizadas. *Rev Dental Press Odont Ortop Facial* 2002;7(1):37-45.
53. Colombo VL, Moro A, Rech R et al. Análise do perfil facial em fotografias padronizadas parte 1- avaliação em repouso. *Rev Dental Press Odont Ortop* 2004;9(3):47-58.
54. Colombo VL, Moro A, Rech R et al. Análise do perfil facial em fotografias padronizadas parte 2- avaliação durante o sorriso. *Rev Dental Press Odont Ortop* 2004;9(4):86-97.
55. Ferrario VF, Sforza C et al. Elliptic Fourier analysis of facial profiles during growth and development. *Int J Adult Orthodon Orthognath Surg* 2002;17(4):348-54.

56. Allen RJ. *Exact solutions to Bayesian and maximum likelihood problems in facial identification when population and error distributions are known.* Department of Psychology, Goldsmiths, University of London New Cross, London SE14 6NW. UK: Elsevier Ireland, 2008.
57. Rodrigues FV, Monção FRC, Moreira MBR et al. Variabilidade na mensuração das Medidas orofaciais variabilidade das medidas orofaciais. *Rev Soc Bras Fonoaudiol* 2008;13(4):332-37.
58. Lima CW. *Curso de representação facial humana* – Módulos 1 e 2. SENASP/MJ, 2010.
59. Reis AB. *Retrato falado e desenho para criminalística.* Campinas, SP: Millennium, 2013.
60. Feres R, Vasconcelos MHF. Estudo comparativo entre a análise facial subjetiva e a análise cefalométrica de tecidos moles no diagnóstico ortodôntico. *Rev Dental Press Ortodon Ortop Facial* 2009;14(2):81-88.
61. Câmara CALP. Estética em ortodontia: Diagramas de Referências Estéticas Dentárias (DRED) e Faciais (DREF). *Rev Dental Press Ortodon Ortop Facial*, Maringá, 2006;11(6):130-56.
62. Delalíbera HVC, Silva MC, Pascotto RC et al. Avaliação estética de pacientes submetidos a tratamento ortodôntico. *Acta Scientiarum Health Sciences*, Maringá, 2010;32(1):93-100.
63. Souza LBS, Goes CE, Angelo MF. *Desenvolvimento de um módulo de sobreposição cefalométrica e a implementação de novas análises para o projeto odontoradiosis.* 2012. Disponível em: <portal/arquivos/programacao-poster-2012.pdf/at.../file>
64. Dantas RT. A fotografia digital como meio de prova no processo civil e trabalhista. Publicado em 03/2007. Elaborado em 03/2007. Disponível em: <http://jus.com.br/artigos/9642/a-fotografia-digital-como-meio-de-prova-no-processo-civil-e-trabalhista>
65. Brasil. Código Civil – Lei nº 10.046, de 10 de Janeiro de 2002. Disponível em: <www.planalto.gov.br/ccivil_03/leis/2002/l10406.htm>
66. Davis JP, Valentine T, Wilkinson C. *Facial image comparison craniofacial identification.* Cambridge University. Cambridge: C Wilkinson, C. Rynn, 2012. part. 1, cap. 12.
67. Won-Joon Lee, Wilkinson C, Memon A et al. *Matching unfamiliar faces from poor quality Closed-Circuit Television (CCTV) footage: an evaluation of the effect of training on facial identification ability.* AXIS 2009;1(1).
68. Renderson Z, Bruce V, Burton AM. Matching the faces of Robbers captured on video. *Appl Cognit Psychol* 2001;15:445-64.

Capítulo

15

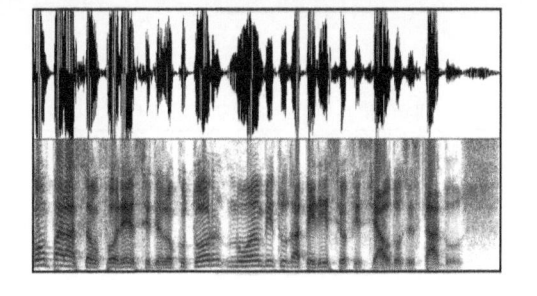

COMPARAÇÃO FORENSE DE LOCUTORES NO ÂMBITO DA PERÍCIA OFICIAL DOS ESTADOS

Cintia Schivinski Gonçalves ◼ Tiago Petry

INTRODUÇÃO

Este capítulo objetiva apresentar ao leitor a abordagem prevalentemente dada à perícia de Comparação de Locutor (doravante "CL") por órgãos periciais oficiais de estados do sul do Brasil, aproximando a pesquisa científica no campo das Ciências da Fala da aplicação forense. Vinculada à subárea conhecida como Fonética Forense, a CL é o confronto que visa estabelecer se duas (ou mais) amostras de fala foram produzidas por um mesmo indivíduo. Após a exposição, conclui-se que, para a sedimentação do método amplamente utilizado pela comunidade de Peritos Criminais oficiais é necessário que se amplie o conhecimento acerca, especialmente, à variabilidade intra e interindividual dos elementos caracterizadores que compõem o conjunto de parâmetros técnico-comparativos utilizados no confronto das amostras de fala e por impacto das variáveis independentes inerentes ao contexto de manifestação da oralidade.

A LINGUÍSTICA FORENSE

Na definição da área de inserção da CL, tem-se a Linguística Forense como o "estudo científico da linguagem dirigido aos objetivos e contextos forenses" (McMenamun, 2002)[21].

Tal conceituação* permite a percepção de que a Linguística Forense abrange uma ampla gama de tipos de perícias relacionadas com a linguagem oral (atendidas normalmente nos órgãos periciais brasileiros pelas seções de perícias em registros de áudio) e com a linguagem escrita (atendidas normalmente nos ór-

---

*Um glossário com termos específicos é apresentado no ANEXO 1.

gãos periciais brasileiros pelas seções de documentoscopia). Independente do meio de manifestação (oral ou escrito), as perícias em produção de linguagem podem objetivar a definição da origem de produção(ões) oral(is) ou escrita(s), ou seja, determinar o autor (locutor ou escritor) responsável pela feitura de uma determinada amostra linguística (essa intitulada, conforme Rose (2002)[27], amostra questionada); a verificação da autenticidade do conteúdo gravado ou escrito, assim como da mídia que porta, respectivamente, as falas e as escritas que se suspeita terem sido vitimadas por manipulação; e a depreensão do texto originalmente falado (quando o áudio mostra-se ininteligível) ou escrito (nos casos de sobretraçados de adulteração).

A transposição da oralidade para o meio gráfico é costumeiramente referida no Brasil como Degravação ou Transcrição Fonográfica (Braid, 2003)[3], requerendo, quando se observa baixo nível de inteligibilidade, a aplicação prévia de recursos de amplificação e filtragem para melhoramento da qualidade do sinal e consequente discriminação do proferido. Discute-se indefinidamente, já há algum tempo, se este tipo de trabalho compreende, de fato, um exame pericial.

AS PERÍCIAS EM REGISTROS DE ÁUDIO

Especificamente quanto às análises em registros de áudio, de competência da intitulada Fonética Forense, subárea da Linguística Forense atualmente vinculada à Sociofonética (Gonçalves, 2013; Thomas, 2011)[11,29], são realizadas no Brasil, em âmbito oficial, a Análise de Conteúdo e as perícias de Verificação de Edição e de CL (Morrison et al., 2009)[22], consideradas variações de nomenclatura decorrentes de particularidades administrativas (dos Departamentos/ Institutos de Criminalística das Unidades da Federação) ou da formação e rigor técnico dos peritos responsáveis pelo atendimento das perícias em áudio.

A Análise de Conteúdo aproxima-se da tradicional transcrição/degravação, diferindo dessa essencialmente por não ser literal e por ter como premissa a impossibilidade de correspondência fidedigna entre a versão oral e a versão gráfica (transcrita) da fala. Admitindo-se a impossibilidade de fazer tal transposição sem que ocorra a emissão de juízo*, procede-se à segmentação do sinal de áudio, sendo o conteúdo de cada trecho demarcado vinculado, preferencialmente, ao respectivo arquivo digital e apresentado em forma de sinopse, com localização das temáticas tratadas nos diálogos mantidos.

Na verificação de edição são procurados elementos indicativos de alteração no conteúdo original da gravação, especificamente os que possam levar à compreensão diversa da realidade, modificando o sentido das declarações, imputan-

---

*Não é atribuição do Perito Criminal a emissão de julgamento, entre eles o relativo ao significado comunicativo implícito, por exemplo, se uma dada sentença denota ironia, raiva, desprezo, etc.

do ou eliminando culpa. Assim, procuram os peritos por vestígios de inserções (introdução de trechos oriundos de outras gravações), supressões (eliminação de trechos), superposições (mistura de ruídos ou de sons ao registro original) e remanejamentos (mudança na ordem dos eventos).

A metodologia utilizada na Verificação de Edição prevê a localização de descontinuidades e anormalidades do sinal de áudio, a observação da compatibilidade entre a banda de frequência do sinal e a mídia de armazenamento, a detecção de mudanças nos padrões de ruído de fundo que sejam incoerentes com a sequência de eventos, a identificação de pontos de ausência de sinal e de sinais transitórios que possam estar relacionados a operações analógicas de edição, além da examinação do processo de produção das falas registradas no sinal sonoro (coarticulação, prosódia, nexo discursivo, coerência contextual, coerência entre as intensidades do áudio e a posição relativa das fontes sonoras, entre outros).

Quanto ao reconhecimento de um indivíduo a partir de sua voz e fala, a literatura o apresenta sob o título de "Reconhecimento de Locutor" (Hollien, 2002; Nolan, 1983; Rose, 2002)[12,23,27]. Segundo os autores, no Reconhecimento de Locutor pode-se almejar a identificação ou a verificação, envolvendo, ambas as tarefas (Nolan, 1983)[23], "[...] um processo de decisão que confirma ou nega que duas amostras de voz foram produzidas pelo mesmo aparato vocal".

Na tarefa de "Identificação de Locutor", procede-se à comparação da amostra de fala de um indivíduo desconhecido com um grupo de amostras de fala pertencentes a locutores de identidade sabida, montado para fins de realização de confronto ou que integrem um determinado banco de dados de produções orais, o último ainda inexistente de forma consistente no Brasil.

Atualmente, as perícias em registro de áudio em âmbito nacional mostram-se imersas em um contexto no qual prevalece a tarefa de "verificação", sendo confrontadas propriedades de, em geral, duas amostras, tendo sido uma delas, a relativa ao locutor que se deseja saber a autoria, obtida por meio de um ou mais registros de interceptação telefônica e/ou gravação ambiental*, e a outra relativa ao locutor de identidade conhecida, recolhida pelos próprios peritos em procedimento de coleta técnica de padrão vocal.

Após recente discussão promovida por Peritos Criminais oficiais acerca da pertinência da expressão "Verificação de Locutor"; tendo havido certo consenso para o fato de que as amostras linguísticas no confronto realizado são efetivamente comparadas e não verificadas isoladamente; e em razão de ser "comparação" o

---

*Tem-se mostrado cada vez mais raro o envio aos Departamentos/ Institutos de Criminalística de áudios armazenados em mídias analógicas (fita cassete, microcassete, VHS, etc). Já os dispositivos móveis de armazenamento de dados por meio eletrônico (cartões de memória, *pen-drives*, etc), quando encaminhados, acondicionam arquivos digitais de áudio normalmente compactados, cuja tendência é a inadequação, ao menos parcial para a perícia de CL em razão da inerente degradação acústica.

vocábulo que efetivamente representa (Ericsson, 2012; French e Harrison, 2007; Gold e French, 2011; Watt, 2010)[6,8,10,30] o tipo de reconhecimento técnico-pericial aqui considerado, optou-se pelo uso da expressão "Comparação de Locutor" ao longo deste Capítulo.

Com relação à nomenclatura, cabe ainda pontuar que, no Brasil, devido ao conhecimento de que o conteúdo relativo à voz, motricidade orofacial, linguagem e audição, como visto pelo Fonoaudiólogo, é especialmente útil para a CL, há, por vezes, o emprego, de forma equivocada, de termos equivalentes à CL como se esses fossem correspondentes exatos da circulante expressão Fonoaudiologia Forense. A falha de acepção neste caso, a nosso ver, está no fato de que o termo Fonoaudiologia Forense refere-se à atividade profissional do Fonoaudiólogo no âmbito jurídico de maneira geral e não exclusivamente à análise de registros de voz/fala em áudio para reconhecimento de autoria. Sob esta perspectiva, a denominada Fonoaudiologia Forense deve contemplar qualquer tipo de perícia cuja matéria seja inerente à habilitação do fonoaudiólogo (nos termos da Lei nº 6.965, de 9 de dezembro de 1981), podendo ser citados, como exemplos, os prejuízos ocupacionais em audição e voz; e os danos permanentes em motricidade orofacial e linguagem que se suspeita terem sido provocados por terceiros.

Reitera-se, então, que a posição quanto à inserção da CL assumida ao longo deste texto, é a de que essa, em concordância com o internacionalmente instituído, é um dos tipos de perícia da área já descrita como Linguística Forense.

A PERÍCIA DE COMPARAÇÃO DE LOCUTOR (CL)

Na perícia de CL objetiva-se definir a autoria de falas armazenadas em uma determinada mídia, avaliando se essas, de fato, foram produzidas (ou não) pelo aparelho fonador de um determinado indivíduo (suspeito, indiciado ou réu). Por conceito, a CL envolve "a comparação de uma amostra de fala teste [amostra questionada] com uma amostra de referência [amostra padrão] de um único locutor" (Nolan, 1983)[23].

O Contexto da CL no Brasil

Especificamente no Brasil, são possíveis solicitantes da perícia de CL a Autoridade Policial (Delegado), o Policial Militar (Oficial responsável por Inquéritos Policiais Militares), a Autoridade Judiciária (Juiz de Direito), o Ministério Público (Promotor de Justiça) e a Defensoria Pública (Defensor Público). Ressalva-se que, diferentemente do que ocorre em outros países (entre eles o Reino Unido, profícuo em publicações na área de Fonética Forense), a perícia criminal nacional está a cargo exclusivo do Estado, cabendo à iniciativa privada somente a participação autônoma como Perito Judicial, quando nomeado pelo Juízo ou Assistente Técnico, quando contratado pela parte.

Na examinação atinente à CL são analisadas as amostras apresentadas para confronto, tendo-se, de um lado, o áudio questionado fornecido pelo requerente (interceptações telefônicas legalmente autorizadas, radiodifusão ou gravações ambientais) e, de outro, o áudio padrão, preferivelmente recolhido por peritos da área em procedimento técnico de coleta de material. Tal coleta é um procedimento que compreende, grosso modo, a apresentação dos presentes, prólogo sobre o procedimento a ser realizado, teste de gravação para verificação da qualidade do sinal (com os locutores frente a frente, estando o microfone em pedestal de mesa localizado a pouca distância do fornecedor do padrão), gravação de fala espontânea* sobre tema de interesse do locutor-alvo (sendo comuns relatos sobre história de vida pessoal e sobre as circunstâncias de eventuais aprisionamentos), atentando-se para que haja mínima interferência dos peritos. A isso segue, opcionalmente, o registro da enunciação de sentenças predefinidas, cuja forma de eliciação (a partir de modelo oralmente fornecido, sentença escrita etc.) condiz com os preceitos teóricos admitidos.

Dessa forma, o delineamento de confronto mais comumente encontrado na rotina de realização da perícia de CL no Brasil contempla a contraposição dos dados de fala advindos, como ilustrado na Figura 15-1, de dois tipos de gravação: uma gravação desavisada (que compreende um ou mais registros de interceptação telefônica judicialmente autorizada) e uma gravação avisada (registro ambiental único de entrevista semidirigida, colhido para fins periciais), sendo tais gravações compulsoriamente não contemporâneas.

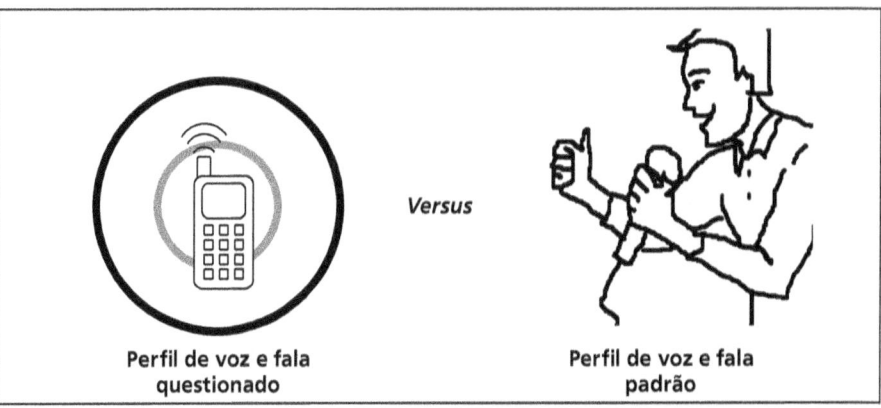

| Perfil de voz e fala questionado | Versus | Perfil de voz e fala padrão |

Fig. 15-1. Configuração comumente encontrada na CL no Brasil (Gonçalves, 2013)[11].

---

*A rigor, assume-se que a fala obtida através da gravação desavisada (interceptação telefônica feita sem a ciência dos locutores) é prevalentemente casual. Já a gravação avisada, provinda da coleta técnica de padrão vocal para fins de perícia, é admitida (em razão de compreender uma entrevista semidirigida, contexto enquadrado por Labov,[15] como formal, e de se ter excertado os dois ou três primeiros minutos iniciais da conversação) como sendo prevalentemente espontânea.

Contrastando os mencionados tipos de gravação, tem-se, em essência, o meio em que se estabelece o diálogo casual/espontâneo (se ao telefone, no caso da gravação via interceptação, ou presencialmente, no caso da gravação ambiental) e a ciência (ou não) dos locutores acerca da realização da gravação. Podem ser citados como aspectos divergentes entre as gravações desavisada e avisada, ainda, o grau de familiaridade entre os locutores do diálogo (na gravação desavisada esses são ao menos parceiros em atividade ilícita, enquanto que na gravação avisada são desconhecidos, com certa hierarquia em desfavor do locutor-alvo), assim como particularidades decorrentes do sistema de coleta de áudio, entre elas a localização do microfone em relação à fonte sonora. O locutor-alvo corresponde dos sujeitos que participam do diálogo contido no áudio examinado, ao admitido como alvo da examinação.

Linhas Gerais do Desenvolvimento da CL

No atendimento de uma CL naturalmente transcorrem momentos ordenados de interpretação e decisão técnica. Inicialmente, faz-se necessária uma cuidadosa leitura do ofício solicitante da perícia, que se espera contenha as informações e anexos suficientes para que se dê o desenvolvimento do trabalho: ao menos, o apontamento preciso do material questionado relativo a cada locutor-alvo e do respectivo suspeito de tê-lo produzido, a(s) mídia(s) analógica(s) ou arquivo(s) digital(is) acessível(is) tanto para oitiva quanto para edição e, sendo possível, as transcrições preliminares correspondentes.

Em seguida, tem-se a realização dos procedimentos iniciais, podendo ser citados entre esses, o(a):

- Inspeção física do material e sua documentação através de fotografia.
- Bloqueio contra gravação ou escrita acidental (no caso das mídias analógicas e de dispositivos de armazenamento de dados compatíveis e de dispositivos móveis de dados).
- Exploração do conteúdo da(s) mídia(s) recebida(s), na(s) qual(is) consta(m) armazenado(s) o(s) áudio(s) questionado(s).
- Localização e cópia, sendo o caso, também, a digitalização, do(s) áudio(s) apontado(s) no ofício requerente, ou em outro documento neste mencionado.
- Definição do material efetivamente questionado, ou seja, as falas produzidas pelo locutor-alvo.
- Verificação da adequabilidade do(s) material(is) definido(s) como efetivamente questionado(s).
- Coleta técnica do material padrão, já caracterizada, a ser utilizada no confronto.

Na verificação da adequabilidade consideram-se como critérios de admissibilidade básicos a quantidade mínima de fala (individualmente, para que se possa relacionar o locutor questionado de uma com o de outra ligação ou trecho de áudio, e no todo do material, para garantir a composição de uma amostra suficientemente ampla, que permita um consistente mapeamento do comportamento linguístico empregado pelo locutor questionado), a qualidade acústica do sinal (para garantir a fidedignidade das medidas extraídas) e a contemporaneidade entre as amostras de fala questionada e padrão (especialmente em faixas-etárias de muda vocal ou presbifonia*).

Em muitos casos a fala exclusiva do locutor-alvo compreenderá uma amostra linguística exígua, inferior ao necessário para a adequada depreensão da variedade de língua e do idioleto manifestos, situação em que se tende a declarar inservível o material questionado. A expectativa em circunstâncias como essa se concentra na percepção da existência, no material questionado, de algum elemento particularizante (de significativo potencial discriminatório de indivíduo) capaz de, uma vez também presente na fala padrão, consubstanciar a hipótese de unicidade de origem e de, caso lá não conste ou de lá provenha sem recíproca no material questionado, indicar a divergência entre os produtores das amostras.

Os registros de interceptação telefônica, sabidamente, possuem qualidade acústica limitada, que é decorrente da filtragem e da compactação típicas do sistema de transmissão, condição que prejudica a extração profusa de medidas confiáveis e que justifica possíveis descartes de material útil na etapa em que se procede à análise instrumental aprofundada.

Ressalta-se que, mesmo quando o solicitante encaminha material padrão, é rotina a coleta técnica, visto que esta conta com o emprego de equipamentos específicos e oportuniza a verificação dirigida de comportamentos vocais e linguísticos elencados na análise preliminar do áudio questionado, o que tende a qualificar o material do cotejo, ampliando a possibilidade de obtenção de resultados mais próximos do desejável.

Na examinação propriamente dita, os perfis de voz e de linguagem expressiva oral do locutor questionado e do locutor padrão são cotejados, identificando-se quais parâmetros, dos elencados, são indicativos de convergência e de divergência entre as amostras.

---

*A muda vocal está relacionada às modificações orgânicas (no caso, laríngeas) típicas da puberdade, ocorrendo no homem por volta dos 13 a 15 anos e nas mulheres por volta dos 12 a 14 anos. Já a presbifonia é o envelhecimento vocal associado ao envelhecimento do indivíduo (especialmente ao de sua laringe), tendo início vinculado ao estado de saúde física e psíquica do indivíduo, considerando fatores constitucionais, raciais, hereditários, alimentares, sociais e ambientais (Behlau e Pontes, 1995)[1].

Os elementos investigados podem ser qualitativos ou quantitativos. Não há "um conjunto pré-determinado de parâmetros, sendo a escolha ditada pela realidade das circunstâncias" (Rose, 2002)[27], French *et al.* (2010)[9] apontam como comumente admitidos na CL os seguintes parâmetros:

- Configuração vocal (Laver, 1980; Laver, 1994)[16,17], qualidade vocal e *pitch* (o último obtido através da média e da variação da frequência fundamental, doravante f_0).
- Taxa de articulação, entonação e traços rítmicos.
- Processos da fala encadeada (como padrões de assimilação e de elisão).
- Traços consonantais (p. ex., o *locus* de energia das fricativas; a soltura das plosivas; a duração de nasais, das líquidas e das fricativas em contexto fonológico específico; o Tempo de Início de Vozeamento – VOT das plosivas; a presença ou a ausência de pré-vozeamento em plosivas átonas e variáveis sociolinguísticas discretas).
- Traços vocálicos (incluindo configuração formântica, frequência central, densidade, largura de banda e qualidade auditiva de variáveis sociolinguísticas).
- Informações linguísticas de níveis mais altos (uso e padrão de marcadores discursivos, escolhas lexicais, variantes morfológicas e sintáticas, comportamento pragmático como os encontrados na tomada de turno de fala e no atendimento de ligações telefônicas, comportamentos multilinguais).
- Evidências de comprometimento de fala, de patologia de voz ou de fala e de traços não linguísticos característicos do falante (p. ex., respiração audível, limpezas de garganta, cliques linguais e elementos marcadores de hesitação).

Os respondentes do levantamento realizado por Gold e French (2010)[10], por sua vez, apontam como distintivo de locutor: a qualidade vocal, variantes dialetais, formantes vocálicos, tempo de fala, f_0, ritmo, escolhas lexicais e gramaticais, realizações vocálicas e consonantais típicas, processos fonológicos da fala encadeada, além da fluência da fala.

Na intenção de sistematizar a observação e padronizar a descrição contrastiva entre as amostras de fala questionada e padrão, foi formalizado o protocolo forense de análise perceptivo-auditiva apresentado como ANEXO 2*, destacando-se que a sua elaboração contou com a experiência e o crivo técnico de profis-

---

*A primeira versão do referido protocolo forense de análise perceptivo-auditiva foi elaborada durante o curso de extensão "Tópicos avançados para a perícia de verificação de locutor", promovido pelo Instituto Geral de Perícias do Estado de Santa Catarina em parceria com a Universidade Federal de Santa Catarina, ocorrido no segundo semestre de 2013. Participaram como colaboradores da primeira versão do protocolo, os docentes e discentes do referido curso.

sionais com diferentes formações e atuações, a quem estes autores são imensamente gratos. Não obstante, entende-se que se trata de um instrumento analítico ainda em construção.

Quanto à seleção dos elementos técnico-comparativos a serem utilizados no confronto das amostras, Nolan (1983)[23] indica que os parâmetros adotados devem ter, preferencialmente, alta variabilidade interfalantes e baixa variabilidade intrafalante, ser resistentes à tentativa de disfarce, ser usualmente observados (mesmo em pequenas amostras), ser robustos a diferenças na transmissão (ou seja, não variar suas propriedades se advindos, por exemplo, de gravação telefônica ou de gravação ambiental) e ser facilmente mensuráveis.

Na problemática que perpassa a realização da perícia de CL, destaca-se a dificuldade em se ter definido o quanto cada um dos diversos parâmetros técnico-comparativos utilizados varia no indivíduo (variabilidade intrassujeito) e entre os indivíduos da população (variabilidade intersujeito), uma informação importante já que é a razão entre as variâncias que representam essas variabilidades que explicita o potencial discriminante de um parâmetro. São adversas, ainda, a má qualidade acústica e a ingerência sobre o material sonoro, típicos das amostras questionadas (Hollien, 2002; Rose, 2002)[12,27].

Quanto à depreciação do sinal sonoro e à impossibilidade de controle das condições de gravação, cabe comentar que no Brasil, em razão de se primar pela coleta técnica de padrão vocal (somente em casos específicos, sendo servível, admite-se um padrão confeccionado pelo solicitante ou leigo), esses tendem a se restringir à amostra questionada. Ressalva-se, contudo, que o padrão tecnicamente colhido, a despeito de contar com equipamentos e metodologia adequados, é comumente produzido em ambiente físico com propriedades não desejáveis, como salas de presídios, de delegacias ou de fóruns, encarregando-se os peritos, nesses casos, de minimizar a interferência de efeitos sonoros intercorrentes.

Já com referência ao tamanho mínimo do *corpus* de cada sujeito, pode-se comentar que a gravação consentida, por ser tecnicamente conduzida, normalmente contém o tamanho mínimo desejado para as análises pretendidas. Já os registros gravados desavisadamente tendem a ser, normalmente, quantitativamente restritos. Desses entende-se como de fato preocupante apenas a escassez de material sonoro, uma vez que possíveis excessos são naturalmente dirimidos com a irremediável exclusão de trechos considerados metodologicamente inservíveis.

Metodologia de Examinação Empregada na CL

Quanto ao método empregado na CL, cabe referir que em maio de 2007, no Brasil, teve início a implementação da Capacitação Nacional para Peritos Criminais em Fonética Forense, promovida pela Secretaria Nacional de Segurança

Pública (SENASP), sob condução do Instituto Nacional de Criminalística (órgão central de criminalística da Polícia Federal), que apregoou e pulverizou (visto que contava com a participação de Peritos Criminais oficiais estaduais, do Distrito Federal e da Polícia Federal de quase todas as Unidades da Federação) a procedência da utilização do método combinado, constituído das análises perceptivo-auditiva e acústica.

O panorama apresentado por Gold e French (2010)[10], baseado na participação de 36 peritos de 13 países distintos (entre eles o Brasil), informa que também internacionalmente, considerando-se os respondentes, é prevalente o uso do método combinado, de emprego apontado, entre outros, por Byrne e Foulkes (2004)[4]; Kuwabara e Sagisaka (1995)[14]; McDougall (2005)[20]; Nolan (2001)[24]; Rodman et al. (2002)[25]; Romito e Gálata (2004)[26]; Rose (2002)[27]; Watt (2010)[30]. Nesse método tem-se, basicamente, a conjunção de duas análises, a perceptivo-auditiva e a acústica. Complementarmente, a perícia oficial de alguns estados brasileiros considera, ainda, resultados provenientes de sistemas de reconhecimento automático de locutor.

Na análise perceptivo-auditiva (por vezes referida como "perceptual") são investigados elementos vocais de caracterização geral do indivíduo, assim como os relativos à variedade linguística dos locutores confrontados. São observados fatores indicativos do sexo, da fase do ciclo de vida (se aparente infância, adolescência, fase adulta ou senescência), do estado de saúde dos órgãos fonoarticulatórios e da provável condição sociocultural e intelectual; características referentes à qualidade vocal e aos ajustes musculares utilizados na fonação; hábitos vocais típicos (pigarro, estalos, cliques etc.); forma de articulação; presença de desvios fonéticos (distorções) e/ou fonológicos (problemas no sistema de contrastes da língua); alterações temporais, de ritmo ou fluência da fala; padrão entonacional empregado; coordenação pneumofonoarticulatória; dialeto e idioleto*; entre outros.

Já na análise acústica (por vezes referida como "instrumental") são extraídas medidas físicas que documentam a condição e o comportamento de fatores segmentais e suprassegmentais, resultantes de configurações específicas do aparelho fonador, objetivando-se corroborar ou refutar os achados perceptuais. As informações são obtidas com a aplicação de recursos de análise disponibilizados em *softwares* de edição de áudio, sendo comumente utilizados oscilogramas (formas de onda), espectrogramas (em banda larga e estreita de frequência), curvas de

---

*Nessa explanação assume-se a concepção de dialeto apresentada por Llamas *et al.*,[18] segundo a qual esse compreende "a pronúncia, o léxico e a gramática de uma variedade de língua, associada a uma área geográfica ou grupo social particular" (tradução nossa). Destaca-se, no entanto, que nas CLs empreendidas se desconhece o histórico sociolinguístico do locutor questionado e que os locutores-padrão podem ter dialetos indefinidos em razão da exposição linguística diferenciada associada a ocasional(is) aprisionamento(s).

formantes e de variação da f_0 e espectros LPC *(Linear Predictive Code)*, FFT *(Fast Fourier Transform)* e LTAS *(Long-term Average Spectrum)*. Os recursos de análise recém-mencionados são ilustrados na Figura 15-2.

No cotejo entre as amostras podem ser consideradas sentenças, palavras, sílabas ou segmentos (fones), atentando-se para que os segmentos confrontados sejam pares quanto ao acento (ao menos lexical) e imersos em ambiente fonético antecedente e seguinte maximamente análogos.

Ressalta-se que, até o momento, como oportunamente exposto por Bonastre et al.,[2] não há um processo científico capaz de, uma vez aplicado, gerar resultados que permitam o reconhecimento com absoluta certeza de um indivíduo a partir de sua voz e/ou fala. Assim, é aconselhável que o perito considere o maior número possível de parâmetros técnico-comparativos, sendo, obviamente, preferidos os de maior potencial individualizante.

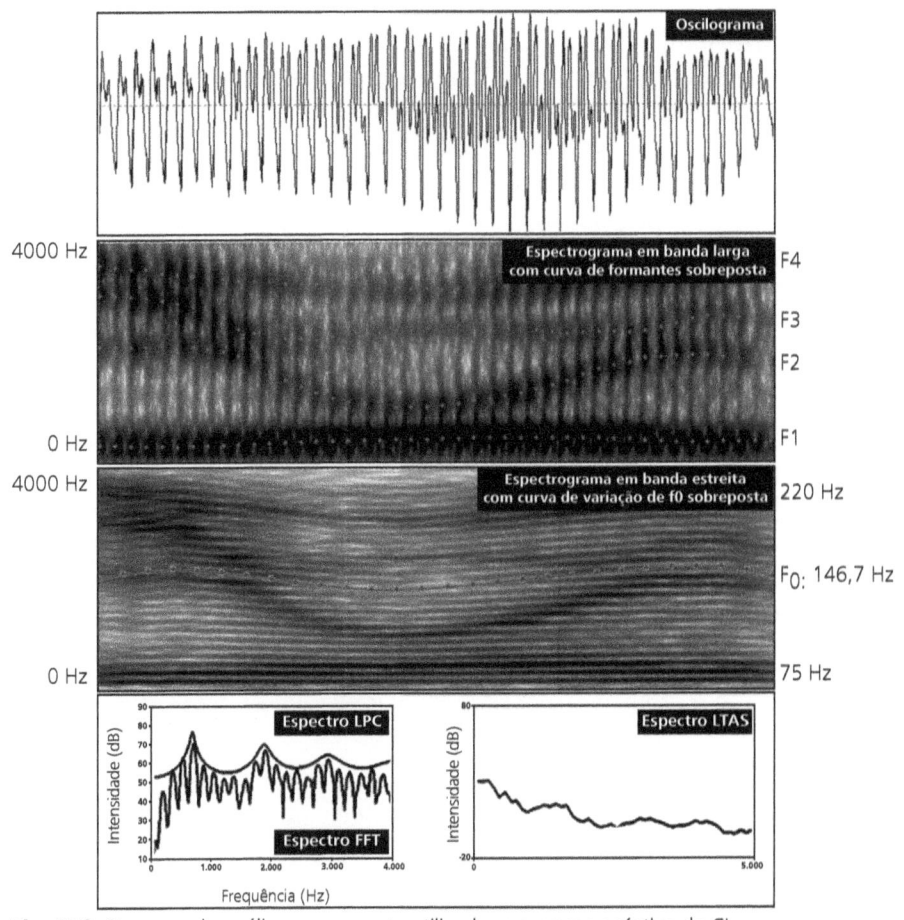

Fig. 15-2. Recursos de análise comumente utilizados no exame acústico da CL

Atualmente já se tem consolidada a percepção de que no confronto forense de voz e fala não existe parâmetro que possa, isoladamente, ser utilizado como referência individualizante indelével, de forma que as conclusões sobre a autoria das emissões orais consideram não apenas um, mas um conjunto de parâmetros técnico-comparativos, sendo o comportamento vocal e linguístico dos locutores do cotejo escrutinado em suas características gerais e particularizantes.

Exposição dos Resultados dos Exames e da Conclusão da CL

Os resultados obtidos com as análises realizadas são apresentados tanto qualitativa (especialmente no que se refere ao comportamento linguístico manifesto) quanto quantitativamente, por meio de estatística descritiva, restrita normalmente à exposição das medidas extraídas durante o exame acústico* e à caracterização da diferença percentual existente entre as amostras questionada e padrão.

Quanto à conclusão da perícia de CL, no Brasil, existe certa concordância entre os Peritos Criminais oficiais quanto à necessidade de se considerar tanto o número de vestígios a favor ou contra a hipótese de unicidade das fontes emissoras das falas cotejadas quanto o potencial individualizante dos parâmetros técnico-comparativos utilizados, o que vai, de certa forma, ao encontro da proposta difundida internacionalmente como "UK Position Statement"** (French e Harrison, 2007)[8].

Tal proposta torna oficial e público o posicionamento técnico de nove signatários e 16 cossignatários (destacados profissionais da área de Fonética Forense), que apregoam uma nova rotina de exposição de conclusões, a qual considera duas etapas. Na primeira etapa é definido se as amostras analisadas são consistentes entre si (tendo-se as opções, conforme os autores French e Harrison p. 141, tradução nossa, "Consistente", "Não consistente" e "Nenhuma decisão"). Já a segunda etapa, restrita às amostras compatíveis entre si, é reservada ao estabelecimento do grau de distintividade do conjunto de parâmetros identificados como convergentes entre as amostras. Para tanto, é proposta uma escala verbal de cinco pontos, que evolui do "Não distintivo" ao "Excepcionalmente distintivo – a possibilidade de essa combinação de traços ser compartilhada por outro locutor é considerada remota" (French e Harrison, 2007)[8].

---

*De uso mais recente, a razão de verossimilhança (Likelihood Ratio) constitui um novo paradigma na confecção e exposição dos resultados da perícia de CL[22,27,28]. Considerando os objetivos do estudo em tela, no entanto, não se entende como apropriado o aprofundamento acerca de tal recurso metodológico.
**O documento oficial com o mencionado posicionamento é disponibilizado no sítio http://www.forensic-speech-science.info/docs/position-statement.pdf>. Acesso em: 23 jun. 2014.

Na prática, observa-se que o corpo probatório construído no desenvolvimento do trabalho pericial naturalmente indica a in/compatibilidade entre as amostras, permitindo que o perito formule um juízo de convencimento tendente à unicidade ou não das fontes emissoras das falas cotejadas.

Na expressão dos resultados da examinação, há referência na literatura do uso de escalas verbais tanto para o enquadramento *a posteriori* de resultados quantitativos (como no caso da razão de verossimilhança, cuja classificação verbal tem associada uma escala de escores baseada no grau de suporte da hipótese assumida) quanto para indicação direta da conclusão, a exemplo da escala apresentada por Eriksson (p. 60) (2012)[6], composta por nove níveis de suporte/contradição à hipótese de que as amostras de falas analisadas (questionada e padrão) foram proferidas pelo mesmo locutor, adiante reproduzida:

+4: o resultado suporta muito fortemente a hipótese (de mesma origem).
+3: o resultado suporta fortemente a hipótese.
+2: o resultado suporta moderadamente a hipótese.
+1: o resultado suporta levemente a hipótese.
 0: o resultado nem suporta nem contradiz a hipótese.
-1: o resultado contradiz levemente a hipótese.
-2: o resultado contradiz moderadamente a hipótese.
-3: o resultado contradiz fortemente a hipótese.
-4: o resultado contradiz muito fortemente a hipótese.

Nessa forma de exposição difundida no âmbito oficial, a afirmação conclusiva acerca dos exames realizados a partir das evidências disponíveis tem por base o nível da escala qualitativa identificado como mais representativo dos resultados.

Dessa forma, logra-se que a metodologia de examinação e a exposição dos resultados e da conclusão empregados no desenvolvimento da CL em âmbito oficial no Brasil estão em relativa consonância com o apregoado pela comunidade científica internacional. Tem-se como concordante, também, o entendimento acerca da necessidade de se aumentar o número de parâmetros quantitativos considerados (Künzel, 1994)[13], a fim de diminuir o ainda prevalente subjetivismo.

Entende-se como importante para a consolidação do método utilizado na CL, ainda, o resguardo da máxima contemporaneidade possível entre as gravações confrontadas, a adoção de providências que visem minimizar o impacto e/ou promover o controle da interferência da ciência da gravação (presente em apenas um dos áudios do confronto), dos estilos de fala próprios a um e outro tipo de gravação, assim como de eventuais modificações significativas (patologias vocais, alterações morfofuncionais na cavidade oral, incrementos na escolarização etc.) que ocorrem no *gap* temporal existente entre os áudios confrontados.

Como perspectiva de aprofundamento para melhoria da qualidade analítico-descritiva dos laudos periciais de CL, estima-se como procedente o estudo e pesquisa acerca de elementos técnico-comparativos atinentes aos demais níveis da língua senão o fonético-fonológico e os de natureza suprassegmental (p. ex., as pausas), aspectos cognitivo-linguísticos envolvendo a produção de linguagem oral (entre eles a questão dos estilos de fala), além das possibilidades de aplicação dos recursos de estatística e probabilidade na análise de dados próprios da CL.

CONSIDERAÇÕES FINAIS

A proposta de informar ao leitor quanto à abordagem prevalentemente dada à CL por órgãos periciais oficiais dos estados do sul do Brasil, os quais trabalham de acordo com a convenção técnica há tempos firmada e desde então mantida entre tais órgãos periciais no Brasil, foi implementada, espera-se satisfatoriamente, ao longo do texto exposto.

Com a presente publicação os profissionais, sejam eles da Fonoaudiologia ou de outras áreas de formação afins, que se encontram responsáveis, oficial (Peritos Criminais) ou extraoficialmente (Peritos Judiciais ou Assistentes Técnicos), pelo confronto entre amostras de fala para determinação de autoria de produção oral têm à disposição um referencial revisto e cuidadosamente formalizado. À escassa bibliografia nacional sobre o tema em foco soma-se este texto, pretendendo-se que a exposição técnica não só fundamente a prática, mas, principalmente, incite o estudo e a pesquisa de questões ainda pendentes de definição e que carecem ser devidamente exploradas.

ANEXO 1
Glossário

Amostra questionada: Registro de áudio no qual consta a fala do locutor cuja identidade se deseja conhecer.

Amostra padrão: Registro de áudio no qual consta a fala do suspeito, indiciado ou réu (de identidade conhecida) que se presume ter produzido as falas questionadas.

Comparação de Locutor: Tipo de perícia no qual se objetiva definir a autoria de determinada produção oral. Estabelece o confronto entre duas amostras de fala, visando definir se essas foram produzidas pelo mesmo indivíduo.

Criminalística: Disciplina autônoma, integrada pelos diferentes ramos do conhecimento científico, auxiliar e informativa das atividades policiais e judiciárias de investigação criminal, tendo por objeto o estudo dos vestígios materiais extrínsecos à pessoa física, no que tiver de útil à elucidação e a prova das infrações penais e, ainda, à identificação dos autores respectivos. (Conceito atribuído, conforme Dorea *et al.*[5], ao Perito Criminalístico do RS Eraldo Rabello)

Degravação: Transposição do texto oral para o meio gráfico comumente utilizada na rotina forense em registros de áudio.

Fala disfluente: Fala na qual se observa ocorrência(s) de repetição(ões), alongamento(s) ou falso(s) começo(s).

FFT *(Fast Fourier Transform):* Algoritmo para determinação de espectro (com a intensidade no eixo das ordenadas e a frequência no eixo das abcissas) situacional da fonte glótica. Caracteriza-se por representar graficamente a frequência fundamental e seus harmônicos, o que difere do sinal de saída ou *output* vocal, que pressupõe o processo de filtragem.

***Gap* temporal:** Intervalo de tempo transcorrido entre as gravações confrontadas.

Locutor-alvo: Falante cuja produção oral está sendo analisada.

LPC *(Linear Predictive Coding):* Procedimento que permite a determinação dos parâmetros de um filtro digital cuja resposta em frequência se aproxima do espectro de um sinal sob análise.

LTAS *(Long-term Average Spectrum):* Espectro (com a intensidade no eixo das ordenadas e a frequência no eixo das abcissas) que reflete características tanto da fonte quanto do filtro. Considera um trecho suficientemente longo de sinal sonoro, para que ocorra a neutralização das propriedades segmentais.

Mensuração local média da Taxa de Elocução/Taxa de Articulação: Média gerada a partir de um grupo de taxas obtidas localmente.

Perito Criminal (OFICIAL): Servidor público de nível superior, admitido mediante concurso público, que atua em órgãos periciais estaduais, distrital ou na Polícia Federal, encarregado de fazer a prova técnica, através da análise científica de vestígios deixados durante a prática do(s) delito(s).

Taxa de Articulação: Número de unidades linguísticas (sílabas, segmentos etc.) constantes em um intervalo de fala pausa-excludente dividido pela respectiva duração.

Taxa de Elocução: Número de unidades linguísticas (sílabas, segmentos etc.) constantes pela duração desse intervalo de fala pausa-includente dividido pela respectiva duração.

Turno de fala: "Tudo aquilo que um falante faz ou diz quando tem a palavra, incluindo o silêncio"[19].

Variabilidade intersujeito: Variabilidade determinada entre as médias dos sujeitos.

Variabilidade intrassujeito: Variabilidade não controlada e não explicada pelas fontes de variação, ou seja, a variabilidade que é inerente ao sujeito.

ANEXO 2
Protocolo Forense para Análise Perceptivo-Auditiva de Amostras de Fala

Protocolo/Solicitante: _____   Data do Quest.(Q): ____/____/____
Locutor do padrão: _____   Data do Padrão (P): ____/____/____
Idade na coleta de padrão: _____   *Gap* temporal entre Q e P: _____
Escolaridade: _____   Tempo de fala exclusiva Q/P: _____

AMOSTRA QUESTIONADA	AMOSTRA PADRÃO
Parâmetros de Voz	
1. Caracterização geral provável do indivíduo	
Sexo ( ) M ( ) F	Sexo ( ) M ( ) F
Faixa etária:	Faixa etária:
( ) adolescente	( ) adolescente
( ) adulto jovem	( ) adulto jovem
( ) adulto	( ) adulto
( ) idoso	( ) idoso
2. Tipo de voz	
( ) eufônica	( ) eufônica
( ) disfônica	( ) disfônica
( ) rugosa	( ) rugosa
( ) soprosa	( ) soprosa
( ) tensa	( ) tensa
( ) outros: _____	( ) outros: _____
3. Elementos fonatórios	
Modo de fonação:	Modo de fonação:
( ) modal	( ) modal
( ) falsete	( ) falsete
( ) crepitância/vocal fry	( ) crepitância/vocal fry
( ) voz crepitante	( ) voz crepitante
Fricção laríngea:	Fricção laríngea:
( ) SED – Sem Elementos Destacáveis	( ) SED – Sem Elementos Destacáveis
( ) escape de ar	( ) escape de ar
( ) voz soprosa	( ) voz soprosa
Irregularidade laríngea:	Irregularidade laríngea:
( ) SED	( ) SED
( ) voz áspera	( ) voz áspera
Ocorrências de curto-termo:	Ocorrências de curto-termo:
( ) SED	( ) SED
( ) quebras	( ) quebras
( ) instabilidades	( ) instabilidades
( ) diplofonia	( ) diplofonia
( ) tremor	( ) tremor

4. Tensão muscular

Do trato vocal:
    ( ) SED
    ( ) hiperfunção
    ( ) hipofunção
Laríngea:
    ( ) SED
    ( ) hiperfunção
    ( ) hipofunção
	Do trato vocal:
	    ( ) SED
	    ( ) hiperfunção
	    ( ) hipofunção
	Laríngea:
	    ( ) SED
	    ( ) hiperfunção
	    ( ) hipofunção

5. Respiração

( ) não evidente
( ) evidente
    ( ) com inspiração ruidosa
    ( ) com bloqueio
    ( ) profunda
    ( ) com reposição súbita
    ( ) com reposição irregular
    ( ) com uso do ar de reserva
    ( ) outros: _____
( ) incoordenada durante a fala
	( ) não evidente
	( ) evidente
	    ( ) com inspiração ruidosa
	    ( ) com bloqueio
	    ( ) profunda
	    ( ) com reposição súbita
	    ( ) com reposição irregular
	    ( ) com uso do ar de reserva
	    ( ) outros: _____
	( ) incoordenada durante a fala

6. Tipo de ressonância

( ) equilibrada
( ) com foco predominante
    ( ) hipernasal
    ( ) hiponasal
    ( ) oral
    ( ) faríngeo
        ( ) por constrição
        ( ) por expansão
    ( ) laringofaríngeo
( ) com escape de ar nasal audível
	( ) equilibrada
	( ) com foco predominante
	    ( ) hipernasal
	    ( ) hiponasal
	    ( ) oral
	    ( ) faríngeo
	        ( ) por constrição
	        ( ) por expansão
	    ( ) laringofaríngeo
	( ) com escape de ar nasal audível

7. *Pitch*

Habitual:
    ( ) SED
    ( ) elevado
    ( ) abaixado
Extensão:
    ( ) SED
    ( ) diminuída
    ( ) aumentada
Variabilidade:
    ( ) SED
    ( ) diminuída
    ( ) aumentada
	Habitual:
	    ( ) SED
	    ( ) elevado
	    ( ) abaixado
	Extensão:
	    ( ) SED
	    ( ) diminuída
	    ( ) aumentada
	Variabilidade:
	    ( ) SED
	    ( ) diminuída
	    ( ) aumentada

8. Loudness

Habitual: ( ) SED ( ) diminuído ( ) aumentado Extensão: ( ) SED ( ) diminuída ( ) aumentada Variabilidade: ( ) SED ( ) diminuída ( ) aumentada	Habitual: ( ) SED ( ) diminuído ( ) aumentado Extensão: ( ) SED ( ) diminuída ( ) aumentada Variabilidade: ( ) SED ( ) diminuída ( ) aumentada

9. Psicodinâmica vocal (estado físico ou emocional, discrepância de gênero e/ou compleição, alteração de muda vocal etc.)

( ) SED Obs.:	( ) SED Obs.:

10. Elementos vocais intervenientes (estalo comunicativo, pigarro não produtivo, clique velar, clique labial, clique nasal etc.)

( ) SED Obs.:	( ) SED Obs.:

11. Outros elementos vocais destacáveis (risada, tosse etc.)

( ) SED Obs.:	( ) SED Obs.:

Parâmetros de Fala

1. Organização do raciocínio (coerência, manutenção do tema etc.)

( ) SED Obs.:	( ) SED Obs.:

2. Continuidade

Pausas silenciosas e preenchidas (quant. e distribuição): ( ) SED Obs.:	Pausas silenciosas e preenchidas (quant. e distribuição): ( ) SED Obs.:
Manifestações de disfluência não patológica: ( ) SED Obs.:	Manifestações de disfluência não patológica: ( ) SED Obs.:

3. Prosódia (acento, entoação e ritmo)

( ) SED Obs.:	( ) SED Obs.:

4. Tempo de fala

Taxa de ( ) articulação ( ) elocução: ref.TA local média=6,20 (±0,5) síl/s ref.TE local média=5,47 (±0,7) síl/s ( ) normal ( ) lenta ( ) rápida Obs.:	Taxa de ( ) articulação ( ) elocução: ref.TA local média=6,20 (±0,5) síl/s ref.TE local média=5,47 (±0,7) síl/s ( ) normal ( ) lenta ( ) rápida Obs.:

5. Léxico (item delator; compatibilidade com o nível de instrução; uso de RADs; uso de linguagem de grupo, gírias, termos regionais e/ou de formas de baixo prestígio; presença de itens lexicalizados etc.)

( ) SED Obs.:	( ) SED Obs.:

6. Referência ao interlocutor (expressões de tratamento, tomadas de turno, forma de anuência etc.)

( ) SED Obs.:	( ) SED Obs.:

7. Distanciamento em relação à norma culta (erros de concordância, construções sintáticas irregulares ou atípicas etc.)

( ) SED Obs.:	( ) SED Obs.:

8. Tipo de articulação

( ) precisa ( ) imprecisa
Extensão de articuladores:
( ) SED
( ) aumentada
( ) diminuída
    ( ) lábio
    ( ) ponta/lâmina de língua
    ( ) corpo de língua
    ( ) mandíbula
	( ) precisa ( ) imprecisa
	Extensão de articuladores:
	( ) SED
	( ) aumentada
	( ) diminuída
	    ( ) lábio
	    ( ) ponta/lâmina de língua
	    ( ) corpo de língua
	    ( ) mandíbula

9. Estado particular dos articuladores (em contextos não previstos)

Lábios:
    ( ) SED
    ( ) arredondados/protraídos
    ( ) estirados
    ( ) labiodentalizando
Mandíbula:
    ( ) SED
    ( ) protraída
    ( ) com excursão lateral acentuada
	Lábios:
	    ( ) SED
	    ( ) arredondados/protraídos
	    ( ) estirados
	    ( ) labiodentalizando
	Mandíbula:
	    ( ) SED
	    ( ) protraída
	    ( ) com excursão lateral acentuada

Ponta da língua:		Ponta da língua:	
	( ) SED		( ) SED
	( ) avançada		( ) avançada
	( ) recuada		( ) recuada
Corpo de língua:		Corpo de língua:	
	( ) SED		( ) SED
	( ) avançado		( ) avançado
	( ) recuado		( ) recuado
	( ) elevado		( ) elevado
	( ) abaixado		( ) abaixado
	( ) lateralmente interposta		( ) lateralmente interposta

10. Desvios de fala

( ) SED		( ) SED	
( ) fonéticos		( ) fonéticos	
	( ) imprecisão de alveolares		( ) imprecisão de alveolares
	( ) dorsalização de /r/		( ) dorsalização de /r/
	( ) ceceio anterior ou lateral		( ) ceceio anterior ou lateral
	( ) outro		( ) outro
( ) fonológicos		( ) fonológicos	
	( ) apagamentos		( ) apagamentos
	( ) substituições		( ) substituições
	( ) inserções		( ) inserções
	( ) transposições		( ) transposições
( ) da fluência		( ) da fluência	
	( ) bloqueios		( ) bloqueios
	( ) alongamentos		( ) alongamentos
	( ) falsos começos		( ) falsos começos
	( ) repetições		( ) repetições

11. Aplicação de processos fonético-fonológicos de variação linguística

Supressões: Supressões:

Inserções: Inserções:

Modificações:	Modificações:
Transposições:	Transposições:
Processos envolvendo acento:	Processos envolvendo acento:

12. Outros elementos linguísticos destacáveis (disfarce, imitação, simulação etc.)

( ) SED Obs.:	( ) SED Obs.:

OBSERVAÇÕES ADICIONAIS:

FECHAMENTO DOS RESULTADOS DA ANÁLISE PERCEPTIVO-AUDITIVA:
(grau de suporte/contradição da hipótese de mesma origem)

( ) +4, o resultado suporta muito fortemente a hipótese
( ) +3, o resultado suporta fortemente a hipótese
( ) +2, o resultado suporta moderadamente a hipótese
( ) +1, o resultado suporta levemente a hipótese
( ) 0, o resultado nem suporta nem contradiz a hipótese
( ) -1, o resultado contradiz levemente a hipótese
( ) -2, o resultado contradiz moderadamente a hipótese
( ) -3, o resultado contradiz fortemente a hipótese
( ) -4, o resultado contradiz muito fortemente a hipótese

Data (mês/ano): _____/_____
Perito(a): _____

REFERÊNCIAS BIBLIOGRÁFICAS

1. Behlau MS, Pontes P. O desenvolvimento ontogenético da voz: do nascimento à senescência. In: Behlau MS, Pontes P. *Avaliação e tratamento das disfonias*. São Paulo: Lovise, 1995.
2. Bonastre JF, Bimbot F, Boe LJ et al. Person authentication by voice: a need for caution. In: 8th Eurospeech, 2003 Geneva. Proceedings. Geneva: 2003. p. 33-36.
3. Braid ACM. *Fonética forense*. 2. ed. Campinas: Millennium, 2003.
4. Byrne C, Foulkes P. The 'mobile phone effect' on vowel formants. *Speech, Language and the Law* 2004;11(1):83-102.
5. Dorea LEC, Stumvoll VP, Quintela V. *Criminalística*. 3. ed. Campinas: Millennium, 2005.
6. Eriksson A. Aural/Acoustical vs. Automatic methods in forensic phonetic case work. In: Neustein A, Patil HA. *Forensic speaker regognition: law enforcement and counter-terrorism*. New York: Springer-Werlag, 2012.
7. Foulkes P, Scobbie JM, Watt D. Sociophonetics. In: Hardcastle W, Laver J, Gibbon FE. (Eds.). *The handbook of phonetic sciences*. 2. ed. Oxford: Wiley-Blackwell, 2010.
8. French P, Harrison P. Position Statement concerning use of impressionistic likelihood terms in forensic speaker comparison cases. *Int J Speech, Language and the Law* 2007;14(1):137-44.
9. French P, Nolan F, Foulkes P et al. The UK position statement on forensic speaker comparison: a rejoinder to Rose and Morrison. *Int J Speech, Language and the Law* 2010;17(1):143-52.
10. Gold E, French P. International practices in forensic speaker comparison. *Int J Speech, Language and the Law* 2011;18:293-307,.
11. Gonçalves CS. *Taxa de elocução e de articulação em corpus forense do português brasileiro*. (Tese Doutorado em Letras), PUCRS, Porto Alegre, 2013.
12. Hollien H. *Forensic voice identification*. London: Academic, 2002.
13. Künzel HJ. Current approaches to forensic speaker recognition. In: ESCA, 1994, Martigny. Proceedings. Martigny: 1994. p. 135-41.
14. Kuwabara H, Sagisaka Y. Acoustic characteristics of speaker individuality: Control and conversion. *Speech Communicatio* 1995;16:165-73.
15. Labov W. *Sociolinguistic patterns*. Philadelphia: University of Pennsylvania, 1972.
16. Laver J. *The phonetic description of voice quality*. Cambridge: Cambridge University, 1980.
17. Laver J. *Principles of phonetics*. Cambridge: Cambridge University, 1994.
18. Llamas C, Mullany L, Stockwell P. *The Routledge companion to sociolinguistics*. London: Routledge, 2007.
19. Marcuschi LA. *Análise da conversação*. 5. ed. São Paulo: Ática, 2001.
20. McDougall K. *The role of formant dynamics in determining speaker identity. doctoral dissertation*. Cambridge: University of Cambridge, 2005.
21. McMenamin GR. *Forensic linguistics: advances in forensic stylistics*. New York: CRC, 2002. p. 86.
22. Morisson ALC, Sampaio JF, Ribeiro JF. Exames de registro de áudio e imagens: recomendações técnicas para a padronização de procedimentos e metodologias. In: Tochetto D, Espindula A. (Eds.). *Criminalística: procedimentos e metodologias*. 2. ed. Porto Alegre: 2009.
23. Nolan, F. *The phonetic bases of speaker recognition*. Cambridge: Cambridge University, 1983.
24. Nolan F. Speaker identification evidence: its forms, limitations, and roles. In: *The conference "Law and language: prospect and retrospect", 2001*, Levi. Proceedings. Levi: 2001. p. 12-15.
25. Rodman R, McAllister D, Bitzer D et al. Forensic speaker identification based on spectral moments. *Forensic Linguistics* 2002;9(1):22-43.
26. Romito L, Galatà V. Towards a protocol in speaker recognition analysis. *Forensic Sci Int* 2004;146S:S107-11.
27. Rose P. *Forensic speaker identification*. London: Taylor & Francis, 2002.

28. Rose, P. Technical forensic speaker recognition: evaluation, types and testing of evidence. *Computer Speech & Language* 2006;20(2-3):159-91.
29. Thomas E. *Sociophonetics: an introduction*. New York: Palgrave Macmillian, 2011.
30. Watt D. The Identification of the individual through speech. In: Llamas C, Watt D. *Language and identities*. Edinburgh: Edinburgh University, 2010.

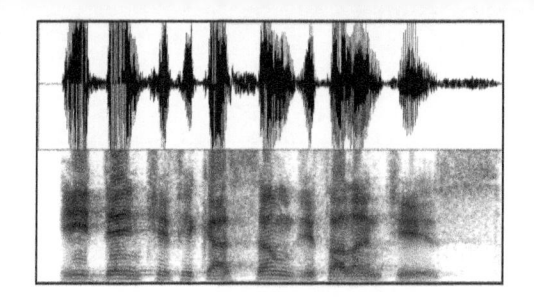

ÍNDICE REMISSIVO

A
Alterações respiratórias, 109
Amostras
   padrão e questionada, 3
      para comparação forense, 73
         amostra de material, 74
         introdução, 73
         local para realização da coleta do padrão, 78
         material padrão, 78
         material utilizado para realização da coleta, 81
         metodologia da coleta, 83
         preparação do material questionado, 76
         recebimento e armazenamento do material questionado, 75
Análise
   acústica, 3, 140
      aplicação forense, 139
         espectograma de banda estreita, 143
         espectograma de banda larga, 144
         introdução, 139
         programas computadorizados, 140
         sinal digital do processamento da fala, 142
   antropométrica, 230
   estatística, 4
      na identificação forense do falante, 189
         aspectos importantes na realização de experimentos estatísticos, 199-202
         estatística aplicada, 202
         ideias básicas de alguns conceitos, 189-198
         introdução, 189
   holística, 229
   perceptivo-auditiva, 3, 91

Anexo I
   Glossário, 255
Anexo II
   Protocolo forense para análise perceptivo-auditiva de amostras de fala, 257
Articulação, 97
   definição, 97
   marcação, 97
Assistente técnico, 40
Audiências
   gravação de, 52
Áudio
   material de, 90
Auxiliares da justiça, 34

C
Coleta
   metodologia para, 83
Comparação forense dos locutores
   no âmbito da perícia oficial dos estados, 241
      introdução, 241
      linguística forense, 241
      perícia de comparação de locutor, 244
      perícias em registros de áudios, 242
Consoantes, **122q**
   identificação das, 150
Constituintes prosódicos, 158
Convenção para transcrição de fala, 69
Convenções de transcrições Jefferson, 68

D
Dados
   manuseio de, 3
Dentes, 107
Disfarce, 134

E

Elementos paralinguísticos, 99
  definição, 99
  marcação, 99
Escrivão, 35
Escuta, 3
  telefônica, 49
Espectografia, 142
Espectograma, *126f*
  de banda estreita, 143
  de banda larga, 144
Estabilidade fonatória, 95
  definição, 95
  marcação, 95

F

Face
  alterações estruturais da, 112
  morfologia da, 234
  sobreposição da, 235
Fala
  processamento da, 142
  sons e marcadores individuais da, 103
    esclarecendo conceitos, 105
    introdução, 103
    variabilidade da, 125
  velocidade de, 98
    definição, 98
    marcação, 98
Falante
  identificação forense do, 1
    amostras padrão e questionadas, 3
    análise acústica, 3
    análise perceptivo-auditiva, 3
    interceptação, escuta e gravação, 3
    introdução, 1
    manuseio de dados, 3
    transcrição e textualização, 3
Fluência, 98
  definição, 98
  marcação, 98
Fonoaudiologia forense, 4
  amparo legal para atuação em perícias, 10
  competência no meio jurídico, 11
  e a análise facial para uso forense, 226
  história no mundo e no Brasil, 13
  introdução à, 7
  tipos de perícia e a, 19
Fonoaudiólogos
  bases e atribuições jurídicas
    para atuação forense, 25
    do assistente técnico, 40

  conceitos jurídicos afetos à perícia
    judicial, 32
    das partes, 32
    do juiz e seus auxiliares, 33
    dos sujeitos processuais, 32
    introdução, 25
    parâmetros para atuação, 27
  número de
    em órgãos competentes, *17f*
Fonologia, 106
Formantes, 145

G

Gravação, 3
  de audiências, 52
  telefônica ou ambiental, 49

H

Harmônicos
  distribuição dos, 146

I

Impedimentos, 38
Intensidade, 146
Interceptação, 3
  escuta e gravação, 45
    escuta telefônica, 49
    gravação de audiências, 52
    gravação telefônica ou ambiental, 49
    introdução, 45
    telefônica, 46
Investigação e análise perceptivo-auditiva, 89
  definição e marcação dos parâmetros, 94
  introdução, 89
  investigação auditiva, 89
  protocolos mais utilizados, 93
  sobre protocolos, 93

J

Juiz, 33

L

Laudos, pareceres e relatórios técnicos, 207
  aspectos jurídicos para atuação do perito
    e assistente técnico, 210
  introdução, 207
  laudo, parecer e relatório técnico, 215
  tópicos para elaboração de um laudo, 222
Língua
  e frênulo lingual, 110
Linguística, 3
  aspectos fonéticos, 119

constituintes prosódicos, 130
disfarce, 134
introdução, 119
prosódia, 128
   propriedades da, 129
qualidade da voz, 133
som na linguagem, 120
variabilidade da fala, 125
aspectos lexicais sociolinguísticos e discursivos, 165
   introdução, 165
   metaplasmos por aumento, 171
   metaplasmos por permuta, 171
   metaplasmos por subtração, 172
   metaplasmos por transposição, 172
   semântica cognitiva, 184
Long term averenge spectrum, 160
Loudness, 96
   definição, 96
   marcação, 96

M
Material de voz, *79f*
Material questionado
   preparação do, 76
Material utilizado
   para realização de coleta, 81
Metaplasmos
   por aumento, 171
   por permuta, 171
   por subtração, 172
   por transposição, 172
Movimentos mandibulares, 111

N
Normas para transcrição de entrevistas gravadas, 66

O
Oclusão dentária, 107

P
Parâmetros
   definição e marcação dos, 94
Perícia
   judicial, 32
   realização de, 11
   tipos de, 19

Perito, 35
   imparcialidade e afastamento do, 38
Piercing, 113
Pitch, 96
   definição, 96
   marcação, 96
Pronúncia, 97
   definição, 97
   marcação, 97
Prosódia, 97, 128
   definição, 97
   marcação, 97
   propriedades da, 129
Prosopografia
   identificação facial, 225
      conceitos básicos, 227
      fonoaudiologia e a análise facial para uso forense, 226
      introdução, 225
Próteses, 113
Protocolos, 93
   mais utilizados, 93
Prova ilícita
   inadmissibilidade da, 30
Prova por derivação
   ilicitude da, 30

Q
Qualidade vocal, 96
   definição, 96
   marcação, 96
Quebras de frequência, 147

R
Respiração, 98
   definição,
   marcação, 98
Ressonância, 96
   definição, 96
   marcação, 96
Ruído
   medidas de, 147

S
Saliva, 111
Semântica cognitiva, 183
   metáforas, 184
Sons
   da fala, 4

fricativos, 152
líquidos, 154
nasais, 151
plosivos, 150
Sotaque, 98
  definição, 98
  marcação, 98

T
Traçado
  estabilidade, consistência e regularidade do, 148

Transcrição e textualização, 3, 57, 59
  introdução, 57
  normas e procedimentos, 61
  transcrição, 57
Tremor, 149

V
Voice onset time, 157
Voz, 106
  qualidade da, 133